国家卫生健康委员会“十四五”规划教材
全国中医药高职高专教育教材

供护理专业用

护理药理学

第4版

主　编　姜国贤　梁　枫
副主编　姚永萍　曲震理　尹龙武

编　者（按姓氏笔画排序）
王嘉毅（四川中医药高等专科学校）
文　雯（山西卫生健康职业学院）
尹龙武（长沙卫生职业学院）
邓文娟（江西中医药高等专科学校）
曲震理（南阳医学高等专科学校）
张　瑞（安徽中医药高等专科学校）
张晓红（大理护理职业学院）
陈　林（东莞职业技术学院）
周　游（黑龙江护理高等专科学校）
周　楠（山东药品食品职业学院）
侯苏方（山西省中医学校）
姜国贤（江西中医药高等专科学校）
姚永萍（四川护理职业学院）
袁　超（山东医学高等专科学校）
袁章林（赣南卫生健康职业学院）
高　荧（山东中医药高等专科学校）
唐瑰琦（湖南中医药高等专科学校）
梁　枫（安徽中医药高等专科学校）

人民卫生出版社
·北　京·

图书在版编目(CIP)数据

护理药理学 / 姜国贤，梁枫主编. —4版. —北京：人民卫生出版社，2024.3（2025.9重印）

ISBN 978-7-117-34960-4

Ⅰ. ①护… Ⅱ. ①姜… ②梁… Ⅲ. ①护理学－药理学－医学院校－教材 Ⅳ. ①R96

中国国家版本馆CIP数据核字(2024)第024597号

护理药理学

Huli Yaolixue

第4版

主　　编：姜国贤　梁　枫
出版发行：人民卫生出版社（中继线 010-59780011）
地　　址：北京市朝阳区潘家园南里 19 号
邮　　编：100021
E - mail：pmph @ pmph.com
购书热线：010-59787592　010-59787584　010-65264830
印　　刷：人卫印务（北京）有限公司
经　　销：新华书店
开　　本：850 × 1168　1/16　　印张：18
字　　数：508 千字
版　　次：2010 年 4 月第 1 版　　2024 年 3 月第 4 版
印　　次：2025 年 9 月第 4 次印刷
标准书号：ISBN 978-7-117-34960-4
定　　价：62.00 元
打击盗版举报电话：010-59787491　E-mail：WQ @ pmph.com
质量问题联系电话：010-59787234　E-mail：zhiliang @ pmph.com
数字融合服务电话：4001118166　E-mail：zengzhi @ pmph.com

《护理药理学》数字增值服务编委会

主　　编　姜国贤　梁　枫

副 主 编　姚永萍　曲震理　尹龙武

编　　者　**（按姓氏笔画排序）**

王嘉毅（四川中医药高等专科学校）
文　雯（山西卫生健康职业学院）
尹龙武（长沙卫生职业学院）
邓文娟（江西中医药高等专科学校）
曲震理（南阳医学高等专科学校）
苏　岚（四川护理职业学院）
张　瑞（安徽中医药高等专科学校）
张晓红（大理护理职业学院）
陈　林（东莞职业技术学院）
周　游（黑龙江护理高等专科学校）
周　楠（山东药品食品职业学院）
侯苏方（山西省中医学校）
姜国贤（江西中医药高等专科学校）
姚永萍（四川护理职业学院）
袁　超（山东医学高等专科学校）
袁章林（赣南卫生健康职业学院）
高　荧（山东中医药高等专科学校）
唐瑰琦（湖南中医药高等专科学校）
梁　枫（安徽中医药高等专科学校）

修订说明

为了做好新一轮中医药职业教育教材建设工作，贯彻落实党的二十大精神和《中医药发展战略规划纲要（2016—2030年）》《教育部 国家卫生健康委 国家中医药管理局关于深化医教协同进一步推动中医药教育改革与高质量发展的实施意见》《教育部等八部门关于加快构建高校思想政治工作体系的意见》《职业教育提质培优行动计划（2020—2023年）》《职业院校教材管理办法》的要求，适应当前我国中医药职业教育教学改革发展的形势与中医药健康服务技术技能人才培养的需要，人民卫生出版社在教育部、国家卫生健康委员会、国家中医药管理局的领导下，组织和规划了第五轮全国中医药高职高专教育教材、国家卫生健康委员会“十四五”规划教材的编写和修订工作。

为做好第五轮教材的出版工作，我们成立了第五届全国中医药高职高专教育教材建设指导委员会和各专业教材评审委员会，以指导和组织教材的编写与评审工作；按照公开、公平、公正的原则，在全国1 800余位专家和学者申报的基础上，经中医药高职高专教育教材建设指导委员会审定批准，聘任了教材主编、副主编和编委；确立了本轮教材的指导思想和编写要求，全面修订全国中医药高职高专教育第四轮规划教材，即中医学、中药学、针灸推拿、护理、医疗美容技术、康复治疗技术6个专业共89种教材。

党的二十大报告指出，统筹职业教育、高等教育、继续教育协同创新，推进职普融通、产教融合、科教融汇，优化职业教育类型定位，再次明确了职业教育的发展方向。在二十大精神指引下，我们明确了教材修订编写的指导思想和基本原则，并及时推出了本轮教材。

第五轮全国中医药高职高专教育教材具有以下特色：

1. 立德树人，课程思政 教材以习近平新时代中国特色社会主义思想为引领，坚守“为党育人、为国育才”的初心和使命，培根铸魂、启智增慧，深化“三全育人”综合改革，落实“五育并举”的要求，充分发挥思想政治理论课立德树人的关键作用。根据不同专业人才培养特点和专业能力素质要求，科学合理地设计思政教育内容。教材中有机融入中医药文化元素和思想政治教育元素，形成专业课教学与思政理论教育、课程思政与专业思政紧密结合的教材建设格局。

2. 传承创新，突出特色 教材建设遵循中医药发展规律，传承精华，守正创新。本套教材是在中西医结合、中西药并用抗击新型冠状病毒感染疫情取得决定性胜利的时候，党的二十大报告指出促进中医药传承创新发展要求的背景下启动编写的，所以本套教材充分体现了中医药特色，将中医药领域成熟的新理论、新知识、新技术、新成果根据需要吸收到教材中来，在传承的基础上发展，在守正的基础上创新。

3. 目标明确，注重三基 教材的深度和广度符合各专业培养目标的要求和特定学制、特定对象、特定层次的培养目标，力求体现“专科特色、技能特点、时代特征”，强调各教材编写大纲一定要符合高职高专相关专业的培养目标与要求，注重基本理论、基本知识和基本技能的培养和全面素质的提高。

4. 能力为先，需求为本　教材编写以学生为中心，一方面提高学生的岗位适应能力，培养发展型、复合型、创新型技术技能人才；另一方面，培养支撑学生发展、适应时代需求的认知能力、合作能力、创新能力和职业能力，使学生得到全面、可持续发展。同时，以职业技能的培养为根本，满足岗位需要、学教需要、社会需要。

5. 规划科学，详略得当　全套教材严格界定职业教育教材与本科教育教材、毕业后教育教材的知识范畴，严格把握教材内容的深度、广度和侧重点，既体现职业性，又体现其高等教育性，突出应用型、技能型教育内容。基础课教材内容服务于专业课教材，以“必需、够用”为原则，强调基本技能的培养；专业课教材紧密围绕专业培养目标的需要进行选材。

6. 强调实用，避免脱节　教材贯彻现代职业教育理念，体现“以就业为导向，以能力为本位，以职业素养为核心”的职业教育理念。突出技能培养，提倡“做中学、学中做”的“理实一体化”思想，突出应用型、技能型教育内容。避免理论与实际脱节、教育与实践脱节、人才培养与社会需求脱节的倾向。

7. 针对岗位，学考结合　本套教材编写按照职业教育培养目标，将国家职业技能的相关标准和要求融入教材中，充分考虑学生考取相关职业资格证书、岗位证书的需要。与职业岗位证书相关的教材，其内容和实训项目的选取涵盖相关的考试内容，做到学考结合、教考融合，体现了职业教育的特点。

8. 纸数融合，坚持创新　新版教材进一步丰富了纸质教材和数字增值服务融合的教材服务体系。书中设有自主学习二维码，通过扫码，学生可对本套教材的数字增值服务内容进行自主学习，实现与教学要求匹配、与岗位需求对接、与执业考试接轨，打造优质、生动、立体的学习内容。教材编写充分体现与时代融合、与现代科技融合、与西医学融合的特色和理念，适度增加新进展、新技术、新方法，充分培养学生的探索精神、创新精神、人文素养；同时，将移动互联、网络增值、慕课、翻转课堂等新的教学理念、教学技术和学习方式融入教材建设之中，开发多媒体教材、数字教材等新媒体形式教材。

人民卫生出版社成立 70 年来，构建了中国特色的教材建设机制和模式，其规范的出版流程，成熟的出版经验和优良传统在本轮修订中得到了很好的传承。我们在中医药高职高专教育教材建设指导委员会和各专业教材评审委员会指导下，通过召开调研会议、论证会议、主编人会议、编写会议、审定稿会议等，确保了教材的科学性、先进性和适用性。参编本套教材的 1 000 余位专家来自全国 50 余所院校，希望在大家的共同努力下，本套教材能够担当全面推进中医药高职高专教育教材建设，切实服务于提升中医药教育质量、服务于中医药卫生人才培养的使命。谨此，向有关单位和个人表示衷心的感谢！为了保持教材内容的先进性，在本版教材使用过程中，我们力争做到教材纸质版内容不断勘误，数字内容与时俱进，实时更新。希望各院校在教材使用中及时提出宝贵意见或建议，以便不断修订和完善，为下一轮教材的修订工作奠定坚实的基础。

人民卫生出版社有限公司
2023 年 4 月

前 言

《护理药理学（第 4 版）》是根据第五轮全国中医药高职高专教育教材（国家卫生健康委员会“十四五”规划教材）主编人会议精神，以适应中医药高职高专护理教育需求的标准，在对《护理药理学（第 3 版）》进行修订的基础上编著而成。《护理药理学》自 2010 年 4 月出版发行以来，受到广大师生的喜爱和同行的肯定。《护理药理学（第 4 版）》在保留原有教材风格和精华的基础上，根据国内外药理学和护理学科相关研究的新进展，对全书内容进行了修订和增补。在编写和修订过程中我们注重遵循护理专业人才培养目标的要求，适应特定对象，力求体现教材必备的“三基”（基本理论、基本知识、基本技能）和“六性”（思想性、科学性、先进性、启发性、适用性和新颖性）的原则。同时，编写人员在保持药理学系统性的基础上，针对高职高专护理专业的人才培养目标，贯彻理论联系实际和实用、够用的原则，删繁就简，删除一些已经基本淘汰的药物，尽可能简化药物化学结构、药物代谢动力学过程、药物作用机制的叙述，而较为详细地叙述常用药物的不良反应及用药监护等内容，以充分体现护理专业特色、满足专业需求、体现专业水平。

本书主要供护理类专业学生使用，也可作为其他专业人员的参考用书。

在第 4 版教材修订前，出版社和主编单位等征求、收集了多所院校使用第 3 版的意见和建议，我们认真采纳了其中的合理建议，继续保持了第 3 版教材简洁、实用的特色。同时《护理药理学（第 4 版）》教材严格遵循突出重点、凸显特色的原则，紧密结合现代医学和高等教育的发展情况，通过广泛的临床调研，我们对教材主要做了以下几个方面的修订：①增减了部分章节内容；②增加了课程思政元素模块；③更改了部分章节的知识链接和案例分析；④增加了一些临床近年常用的新药物，更新了部分章节药物的新用途；⑤改正了上一版的疏漏和不妥之处；⑥丰富了数字增值服务内容，方便同学们课余自学和复习。

本轮教材修订自筹备以来得到全国各高职高专院校的积极响应，20 多所院校的同行报名参编，最终我们确定 16 家院校参与本次教材的编写修订工作，由此，本书的参与度、覆盖面更加广泛，影响也更为深远。在教材的修订过程中也得到了各参编单位的大力支持，在此谨向各教材的编写单位和人员表示崇高的敬意。同时，对本书前 3 版各位参编人员的辛勤付出，表示衷心感谢！

由于编者水平有限，教材编写中疏漏在所难免，恳请各院校师生予以指正，以促进本教材在今后的修订过程中日臻完善。

《护理药理学》编委会

2023 年 4 月

目　录

第一章 总 论

PPT 课件

知识导览

学习目标

1. 掌握药物效应动力学与药物代谢动力学中的基本概念、药物作用的主要类型、不良反应的类型及特点。
2. 熟悉药物作用的受体机制，影响药物作用的因素以及护士在用药监护中的注意事项。
3. 了解药物的跨膜转运，护理工作相关的药品知识。

第一节 绪 言

一、药理学的性质与任务

药物（drug）是指能改变或查明机体组织器官的生理功能及病理状态，用以预防、诊断、治疗疾病的化学物质。按药物的来源可分为以下几类，①天然药：是指存在于自然界中对机体有防治疾病效果的植物、动物、矿物等；②化学药：是指人工合成、半合成或从某些天然药中提取的单一成分的药物；③生物药：是指利用生物体中的组织或体液等生物物质制备而成的药物，如血液制品、蛋白制品、疫苗、重组基因片段等。

药理学（pharmacology）是研究药物与机体（含病原体）相互作用及作用规律的学科。其研究内容包括：①药物效应动力学（pharmacodynamics），简称药效学，是研究药物对机体的作用及作用机制；②药物代谢动力学（pharmacokinetics），简称药动学，是研究药物在机体的影响下所发生的变化及其规律。药理学是以生理学、病理学、生物化学、微生物学、分子生物学等为基础，为防治疾病、合理用药提供基本理论、基本知识和科学的思维方法，是基础医学与临床医学以及医学与药学之间的桥梁学科。药理学的学科任务是：①阐明药物的作用和作用机制，为临床合理用药、发挥药物最佳疗效、防治药物不良反应提供理论依据；②研究开发新药，发现药物的新用途；③为其他生命科学的研究探索提供重要的科学依据和研究方法。

二、药物与药理学发展简史

药理学是在药物学的基础上发展起来的。药物的历史可追溯到五六千年以前，人们从生活经验和生产实践中逐渐认识到某些植物、动物或矿物等天然物质可用来治疗疾病，部分方法沿用至今，例如饮酒止痛、大黄导泻、川楝子驱虫、柳皮退热等。公元 1 世纪前后的《神农本草经》，全书收载药物 365 种，其中许多药物沿用至今。唐代的《新修本草》是我国第一部由政府颁发的药典，收载药物 884 种。明朝大药物学家李时珍的《本草纲目》是一部科学巨著，全书约 190 万字，共 52 卷，收载药物 1 892 种，方剂 11 000 多条、插图 1 160 幅，并且在全世界广为传播，成为世界上最重要的药物学文献之一。

药理学成为一门独立的学科是从19世纪初开始的。随着化学的发展和实验生理学的兴起，在此基础上，建立了实验药理学整体动物水平的研究方法，并且人们开始从天然药物中提取有效成分，首先是从罂粟中分离提纯吗啡，此后，奎宁、阿托品、依米丁、士的宁、可卡因等生物碱也相继问世。进入19世纪20年代，药理学研究水平也从整体动物水平发展为器官、细胞水平。进入20世纪后，药学工作者利用人工合成的化合物及改造天然有效成分的分子结构作为新的药物来源，以开发新的、更有效的药物。20世纪30～50年代是新药发展的黄金时代。现在临床上常用的药物，如磺胺类药物、抗生素、合成的抗疟药、抗组胺药、镇痛药、抗高血压药、抗精神失常药、抗肿瘤药、激素类药物以及维生素类中许多药物均是在这一时期研制开发的。随着自然科学技术的发展，尤其是细胞生物学、分子生物学、生理学等学科领域中的单克隆技术、基因重组技术及基因敲除技术等新知识、新技术的发展和应用，药理学与相关学科相互渗透，彼此借鉴和促进，已衍生出许多分支学科，如生化药理学、分子药理学、免疫药理学、遗传药理学、临床药理学等。对药理学的研究水平也从器官、细胞水平深入到分子和量子水平，加深了人类对生命和疾病本质的认识，为阐明药物分子与生物大分子之间的相互作用规律奠定了基础。

三、护理药理学及其学习目的

护理药理学（pharmacology in nursing）是以人作为研究对象，阐述临床如何合理用药和护理工作者在合理用药中的地位和作用的一门药理学分支学科。

护理学专业的学生通过学习护理药理学，掌握临床各类常用药物的药理作用、临床应用、不良反应及用药监护等知识，适应临床用药的不断变化，充分发挥药物的治疗作用，最大限度地防止、降低药物的不良反应，避免和杜绝药源性疾病及用药事故的发生，为患者服务。同时，也可运用所学知识指导患者及其家属正确保管药品，评价药物的疗效，告知所用药物常见不良反应和出现不良反应时应采取的相应措施。因此，学好护理药理学对于护士在临床药物治疗中具有十分重要的意义。

四、护理工作相关的药品知识

（一）药品的名称

药品的名称可分为通用名、商品名及化学名等。

1. 通用名 也称法定名。由研发该药的制药公司命名，被国家药政管理部门或世界卫生组织认定，可作为国家药典收载的法定名称。常用于教科书、期刊、手册中，如普萘洛尔。

2. 商品名 药厂生产新药时，向政府管理部门申请许可证所用的专属名称。如美托洛尔（通用名），阿斯利康制药有限公司生产的商品名是倍他乐克。医护人员必须依照其药品说明书了解其所含成分，分清是否与同用的其他药物为同一药物，以免出现重复使用。处方和学术刊物、著作中不能使用商品名。

3. 化学名 根据药物的化学结构，按照一定的命名原则制定的名称。如普萘洛尔的化学名为：1-异丙氨基-3-（1-萘氧基）-2-丙醇盐酸盐。由于烦琐，较少使用。

（二）药品的批号

指同一次投料、同一生产工艺所生产的药品，通常以生产日期表示，国内多采用6位数表示，前2位表示年份，中间表示月份，最后两位表示日期，如221107表示2022年11月7日生产。如221107-1，后面“-1”，一般表示厂内当日第1批产品。

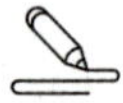

（三）药品的有效期

指该药品被批准的使用期限，表示该药品在规定的贮存条件下能够保证质量的期限。近期公布的《药品说明书和标签管理规定》指出：药品标签中的有效期应当按照年、月、日的顺序标注，年份用四位数字表示，月、日用两位数表示。其具体标注格式为“有效期至 ×××× 年 ×× 月”或者“有效期至 ×××× 年 ×× 月 ×× 日”；也可以用数字和其他符号表示为“有效期至 ××××.××”或者“有效期至 ××××/××/××”等。有效期的表示方法有三种：①直接标明有效期。如某药标明的有效期至 2023 年 10 月，即表示该药可使用到 2023 年 10 月 31 日。②标明有效年限。如药品标明有效期为 2 年，根据药品生产日期 20231013，推算该药可用至 2025 年 10 月 12 日。③直接标明失效期，国外进口药品有采用 EXP.Date 或 Use before 标明失效期。如某药标明 EXP.Date：June 2023，即表示该药可使用到 2023 年 5 月 31 日。

（四）药品的分类

药品的种类繁多、性质复杂，分类方法也很多，较常见的分类如下：

1. 以剂型为主的综合分类 常用的药品剂型有：片剂、注射剂、丸剂和滴丸剂、胶囊剂、粉剂、颗粒剂、膜剂、栓剂、气雾剂、软膏剂、溶液剂、混悬剂、糖浆剂等。还有新发展起来的新型载药系统与新剂型，如分散片、缓释剂、控释剂、微囊、脂质体、单克隆抗体等。护理人员了解药物的不同剂型，对指导患者合理用药是非常必要的。

2. 按药品的使用分类 包括处方药和非处方药。处方药（prescription drug）指必须凭执业医师处方才可调配、购买和使用的药品；非处方药（nonprescription drug）指不需要凭医师处方即可自行判断、购买和使用的药品，也称为“可在柜台上买到的药物”（over the counter，OTC），此已成为全球通用的俗称。

3. 按药品的管理分类 包括普通药与特殊药。前者是指由医药卫生单位生产、管理和经营的药品；而后者是指由国家药品行政部门和有关部门指定的单位生产、管理和经营的药品。特殊药品包括麻醉药品、精神药品、医疗用毒性药品、放射性药品。特殊药品按国家制定的特殊药品管理办法进行管理。

（五）特殊管理药品

1. 麻醉药品 指连续使用后易产生生理依赖性（也称躯体依赖性）的药品。如吗啡、哌替啶等，需专人、专柜加锁、专账、专处方、专册登记。为门（急）诊患者开具的麻醉药品注射剂，每张处方为 1 次常用量；控释制剂、缓释制剂，每张处方不得超过 7 日常用量；其他剂型每张处方不得超过 3 日常用量。

2. 精神药品 作用于中枢神经系统，使之兴奋或抑制，连续应用可产生精神依赖性的药品。我国生产和使用的精神药品分成两类：第一类精神药品如司可巴比妥、三唑仑等，注射处方每张为 1 次常用量；控释制剂、缓释制剂每张处方不得超过 7 日常用量；其他剂型每张处方不得超过 3 日常用量。第二类精神药品如地西泮、咖啡因、苯巴比妥等，每张处方不得超过 7 日常用量，对于慢性病某些特殊情况，处方用量可适当延长，但医师应当注明理由。

3. 医疗用毒性药品 是指毒性剧烈，治疗量与中毒量相近，使用不当可使人中毒或死亡的药品，如中药中的砒霜、生马钱子，西药中的阿托品、洋地黄毒苷等。医疗单位供应和调配毒性药品、必须凭医生签名的正式处方，每次处方剂量不得超过 2 日极量。

4. 放射性药品 用于临床诊断或者治疗的放射性核素制剂或者其标志物。使用规定参考说明书。

五、护士在用药监护中的职责

护理工作是临床医疗工作的重要组成部分，护士在疾病治疗中不是盲目执行医嘱，而是主动

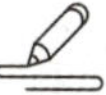

参与，起到对药物疗效及不良反应的监护作用，其职责有以下几个方面：

1. 执行好用药医嘱 执行医嘱前应熟悉患者的临床诊断和病情，了解药物的药理作用与临床应用，明确用药目的、用法用量、配伍禁忌、不良反应、用药监护及配药中的注意事项。

2. 给药时严格做到“三查”和“八对” “三查”即操作前查、操作中查、操作后查；“八对”即认真核对患者床号、患者姓名、药名、药物浓度、药物剂量、用药方法、用药时间及药物有效期。

3. 指导患者按时服药 许多药物的疗效与服药时间密切相关，护士应了解最佳用药时间，指导患者按时服药。

4. 做好用药宣教工作 某些药物会受食物的影响，故用药期间应向患者介绍饮食注意事项；向患者正确解释用药后可能出现的不良反应，让患者做到心中有数，从而更好地配合治疗。

5. 观察药物的疗效和不良反应 用药期间，注意观察药物的疗效和不良反应，并做好记录。主动询问症状和检查体征，以便及时发现与处理药物的不良反应，尽量避免药源性疾病的发生。

第二节 药物效应动力学

一、药物的基本作用

药物作用（drug action）是指药物对机体的初始作用。药理效应（pharmacological effect）是指药物作用的结果，是机体对药物的反应。例如去甲肾上腺素对血管的初始作用是激动 α 受体，而药理效应则是收缩血管，升高血压。药物作用是动因，药理效应是结果。由于二者意义接近，在习惯用法上不严加区别，但当二者并用时，应体现先后顺序。

药物的基本作用是使机体器官原有的功能发生改变，其基本类型包括兴奋（excitation）和抑制（inhibition）。凡能使机体功能活动增强的作用即为兴奋。如肾上腺素使心率加快、心肌收缩力加强；尼可刹米使呼吸频率加快等。凡能使机体功能活动减弱的作用即为抑制，如地西泮降低中枢神经系统的兴奋性；阿托品使唾液分泌减少等。

二、药物作用的主要类型

（一）局部作用和吸收作用

1. 局部作用（local action） 是指药物未被吸收入血，在用药部位所产生的作用。如碘酒、酒精用于皮肤的消毒作用，抗酸药中和胃酸的作用。

2. 吸收作用（absorptive action） 是指当药物被机体吸收入血后分布到全身各组织器官而产生的作用，也称全身作用。如普萘洛尔的抗高血压作用。

（二）药物作用的选择性

药物作用的选择性（selectivity），亦称为药物的选择作用（selective action），是指在治疗剂量时，药物吸收入血后只选择性地对某组织或器官产生特别明显的作用，而对其他组织或器官作用很弱，甚至无作用。

药物作用的选择性一般是相对的，与用药的剂量有关。药物作用的选择性具有重要意义，选择性较高的药物，在治疗中针对性较强，可以准确地治疗某种疾病或某种症状，副作用也较少，但临床应用范围较窄；选择性低的药物作用范围广泛，可影响机体多个组织器官的功能，临床应用范围较广，但治疗的针对性差，不良反应也较多。药物作用的选择性既是药物

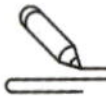

分类的基础，也是临床选药的依据。在治疗疾病的过程中一般尽量用选择性较高的药物，但在某些情况下作用范围广的药物也有其优越性，如广谱抗菌药物在多种病因或诊断未明时的应用。

（三）防治作用和不良反应

根据药物的作用与用药目的是否一致，可将药物的作用分为防治作用和不良反应，即药物作用的两重性。

1. 防治作用 防治作用包括预防作用和治疗作用。

（1）预防作用（preventive action）：即在疾病发生之前用药，以防止疾病的发生。如接种卡介苗预防结核病，应用乙胺嘧啶预防疟疾等。

（2）治疗作用（therapeutic action）：指凡符合用药目的或能达到治疗效果的作用。根据治疗目的不同，治疗作用分为：①对因治疗（etiological treatment）：指用药目的是消除原发致病因子，彻底治愈疾病，又称“治本”。如使用抗菌药杀灭病原菌以控制感染性疾病。临床应用的替代疗法或称补充疗法，在一定意义上也起到对因治疗的作用。②对症治疗（symptomatic treatment）：指用药目的是缓解疾病症状。对症治疗不能消除病因，又称“治标”。如用解热镇痛药使发热患者体温降至正常。对症治疗对于一些诊断不明、病因不详或暂时无法根治的疾病是必要的，在一些危重急症时甚至比对因治疗更为迫切。总之，应根据患者的病情，坚持“急则治标，缓则治本”“标本兼治”的原则。

2. 不良反应（adverse reaction） 是指凡与用药目的无关，并给患者带来不适或痛苦的反应。多数不良反应是药物固有的效应，在一般情况下是可以预知的，但不一定是能够避免的。少数较严重的不良反应较难恢复，称为药源性疾病（drug-induced disease），例如链霉素导致的神经性耳聋。

（1）副作用（side reaction）：也称副反应。是指药物在治疗剂量时出现的与用药目的无关的作用。副作用的产生与药物作用的选择性低有关，一般症状较轻，对机体危害不大。副作用和治疗作用可随着用药目的不同而互相转化，如阿托品具有松弛平滑肌和抑制腺体分泌等多方面的作用，当用于治疗胃肠绞痛时，药物松弛平滑肌的作用为治疗作用，而抑制唾液腺分泌引起口干则为副作用；当用于麻醉前给药时，其抑制腺体分泌的作用成为治疗作用，松弛平滑肌导致腹胀或尿潴留则成为副作用。副作用是药物本身所固有的药理作用，可以预测，并可设法减轻，如饭后服用红霉素可使药物的胃肠道反应明显减轻。

（2）毒性反应（toxic reaction）：是指用药剂量过大或时间过长，药物在体内蓄积过多时对机体产生的危害反应。有时用药剂量不大，但机体对药物过于敏感也能出现毒性反应。根据出现快慢，毒性反应有急性和慢性之分。急性毒性反应常损害呼吸、循环及神经系统功能，慢性毒性反应多损害肝脏、肾脏、骨髓及内分泌系统的功能。有些药物长期应用可致畸、致癌、致突变，简称“三致反应”，也属于慢性毒性反应范畴，是新药开发中必须检测的项目。毒性反应一般比较严重，但是可以预知，应该尽量避免发生。通过增加剂量或延长疗程以达到治疗目的，其有效性是有限的，同时应考虑过量用药的危险性。

（3）变态反应（allergic reaction）：也称超敏反应，指已致敏机体再次接触相同变应原发生的伴有组织损伤或生理功能紊乱的适应性免疫应答。常见于过敏体质的患者，变态反应的发生与剂量无关，反应严重程度因人、因药不同而有很大差异。其反应性质与药物原有效应无关，用药理性拮抗药解救无效。致敏物质可以是药物本身、药物在体内的代谢产物或制剂中的杂质，它们刺激体内免疫系统产生相应的抗体，当药物再次进入体内后就可发生抗原抗体反应。轻者表现为皮疹、药热、血管神经性水肿，重者出现哮喘，甚至过敏性休克。为预防药物变态反应的发生，用药前应详细询问过敏史，易致变态反应的药物用药前要按规定做皮肤过敏试验，对该药有过敏史或过敏试验阳性者禁用，但皮试可以有假阳性或假阴性发生，需注意。

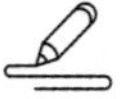

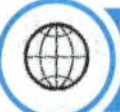

知识链接

过敏性休克

过敏性休克是最严重的变态反应，是外界某些抗原性物质进入已致敏的机体后，通过免疫机制在短时间内触发的一种强烈的多脏器累及的严重的全身性过敏性反应。过敏性休克的表现与严重程度因机体反应性、抗原进入量及途径等不同而有很大差别。本病大都突然发生，约半数以上患者在接受病因抗原（如注射青霉素G）5分钟内出现症状，如出汗、面色苍白、脉速而弱，四肢湿冷、发绀，烦躁不安、意识不清或完全丧失，血压迅速下降乃至测不出，脉搏消失，未及时抢救则可导致心跳停止；10%患者症状可起于用药半小时以后，极少数患者在连续用药的过程中出现。

引起过敏性休克最常见的抗原为某些药品、生物制品、昆虫刺伤、花粉、天然橡胶、油漆、食物等。过敏性休克治疗原则为纠正休克，脱离过敏原，抗过敏治疗及其他对症治疗等。

（4）后遗效应（residual effect）：是指停药后血药浓度已降至阈浓度以下时残存的药理效应。如服用巴比妥类催眠药后，次晨出现的头晕、乏力、困倦等宿醉现象。

（5）依赖性（dependence）：是指某些药物反复应用后，患者对药物产生的主观和客观上需要连续用药的现象，一旦停药就会表现出主观不适症状，甚至出现严重的生理功能紊乱。依赖性包括精神依赖性和生理依赖性两种类型。

精神依赖性是指药物反复应用后，突然停药可产生强烈的用药欲望，以达到精神上的欣快感。主要特征为：①停用药物后精神感觉不适，渴求继续用药；②连续应用一般无加大用量的要求；③一般不引起戒断症状；④危害主要是用药者本人。可引起精神依赖性的药物如麻黄碱类、咖啡因等。

生理依赖性是指药物反复应用后，突然停药可产生严重的生理功能障碍，出现戒断症状。主要特征为：①强迫性地要求继续用药，不择手段地得到药品；②连续应用需不断加大剂量；③引起戒断反应；④不仅危害本人，也严重危害社会安定。可引起生理依赖性的药物如吗啡、哌替啶等。

（6）停药反应（withdrawal reaction）：指患者长期应用某种药物，突然停药后发生病情恶化。包括反跳现象和停药症状。反跳现象是指突然停药后使原有症状加剧。例如长期服用可乐定降血压，停药次日血压将明显回升。停药症状是指突然停药后出现原有疾病所没有的症状。如长期应用糖皮质激素，因突然停药患者会出现全身不适、肌无力、低血糖等。因此，长期应用会产生停药反应的药物，不能突然停药，应逐渐减量，以免发生停药反应。

（7）特异质反应（idiosyncratic reaction）：是指少数特异体质患者对某些药物特别敏感，发生的反应性质与常人不同，但与药物固有的药理作用基本一致的反应。其严重程度与药物剂量相关。药理性拮抗药救治可能有效。这是一类由于先天遗传异常所致的反应，如葡萄糖-6-磷酸脱氢酶缺乏者，应用磺胺类药物时可发生溶血性贫血。

三、药物剂量与效应的关系

药理效应与剂量在一定范围内成正比，这就是剂量-效应关系（dose-effect relationship），简称量-效关系。药理效应按性质可分为量反应和质反应。用效应强度为纵坐标、药物的剂量或浓度为横坐标作图，可得量-效曲线（dose-effect curve）或浓度-效应曲线（concentration-effect curve）。通过量-效关系的研究，可定量分析和阐明药物剂量与效应之间的规律。

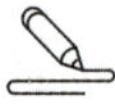

(一)药物剂量

剂量就是用药的分量。血药浓度的高低取决于用药剂量的大小，在一定范围内，剂量越大，血药浓度越高，作用越强。但超过一定范围，则可能发生中毒，甚至死亡。故临床用药时应严格掌握用药的剂量，充分发挥药物的疗效，减少不良反应的发生，药物剂量与药物作用关系见图 1-1。

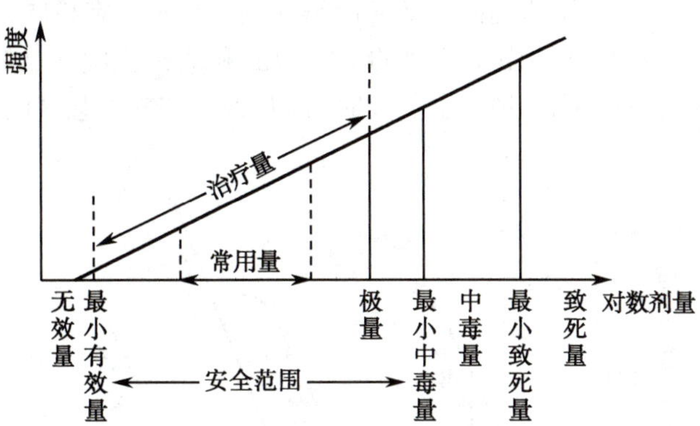

图 1-1 药物剂量与药物作用关系示意图

无效量：达不到有效血药浓度，不出现任何药理效应的剂量。

最小有效量：开始出现药理效应的剂量。

极量：出现最大效应，但尚未引起毒性反应的剂量，又称最大治疗量，即治疗疾病时允许使用的最大剂量，一般情况不得超过。

最小中毒量：能引起毒性反应的最小剂量。

最小致死量：能引起死亡的最小剂量。

治疗量：最小有效量和极量之间的剂量范围。

常用量：临床上为了保障用药安全可靠，常采用比最小有效量大些，比极量小些的剂量范围。

(二)量反应型量-效关系

药物效应强度随着剂量的增加而连续变化，可用具体数量或最大反应的百分率表示的反应称为量反应，例如血压的升降、心率的快慢等。其研究对象为一个单一的生物单位。以药物的剂量或浓度为横坐标，效应强度为纵坐标作图，可获得直方双曲线，如将药物的浓度改为对数值作图，绘制的曲线则呈典型的对称的 S 形曲线(图 1-2)。

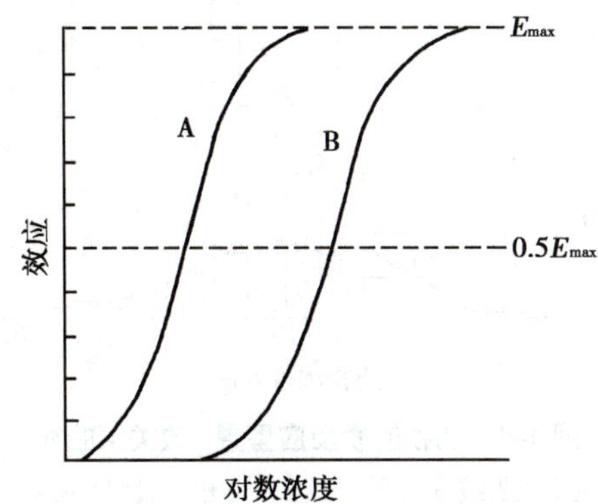

图 1-2 药物作用的量-效关系曲线示意图

A 药的效能与 B 药相等，A 药的效价大于 B 药

从量反应的量效曲线可总结出：

该曲线中刚能引起效应的药物浓度称为最低有效浓度，即阈浓度。随着浓度的增加，效应也增加，当效应增加到一定程度后，若继续增加药物浓度而效应不再继续增加，这一药理效应的极限称为最大效应（maximal effect，E_{max}），也称效能（efficacy），它反映药物本身的内在活性。效价（potency）是指引起同等效应的相对浓度，也称效价强度。从图 1-3 可以发现，具有相同作用性质的不同药物，其效能不一定相同，达到同等效应所需的剂量也不一定相同。产生同等效应所需药物剂量越小，说明该药效价越强。由于药物的最大效应和效价强度含义完全不同，两者并不平行，因此，比较相同效应的两种或两种以上药物时，应从效能和效价强度两项指标综合考虑。

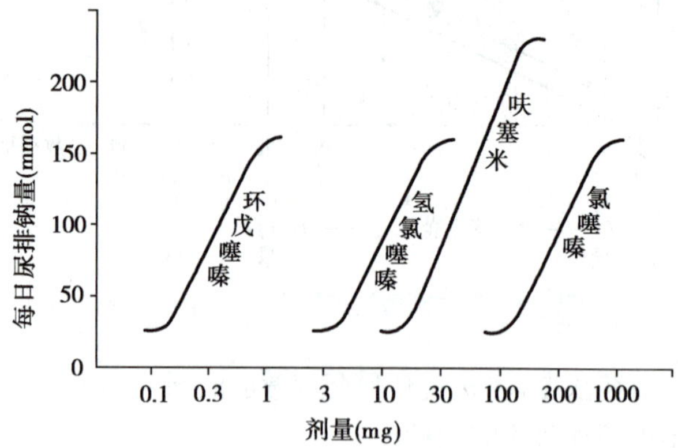

图 1-3　各种利尿药的效价强度及最大效应比较

（三）质反应型量 - 效关系

药理效应不是随着药物剂量或浓度的增减呈连续性量的变化，而表现为反应性质的变化，称为质反应。质反应以全或无、阳性或阴性的方式表现，如死亡与存活、惊厥与不惊厥等，结果以反应的阳性百分率或阴性百分率来表示，其研究对象为一个群体。在实际工作中，常将实验动物按用药剂量分组，以阳性反应百分率为纵坐标，以剂量或浓度为横坐标作图，也可得到与量反应相似的曲线。如果按照药物浓度或剂量的区段出现阳性反应频率作图得到常态分布曲线。当按照剂量增加的累积阳性反应百分率作图，则量 - 效曲线呈对称的 S 形（图 1-4）。

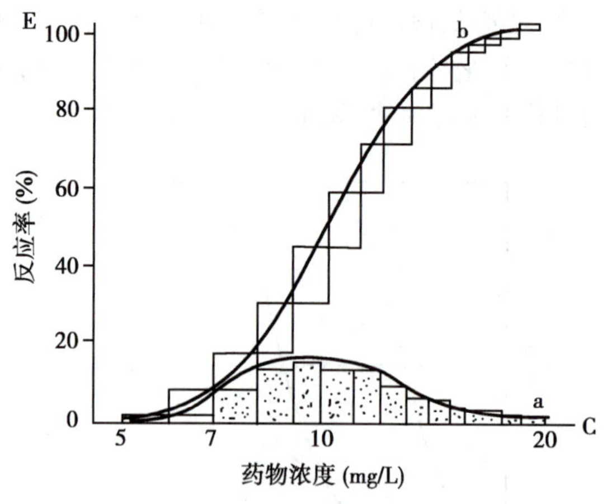

图 1-4　药物的质反应型量 - 效关系曲线

曲线 a 为区段反应率；曲线 b 为累计反应率；E：阳性反应率；C：浓度或剂量

在动物实验中，能引起 50% 实验动物产生效应的剂量称半数有效量（median effective dose，ED_{50}），能引起 50% 实验动物死亡的剂量称半数致死量（median lethal dose，LD_{50}）。ED_{50} 是反映

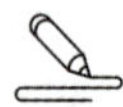

药物治疗效应的重要参数，LD_{50}是反映药物毒性大小的重要参数。

量效关系可用于药物安全性分析，常用的安全性指标有以下两个，①治疗指数（therapeutic index，TI）：是指药物的LD_{50}与ED_{50}的比值（LD_{50}/ED_{50}），用以表示药物的安全性。此值越大一般表示药物越安全，但以治疗指数来评价药物的安全性，并不完全可靠。②安全范围：是指ED_{95}～LD_5或ED_{99}～LD_1间的距离。可用于衡量药物的安全性，其范围越大药物越安全。

四、药物作用的机制

药物的种类繁多，性质各异，作用机制也复杂多样。学习药物的作用机制，有助于理解药物作用和不良反应的本质，为医务人员临床合理用药提供理论依据。

（一）药物作用的受体机制

近代分子生物学和生物化学的研究发现，大多数药物是通过与受体（receptor）相结合而产生作用的，受体学说在药物作用机制的研究中占有重要地位。

1. 受体与配体的概念 受体是存在于细胞膜上或细胞内，能识别并特异性地与配体结合，并通过信息传递引起特定生物效应的大分子物质。能与受体特异性结合的物质被称为配体。配体有内源性配体和外源性配体。内源性配体包括神经递质、激素、自体活性物质。与内源性配体具有相同或相似化学结构的药物、毒物等为外源性配体。

2. 受体的特性 受体具有如下特性，①灵敏性：即只需与很低浓度的配体结合就能产生显著的效应。②特异性：受体能准确识别和特异性结合具有特异立体结构的配体。③饱和性：受体的数量是一定的，因此配体与受体结合的剂量反应曲线具有饱和性，作用于同一受体的配体之间存在竞争现象。④可逆性：受体与配体的结合是可逆的，既能结合，结合的复合物亦可以解离，解离后可得到原来的配体而非代谢物。⑤多样性：同一受体可广泛分布到不同的细胞而产生不同效应，受体多样性是受体亚型分类的基础。

3. 药物与受体的相互作用 药物与受体结合引起生物效应必须具备亲和力和内在活性两个条件。亲和力（affinity）是指药物与受体相结合的能力；内在活性（intrinsic activity）是指药物与受体结合后产生效应的能力。

4. 作用于受体的药物类型 根据亲和力和内在活性不同，可将作用于受体的药物分为两类。

（1）激动药（agonist）：是指与受体既有亲和力又有内在活性的药物，它们能与受体结合，激动受体而产生效应。根据其内在活性大小，又可分为两类。①完全激动药：与受体有较强的亲和力和较强的内在活性的药物。如吗啡为完全激动药，有强大的镇痛作用。②部分激动药：与受体有较强的亲和力，但只有较弱的内在活性的药物。部分激动药单独应用时能产生较弱的效应，而与激动药合用时，可对抗激动药的部分效应。如喷他佐辛为部分激动药，单用可产生一定的镇痛效应，但与吗啡合用则可对抗其镇痛作用。

（2）拮抗药（antagonist）：亦称阻断药。是指与受体有较强的亲和力而无内在活性的药物。拮抗药本身不产生效应，但其占据受体，可拮抗激动药的效应。如纳洛酮是阿片受体拮抗药，可拮抗吗啡等阿片受体激动药的作用。根据拮抗药与受体结合是否具有可逆性，可将其分为竞争性拮抗药和非竞争性拮抗药。

5. 受体的调节 受体虽是遗传获得的固有蛋白，但并不是固定不变的，其数目、亲和力和效应力，可受生理、病理及药物等因素的影响而发生改变。受体的调节是实现机体内环境稳定的重要因素，其调节有脱敏和增敏两种类型。受体脱敏是指在长期使用一种激动药后，组织或细胞对激动药的敏感性和反应性下降的现象。受体增敏是与受体脱敏相反的一种现象，可因受体激动药水平降低或长期应用拮抗药而造成。如受体脱敏和增敏只涉及受体密度的变化，则分别称之为下调和上调。

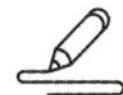

（二）药物作用的其他机制

1. 改变细胞周围环境的理化条件 主要是改变细胞周围环境的理化性质，如抗酸药中和过多的胃酸治疗消化性溃疡；静脉滴注高渗甘露醇溶液，利用其脱水作用消除脑水肿。

2. 参与或干扰细胞物质代谢 补充生命代谢物质以治疗相应缺乏症的药物。如铁剂参与血红蛋白的形成，可治疗缺铁性贫血。而氟尿嘧啶却可干扰肿瘤细胞蛋白质合成而发挥抗肿瘤作用。

3. 影响载体转运 许多无机离子、代谢产物、激素和神经递质在体内的转运需要载体参与，应用药物干扰这一环节，即可产生相应的药理作用。如氢氯噻嗪抑制肾小管 NaCl 的重吸收而发挥利尿作用。

4. 影响酶的活性 酶的种类很多，在体内分布广泛，参与所有细胞的生命活动，也易受各种因素的影响。如阿司匹林通过抑制下丘脑环氧化酶的活性产生解热作用；氯解磷定能使胆碱酯酶复活，解救有机磷酸酯类中毒。

5. 影响细胞膜离子通道 如局部麻醉药通过抑制钠离子通道而阻碍神经冲动的产生和传导，产生局部麻醉作用。

6. 影响免疫机制 如免疫抑制剂环孢素能选择性抑制 T 细胞的增殖与分化，抑制器官移植后的排斥反应。

7. 影响体内活性物质的合成和释放 有些药物能改变神经递质、激素等活性物质的合成和释放而影响生理功能。如间羟胺能促进去甲肾上腺素的释放。

第三节 药物代谢动力学

一、药物的跨膜转运

药物的跨膜转运是指药物在体内吸收、分布、代谢和排泄时均需多次通过生物膜的过程。药物跨膜转运的方式有滤过、简单扩散和载体转运。

（一）滤过

滤过又称水溶性扩散。指直径小于膜孔的水溶性小分子药物，借助膜两侧的流体静压或渗透压，随体液通过细胞膜的水性通道而进行的跨膜转运，属被动转运方式。如药物通过肾小球膜滤过。

（二）简单扩散

简单扩散也称脂溶性扩散。是指脂溶性药物可溶于细胞膜的脂质层，顺浓度差通过细胞膜，属被动转运方式。绝大多数药物在体内按此种方式转运。脂溶性大、极性小、解离度小的药物易透过细胞膜。绝大多数药物呈弱酸性或弱碱性，体液的 pH 环境可影响其解离度，故可影响其跨膜转运。弱酸性药物在酸性环境中，解离度小，易透过细胞膜；但在碱性环境中，则解离度大，不易透过细胞膜。

（三）载体转运

载体转运主要有主动转运和易化扩散两种方式。

1. 主动转运 是指药物可以逆浓度差或电化学差跨膜转运。主动转运需要载体并消耗能量，对转运物质的选择有特异性，存在饱和现象及竞争抑制现象。如去甲肾上腺素能神经末梢对去甲肾上腺素的再摄取属于主动转运。

2. 易化扩散 是指某些不溶于脂质而与机体生理代谢有关的物质借助细胞膜上的载体转运，属于被动转运。具有顺电化学差转运、不消耗能量、需要载体、有特异性、存在饱和现象及竞

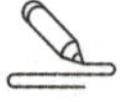

争抑制现象等特点。如维生素 B_{12} 经胃肠道黏膜的吸收属易化扩散。

(四)膜动转运

膜动转运是指大分子物质通过膜的运动而转运，包括胞饮和胞吐。

1. 胞饮 又称吞饮或入胞。是指某些液态蛋白质或大分子物质通过细胞膜的内陷形成吞饮小泡而进入细胞内。如脑垂体后叶粉剂可从鼻黏膜给药以胞饮方式吸收。

2. 胞吐 又称胞裂外排或出胞。是指胞质内的大分子物质以外泌囊泡的形式排出细胞的过程。如腺体分泌及递质的释放。

二、药物的体内过程

(一)吸收

药物自给药部位进入血液循环的过程称为吸收(absorption)。除静脉给药药物直接进入血液循环外，其他给药途径均存在吸收过程。给药途径影响药物吸收速度及程度。药物吸收的快慢和吸收量的多少直接影响着血药浓度、药物的起效快慢和作用强弱。

1. 口服给药 为最常用的给药途径，具有简单、经济、安全的特点。由于胃的吸收面积小，排空快，胃液 pH 低，所以除仅有弱酸性药物部分在胃内吸收外，绝大多数药物主要在小肠吸收。因小肠吸收表面积大，血流丰富，肠蠕动快，小肠内适中的酸碱度(pH5.0～8.0)适合绝大多数药物的吸收。

从胃肠道吸收入门静脉系统的药物在到达全身血液循环前必须通过肝脏，如果肝脏对其代谢能力很强，或由胆汁排泄的量大，则进入全身血液循环的有效药量明显减少，这种作用称为首过消除(first pass elimination)，也称首关代谢或首关效应。有的药物可被吸收进入肠壁细胞内而被代谢一部分，这也是首过消除。胃肠道外途径给药时，在到达作用部位或靶器官前，可在肺内排泄或代谢一部分药物，这也是一种首过消除，肺也因此成为首过消除的器官。首过消除多的药物不宜口服给药。

2. 舌下给药 舌下黏膜血流丰富，但吸收面积较小，仅适用于脂溶性高、用量小的药物。此法给药方便、起效快，且无首过消除。如硝酸甘油舌下给药用于心绞痛急性发作的抢救。

3. 直肠给药 对少数刺激性大的药物或不能口服药物的患者，可经肛门灌肠或使用栓剂置入直肠或结肠。由直肠、结肠黏膜吸收，起效快，亦可部分避开首过消除。因用药不方便，故较少用。

4. 注射给药 静脉给药时全部药物直接进入血液循环，无吸收过程，故发挥作用快，适用于急症、重症患者。肌内注射和皮下注射给药时药物通过注射部位的毛细血管壁吸收，由于肌肉组织血流量较皮下组织丰富，故肌内注射较皮下注射吸收快。注射给药可避开首过消除，但操作较复杂，不如口服给药方便、经济、安全。

5. 吸入给药 气体、挥发性液体和气雾剂等均可通过肺泡被吸收。由于肺泡表面积大、血流丰富，故吸收迅速。

6. 经皮给药 一般情况下，完整的皮肤吸收能力差，外用药物主要发挥局部作用。但在制剂中加入促皮吸收剂如氮酮制成贴皮剂，可促进药物透皮吸收而发挥全身作用。

(二)分布

药物被机体吸收后经血液循环到达机体各器官和组织的过程称为分布(distribution)。多数药物在体内的分布是动态的、不均匀的。其影响因素主要如下。

1. 血浆蛋白的结合率 大多数药物吸收入血后与血浆蛋白不同程度地可逆性结合而形成结合型药物，与游离型药物可相互转化，处于动态平衡中。结合型药物分子量大，不易跨膜转运，暂时失去药理活性储存于血液循环中。游离型药物能够转运到作用部位产生药效，当血浆中

游离型药物浓度降低时，结合型药物可释放出游离型药物。药物与血浆蛋白结合的特异性低，且血浆蛋白与药物的结合位点数量有限，如两种血浆蛋白结合率高的药物合用时可与血浆蛋白竞争结合而发生置换现象，使游离型药物增加，作用和毒性均增强，如保泰松与华法林合用时，可降低华法林的血浆蛋白结合率，增加出血的发生率，应高度警惕。一般认为，只有血浆蛋白结合率高、分布容积小、消除慢以及治疗指数低的药物在临床上这种相互作用才有意义。

2. 器官血流量 药物由血液向组织器官的分布速度主要取决于该组织器官的血流量和膜的通透性，体内血流量大的组织器官如心、肝、脑、肾等药物分布速度快；皮肤、脂肪等血流量低，药物分布速度慢。药物在体内还可再分布，如静脉注射硫喷妥钠，首先分布到血流量最大的脑组织，立即产生麻醉作用；因其脂溶性高，又向血流量少的脂肪组织转移，因而患者可迅速苏醒。

3. 组织细胞结合 药物与组织细胞的结合是由于药物与某些组织有特殊的亲和力，导致药物在该组织中浓度较高。如抗疟药氯喹在肝脏中的浓度比血浆高200～700倍。碘在正常时甲状腺中的浓度比血浆高25倍，甲状腺功能亢进时可达250倍。

4. 体液的pH和药物的解离度 在生理情况下，细胞内液pH约为7.0，细胞外液pH约为7.4。由于弱酸性药物在较碱性的细胞外液中解离增多，所以细胞外液浓度高于细胞内液，提高细胞外液的pH，可促进细胞内弱酸性药物向细胞外转运，弱碱性药物则相反。如巴比妥类弱酸性药物中毒时，可应用碳酸氢钠碱化血液、尿液，促进药物由脑组织向血液转运，加速其从尿液排出。

5. 体内屏障 体内有各种屏障可影响药物分布，主要包括①血脑屏障：是指血液与脑组织、血液与脑脊液及脑细胞与脑脊液之间的隔膜的总称。血脑屏障对药物具有选择通透性，由于这些隔膜的细胞间连接紧密，缺少细胞间的间隙，可阻止某些大分子、水溶性和解离型药物通过。当需治疗脑内疾病时，应选择易通过血脑屏障的药物。②胎盘屏障：是指胎盘绒毛与子宫血窦之间的屏障，其通透性和一般生物膜无明显区别。胎盘屏障对药物不具有选择通透性，几乎所有的药物均可通过胎盘屏障进入胎儿体内，有些药物可能影响胎儿发育或引起畸胎，故妊娠期间应慎用，以防胎儿中毒或导致畸形。③血眼屏障：全身给药后分布到房水、晶状体和玻璃体的药物浓度较低，难以形成治疗效果，即因为存在血眼屏障所致，所以眼部疾病多采用局部给药。

（三）代谢

药物作为外源性物质在体内经酶或其他作用发生化学结构改变的过程称为代谢（metabolism），也称生物转化。大部分药物的代谢在肝脏进行，少部分药物的转化可在胃肠道、肾、肺以及皮肤等部位进行。生物转化可改变药物的药理活性，常包括以下几种情况：多数药物经代谢后药理活性或毒性减弱或消失，称为灭活；也有少数药物，经代谢才有药理活性或经代谢后其活性或毒性增强，称为活化；还有一些药物在体内不被代谢而以原型经肾排出。药物转化的最终目的是促使药物及其代谢产物排出体外。

1. 代谢步骤 药物代谢通常涉及Ⅰ相和Ⅱ相反应。Ⅰ相反应包括氧化、还原、水解反应，药物经Ⅰ相反应引起药理活性增强或减弱；Ⅱ相反应是结合反应，经Ⅰ相反应后的代谢物或某些原型药物，可与体内的葡糖醛酸、乙酰基或硫酸等结合，结合后的产物活性降低或消失，极性增强，易经肾排出。

2. 药物代谢酶

（1）专一性酶：是针对特定的化学结构基团进行代谢的特异性酶，可催化特定的底物，如胆碱酯酶、单胺氧化酶可分别转化乙酰胆碱和单胺类药物。

（2）非专一性酶：一般指存在于肝细胞微粒体的混合功能氧化酶系统，简称肝药酶，是非特异性酶。其主要的氧化酶为细胞色素P_{450}酶系，是肝内促进药物代谢的主要酶系统。此酶可转化数百种化合物，其特性主要有：①专一性低，能同时转化多种药物；②个体差异较大，酶的活性和数量可受遗传、年龄、营养、疾病等因素的影响而明显不同；③酶活性有限；④药物对肝药酶活性可产生影响，使其活性增强或减弱。

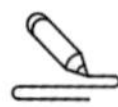

3. 药酶诱导剂和抑制剂 凡能增强肝药酶活性的药物称为药酶诱导剂，如苯巴比妥、利福平等。当药物与药酶诱导剂合用时，代谢加快，药效减低。凡能抑制肝药酶活性的药物称为药酶抑制剂，如氯霉素、西咪替丁等。当药物与药酶抑制剂合用时，代谢减慢，药效增强。药酶诱导剂和药酶抑制剂还可增强或减弱自身的代谢导致效应强弱变化。

临床用药时，应密切注意患者的肝脏功能状态。在联合用药时，要充分考虑药物对肝药酶活性的影响，以确保用药安全有效。

（四）排泄

药物以原形或代谢产物经不同途径排出体外的过程称为排泄（excretion）。药物及其代谢产物主要经肾脏从尿液排泄，其次经胆汁从粪便排泄。挥发性药物主要经肺随呼出气体排泄。药物也可经汗液和乳汁排泄。

1. 肾脏排泄 大多数游离型药物及其代谢产物主要经肾小球滤过进入肾小管，部分又可自肾小管重吸收，其重吸收的程度取决于药物的理化性质和尿液的 pH。弱碱性药物在酸性尿液中解离度大，脂溶性小，重吸收少，排泄增加。如临床上苯巴比妥中毒时可静脉滴注碳酸氢钠碱化尿液，促进药物排出；少数弱酸性或弱碱性药物可分别通过各自的载体从近曲小管分泌到管腔中。若两种药物以同一载体转运时，两者之间可发生竞争性抑制从而影响药物的排泄，如丙磺舒可抑制青霉素的主动分泌，使青霉素的排泄减慢，从而提高血药浓度，延长并增强药效。

2. 胆汁排泄 有些药物及其代谢产物可经胆汁分泌进入肠道，然后随粪便排出。有些经胆汁排入肠腔的药物部分可再次被小肠上皮细胞重吸收进入血液循环，称为肝肠循环。肝肠循环使药物作用时间明显延长，如多次给药，易引起蓄积中毒。从胆汁排泄较多的抗菌药（如红霉素、利福平等）可用于治疗胆道感染。

3. 其他途径排泄 有些药物可自乳汁排出，故哺乳期妇女用药应特别慎重。气体或易挥发的药物可从肺排泄；少数药物经唾液腺、汗腺排出；口服未被吸收的药物经肠道随粪便排出。

三、药物代谢动力学过程

（一）药 - 时曲线

药物的体内过程是一个连续变化的动态过程，体内的药量或血药浓度随时间的迁移而变化，这种动态变化的过程可用时量关系来表示。通常在给药后不同时间采血测定血药浓度，以时间为横坐标，以血药浓度为纵坐标，可绘出血药浓度 - 时间曲线（concentration-time curve，C-T），简称药 - 时曲线或时 - 量曲线（图 1-5）。

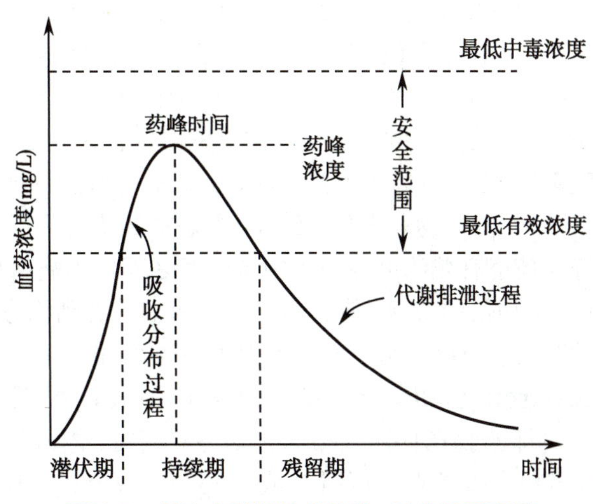

图 1-5 单次血管外给药的药 - 时曲线示意图

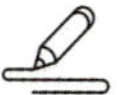

以单次血管外给药为例，药物的药 - 时曲线可分为潜伏期、持续期及残留期三个阶段。潜伏期指用药后到开始出现疗效或达到最低有效血药浓度的时间，主要反映药物的吸收和分布过程。持续期指药物维持最小有效血药浓度或基本疗效的时间，此期长短与药物的吸收和消除速率有关。残留期是指药物在体内已降到最低有效浓度以下，但又未从体内完全消除的时间，其长短与消除速率有关。峰浓度是指药物在体内所能达到的最高浓度，达峰时间是指达到最高浓度的时间。

临床实践证明，测定患者的血药浓度，根据患者的时量曲线来拟定治疗方案，确定最佳给药剂量和给药间隔时间，可有效地发挥药物疗效和减少不良反应。

（二）药物的消除与蓄积

药物在体内经代谢和排泄等方式使药理活性降低和消失的过程称消除。药物在体内的消除主要有两种类型。

1. 一级消除动力学　又称恒比消除，指体内药物按恒定比例消除，在单位时间内药物的消除量与血浆药物浓度成正比。血药浓度高，单位时间内消除的药量多，当血药浓度降低后，药物消除量也按比例下降。大部分药物的消除属于此类型。

2. 零级消除动力学　又称恒量消除，指药物在体内按恒定的速率消除，即不论血浆药物浓度高低，单位时间内消除的药物量不变。当用药量过大，超过机体恒比消除能力的极限时，机体只能按恒量方式消除。

当多次反复用药，药物进入体内的速率大于消除速率时，使药物在体内的浓度逐渐增加，称为药物的蓄积。临床用药时有时先用较大量使药物在体内逐渐蓄积，以产生满意的疗效，然后再改用较小量维持该浓度以持续发挥药物的治疗作用。

（三）药代动力学的基本参数

1. 消除半衰期（half-life time，$t_{1/2}$）　是指血浆中药物浓度下降一半所需要的时间。它反映了药物在体内消除的快慢，半衰期愈短，消除速度愈快，反之消除速度愈慢。多数药物是按恒比消除，其半衰期为一恒定值。$t_{1/2}$ 的临床意义：①拟定给药间隔时间。通常给药间隔时间约为一个半衰期。半衰期长，给药间隔时间长；半衰期短，给药间隔时间短。但当肝肾功能不全时，药物在体内的消除减慢，半衰期延长，易发生蓄积中毒，应适当减少用药剂量或延长给药间隔时间。②预测达到稳态血药浓度的时间。按一级动力学消除的药物恒速恒量给药，经 4～5 个 $t_{1/2}$ 可达到稳态血药浓度。③预测药物基本消除的时间。单次用药后，按一级动力学消除的药物通常经 4～5 个 $t_{1/2}$，体内药物消除约 93%～97%，可认为药物已基本消除。④药物分类的依据。如根据不同的 $t_{1/2}$ 可将药物分为长效类、中效类和短效类等。

2. 稳态血药浓度（steady state concentration，C_{ss}）　临床治疗常采用多次用药以维持有效血药浓度。按一级动力学消除的药物，当以恒速恒量给药时，体内药量逐渐蓄积，经 4～5 个 $t_{1/2}$，从体内消除的药量和进入体内的药量相等，血药浓度维持在一个相对稳定的水平，称稳态血药浓度，又称坪值。多次给药后药物达到稳态血药浓度的时间仅决定于药物的 $t_{1/2}$。其高低则取决于恒量给药的剂量，剂量大，稳态血药浓度高，剂量小则稳态血药浓度低。给药量加倍，稳态血药浓度也提高一倍，单位时间内药物总量分次给予，稳态血药浓度高低不变。常用的给药剂量就是使稳态血药浓度维持在最小有效浓度与最小中毒浓度之间。当病情危急需要迅速达到有效血药浓度时，可采用首次剂量加倍的方法，使血药浓度迅速上升达到稳态血药浓度，此方法在一个 $t_{1/2}$ 内即能达到稳态血药浓度，但仅适用于安全范围大的药物（图 1-6）。

3. 表观分布容积（apparent volume of distribution，V_d）　是指理论上药物均匀分布于机体应占有的体液容积。即药物在体内分布达到动态平衡时，体内药量（D）与血药浓度（C）的比值。计算公式为：$V_d = D/C$，V_d 的单位可用 L 或 L/kg。表观分布容积只是一个理论容量，其意义在于：①可以计算产生期望血药浓度（C）所需的给药剂量；②将药物的 V_d 值与身体体液的

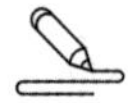

数值进行比较，可以推测药物分布范围。如：V_d=5L，表示药物基本分布于血浆；V_d =10～20L，表示药物分布于全身体液中；V_d>40L，表示药物分布到组织器官中；V_d>100L，表示药物主要浓集在某一器官或组织。③用 V_d 可推算出药物排泄速度，分布容积越小，排泄越快；分布容积越大，排泄越慢。

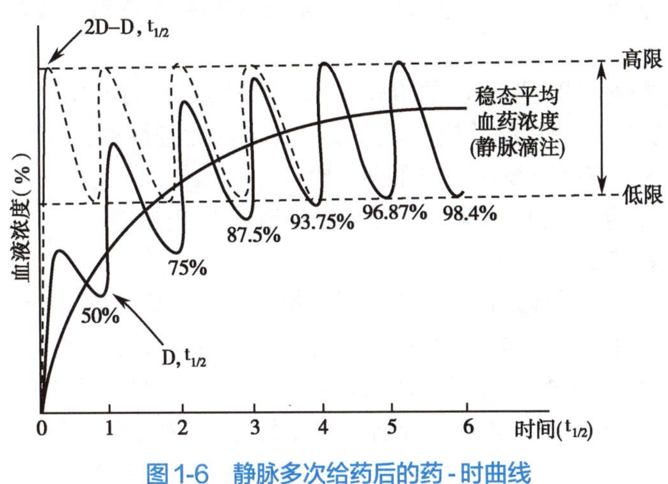

图 1-6 静脉多次给药后的药 - 时曲线

4. 清除率（clearance，*CL*） 是指单位时间内从体内所清除的药物表观分布容积数，即单位时间内有多少毫升血浆中的药物被清除。计算公式为：$CL= V_d \cdot k_e$。其中 k_e 为消除速率常数。清除率主要反映肝、肾功能。

5. 生物利用度（bioavailability，*F*） 是指经任何给药途径给予一定剂量的药物后，其到达全身血液循环内药物的百分率。计算公式如下：

$$生物利用度\,F(\%)=\frac{进入血循环药量}{总药量}\times 100\%$$

生物利用度可评价同一药物不同给药途径的吸收程度，也可反映不同厂家生产的同一种制剂的吸收情况，如药物制剂、pH、溶解特性、处方辅料、制剂方法等，甚至不同厂家的同一种制剂或同一厂家的不同批号的产品对生物利用度都会有较大的影响。生物利用度越高，被吸收进入血液的药量越多，药效越好。

第四节 影响药物作用的因素

药物在机体内产生的药理作用是药物和机体相互作用的结果，受到药物方面、机体方面因素的影响。在临床用药时，应熟悉各种因素对药物作用的影响，根据个体化的情况，选择合适的药物和剂量，做到用药个体化。

一、药物方面的因素

（一）药物的化学结构、剂型和给药途径

1. 药物的化学结构 药物的药理作用取决于药物的化学结构。一般来说，化学结构相似的药物可以产生相似的药理作用，如磺胺类抗菌药均有抗菌作用。化学结构相似的药物也可以产生相反的药理作用，如华法林和维生素 K，华法林为抗凝血药，维生素 K 为止血药，两者结构相似，但作用相反。

2. 药物的剂型 药物可制成多种剂型并采取不同的给药途径，如供口服给药的有片剂、胶囊、口服液；供注射的有水剂、乳剂、油剂等。同种药物的不同剂型，所产生的药物效应也可能不同。口服制剂中，溶液剂比胶囊剂和片剂吸收快；注射制剂中，水溶性制剂比混悬剂和油剂吸收快。近年来临床用药有了一些新的长效剂型，如缓释制剂和控释制剂等，可使药物缓慢释放，药效维持时间延长。如硝酸甘油透皮贴剂每日贴一次，子宫内避孕剂每年放置一次，这样既保证了疗效，也方便了患者。

3. 给药途径 同种药物采取不同的给药途径，会影响药物的吸收及分布，从而影响药物效应的强弱。不同给药途径，药物起效快慢顺序依次是：静脉注射>吸入>舌下>直肠>肌内注射>皮下注射>口服>经皮。有些药物如采取不同的给药途径，其作用性质和用途也会不同，如硫酸镁口服可导泻、利胆；注射则可抗惊厥、降压；外用起消炎去肿的作用。

（二）给药时间和次数

不同的时间给药可影响药物的疗效，选择适当的给药时间是保证最佳疗效不可轻视的因素。一般饭前服药由于没有胃内容物的干扰，吸收较好，起效较快；饭后服药则吸收较差，起效较慢，但有些刺激性的药物如水杨酸类、铁剂等宜饭后服用，以减少对胃肠道的刺激；催眠药应睡前服；胰岛素应餐前注射；胃黏膜保护药宜饭前半小时服用；助消化药需在饭前或饭时服用。关于用药次数应根据病情需要，以及药物在体内的消除速率而定。通常可参考药物的半衰期，半衰期短的药物，给药次数要相应增加，反之，给药次数相应减少。对毒性大或消除慢的药物，应规定一日的用量和疗程。长期用药应避免蓄积中毒，当患者的肝、肾功能不全时，应适当调整给药次数及给药的间隔时间。

（三）联合用药

1. 相互作用 亦称联合用药或配伍，是指两种或两种以上药物同时或先后应用时，药物之间的相互影响和干扰可改变药物的体内过程及机体对药物的反应性，从而使药物的药理效应或毒性发生变化。药物在体内的相互影响有两种情况：①协同作用，即配伍用药后药物作用增强，如甲氧苄啶配伍磺胺类药物，可增强抗菌作用、扩大抗菌谱并延缓细菌耐药性产生；②拮抗作用，即配伍用药后药物作用减弱，如将四环素与铁剂合用，会因形成络合物而影响两者的吸收。

2. 配伍禁忌 配伍禁忌是指药物在体外的相互影响，即在配制药物（特别是液体药物）的过程中，药物与药物、药物与辅料及药物与溶媒之间发生的物理或化学反应，有可能使疗效降低或毒性增强。如红霉素不能用生理盐水配制，否则易产生结晶和沉淀。为了避免配伍禁忌的发生，用药时需熟知目前已查明的有配伍禁忌的药物外，对于配伍禁忌表中未做配伍说明的药物，应注意：①新药使用前，应认真阅读使用说明书，全面了解新药的特性，避免盲目配伍。②在不了解其他药液对某药的影响时，将该药单独使用。③严格执行注射器单用制度，以避免注射器内残留药液与所配制药物之间产生配伍反应。④根据药物性质及说明书上载明的情况选择合适的溶媒，避免发生理化反应。

二、机体方面的因素

（一）年龄

《中华人民共和国药典》所规定的用药剂量是适用于18～60岁的成人用量，儿童及老年人其生理功能与成年人有差异，故对药物的反应有所不同，所以用药量应酌减。

1. 老年人 老年人随着年龄增长，机体各器官的功能也随着逐渐减退，主要的生理功能变化有：神经细胞数量逐渐减少，对中枢神经系统药较敏感；肝、肾功能减弱，对药物的代谢、排泄能力下降；动脉硬化、心脏代偿能力差，应用心血管药易导致血压下降、心律失常等。一般老年

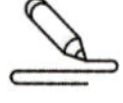

人用药应适当减少剂量。

2. 儿童 儿童正处于生长发育阶段，各器官的生理功能及自身调节功能尚未发育完善，对药物的反应一般比较敏感，与成年人有明显差异。如儿童的血脑屏障发育不完善，使用尼可刹米容易出现兴奋而导致惊厥；儿童体液占体重比例较大，水盐代谢率较高，但对水盐的调节能力较差，使用利尿药后易发生电解质紊乱；儿童的肝肾功能发育不完善，对药物的代谢和排泄能力弱，新生儿如应用氯霉素可导致灰婴综合征；儿童的骨骼和牙齿的生长也易受到药物的影响，应用四环素可引起四环素牙并影响骨骼发育等。临床上儿童用药必须慎重，用药剂量常根据年龄、体重、体表面积来计算。

（二）性别

女性体重一般轻于男性，在使用治疗指数低的药物时，为维持相同效应，女性可能需要较小剂量。女性脂肪比例比男性高而水比例比男性低，可影响药物的分布和作用。在女性的“三期”，即月经期、妊娠期、哺乳期，用药则要注意。月经期女性不宜服用泻药和抗凝血药，以免引起盆腔充血、月经增多。妊娠期不宜应用对正常妊娠有不利影响或可通过胎盘，对胎儿的生长发育产生不良影响的药物。哺乳期不宜应用影响泌乳或可通过乳汁排泄对婴儿产生不利影响的药物。

（三）遗传因素

由于遗传因素的影响，患者对药物的反应表现出与常人有显著的量和质的不同。少数人对药物特别敏感，应用较少的药量，即可产生作用，称之为高敏性（hypersensitivity）。与之相反，耐受性（tolerance）是指机体在连续多次用药后反应性降低，需增加剂量方可恢复反应。

遗传异常主要表现在药物体内转化的差异。如肝中乙酰基转移酶可分为快乙酰化型和慢乙酰化型两类，对药物作用的影响截然不同。以异烟肼为例，人群在服用同样剂量的异烟肼后，慢乙酰化者血药浓度高，半衰期长，治疗肺结核可一周用药 1～2 次，但易发生周围神经炎；而快乙酰化者血药浓度低，半衰期短，治疗肺结核须每日用药，不易发生周围神经炎。

（四）病理因素

机体处于病理状态时对药物的反应可能不同，如肝肾功能不全时会影响药物在肝脏内的转化及自肾脏的排泄，药物的清除率下降，易引起药物在体内蓄积，甚至导致中毒，可以适当延长给药间隔及 / 或减少剂量加以解决。高热患者应用阿司匹林可使体温降低至正常，而正常体温患者使用阿司匹林则无降温作用。此外，还要注意患者有无潜在性疾病，这也会影响药物的疗效，如氯丙嗪诱发癫痫，糖皮质激素可诱发溃疡病。

（五）心理因素

患者的心理状态与药物疗效关系密切，临床上使用的安慰剂即是影响了患者的心理因素。安慰剂是不具药理活性而外观似药的制剂，如含乳糖或淀粉的片剂或含盐水的注射剂。从广义上讲，包括假手术等本身无特殊作用的医疗措施都可称之为安慰剂。安慰剂通过心理暗示作用，增强了患者的信心，对某些疾病的治疗可取得一定的疗效。

医务人员的任何医疗活动，甚至包括语言、行动等服务态度都可能发挥安慰剂的作用。医务人员要充分利用这一效应，增加患者康复的信心，但绝对不能敷衍或欺骗患者，因为这样可能破坏患者对医务人员的信心，延误疾病的诊治。

（六）长期用药引起机体的反应性变化

长期或反复用药后，可引起生物机体（包括病原体）对药物反应发生变化，主要表现为耐受性、耐药性、依赖性和停药反应等。

（姜国贤）

扫一扫，测一测

复习思考题

1. 什么是药物作用的选择性？
2. 什么是药物作用的两重性？药物不良反应的类型主要有哪些？
3. 什么是药物的半衰期？有何临床意义？
4. 影响药物作用的因素有哪些方面？

第二章　传出神经系统药理概论

PPT课件

知识导览

学习目标

1. 掌握传出神经系统递质种类、受体分布及其效应。
2. 熟悉传出神经系统药物的分类。
3. 了解传出神经递质的生物合成和消除。

传出神经系统药物是指能够直接作用于受体或通过影响传出神经递质而产生药理效应的药物。

第一节　传出神经系统的递质与受体

一、传出神经的分类

（一）传出神经按解剖学分类

传出神经系统包括自主神经系统和运动神经系统。自主神经包括交感神经和副交感神经。自主神经自中枢神经系统发出后，先要经过神经节更换神经元，然后才到达所支配的效应器（心肌、平滑肌和腺体等），故有节前纤维和节后纤维之分；而运动神经自中枢神经发出后，中途不更换神经元，直接到达所支配的效应器（骨骼肌）。

（二）传出神经按末梢释放的递质分类

神经细胞与神经细胞之间、神经细胞与效应器细胞之间，通过释放化学物质进行信息传递，这种化学物质称为递质。根据神经末梢释放的递质不同，可将传出神经分为两大类。

1. 胆碱能神经　兴奋时其末梢释放乙酰胆碱。包括全部交感神经和副交感神经的节前纤维、运动神经、全部副交感神经的节后纤维和极少数交感神经节后纤维（支配汗腺分泌和骨骼肌血管舒张的神经）。

2. 去甲肾上腺素能神经　兴奋时其末梢释放去甲肾上腺素，绝大多数交感神经节后纤维属于此类。

二、传出神经系统的递质

传出神经系统的递质主要有乙酰胆碱（acetylcholine，ACh）、去甲肾上腺素（noradrenaline，NA；norepinephrine，NE）以及多巴胺（dopamine，DA）等。药物可通过影响递质的合成、贮存、释放、消除等环节或通过直接与受体结合而产生生物效应。

1. 乙酰胆碱　①生物合成：ACh 主要在胆碱能神经末梢形成，由胆碱和乙酰辅酶 A 在胆碱乙酰化酶的催化下合成。②贮存与释放：ACh 形成后贮存于囊泡中。当神经冲动到达神经末梢时，囊泡膜与突触前膜融合而形成裂孔，通过裂孔将 ACh 以胞裂外排方式排出至突触间隙。

③消除：ACh 被突触间隙中的乙酰胆碱酯酶（AChE）水解成胆碱和乙酸。

2. 去甲肾上腺素 ①生物合成：NA 主要在去甲肾上腺素能神经末梢合成。酪氨酸从血液进入神经元后，在酪氨酸羟化酶催化下生成多巴，再经多巴脱羧酶的催化，脱羧后生成多巴胺，后者进入囊泡中，经多巴胺 β- 羟化酶的催化，转变为 NA。②贮存与释放：NA 形成后，与 ATP 等物质结合贮存于囊泡中。当神经冲动到达神经末梢时，通过胞裂外排的方式释放入突触间隙。③消除：释放到突触间隙的 NA 75%～90% 被突触前膜上的胺泵重新摄取，大部分贮存于囊泡中，以供再次释放。部分未进入囊泡的 NA 可被单胺氧化酶（MAO）及儿茶酚氧位甲基转移酶（COMT）破坏。

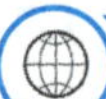

知识链接

神经递质的分类

神经递质在突触传递中是担当“信使”的特定化学物质，简称递质。随着神经生物学的发展，陆续在神经系统中发现了大量神经活性物质。

重要的神经递质有：①乙酰胆碱，最早被鉴定的递质；②儿茶酚胺，包括去甲肾上腺素、肾上腺素和多巴胺；③ 5- 羟色胺；④氨基酸递质，被确定为递质的有谷氨酸、γ- 氨基丁酸和甘氨酸；⑤多肽类神经活性物质，如脑内具有吗啡样活性的多肽，称为阿片样肽。

三、传出神经系统的受体及其效应

传出神经系统的受体根据能与其选择性结合的递质来命名。能与乙酰胆碱结合的受体称为胆碱受体；能与去甲肾上腺素或肾上腺素结合的受体称为肾上腺素受体。

（一）传出神经系统的受体

1. 胆碱受体

（1）毒蕈碱型胆碱受体（muscarinic receptor，M 受体）：M 受体可分为 5 种亚型，即 M_1、M_2、M_3、M_4 和 M_5 亚型。主要分布于胆碱能神经节后纤维所支配的效应器，如心脏、血管、支气管平滑肌、胃肠平滑肌、瞳孔括约肌和各种腺体。

（2）烟碱型胆碱受体（nicotinic receptor，N 受体）：N 受体又分为 $N_1(N_N)$ 和 $N_2(N_M)$ 受体。$N_1(N_N)$ 受体主要分布于交感神经节、副交感神经节和肾上腺髓质；$N_2(N_M)$ 受体主要分布于骨骼肌。

2. 肾上腺素受体

（1）α 肾上腺素受体：α 受体分为 α_1 和 α_2 两种亚型。α_1 受体主要存在于突触后膜，如皮肤、黏膜、内脏血管、虹膜辐射肌及腺体等处；α_2 受体主要存在于突触前膜上。

（2）β 肾上腺素受体：β 受体分为 β_1、β_2、β_3 受体。β_1 受体主要存在于心脏、肾小球旁细胞；β_2 受体主要存在于平滑肌（支气管、血管、胃肠道、尿道）、骨骼肌、肝脏等处，去甲肾上腺素能神经突触前膜上亦有 β_2 受体；β_3 受体主要分布于脂肪细胞上。

（二）传出神经受体的生理效应

1. 胆碱受体的生理效应

（1）M 样作用：M 受体激动时主要表现为心脏抑制、血管扩张、内脏平滑肌收缩、腺体分泌增加、瞳孔缩小等。

（2）N 样作用：$N_1(N_N)$ 受体激动时表现为自主神经节兴奋及肾上腺髓质分泌；$N_2(N_M)$ 受体激动时表现为骨骼肌收缩。

2. 肾上腺素受体的生理效应

（1）α 型作用：α_1 受体激动时主要表现为皮肤、黏膜及内脏的血管收缩，瞳孔扩大，膀胱括约肌收缩；α_2 受体激动时可反馈性抑制突触前膜去甲肾上腺素的释放。

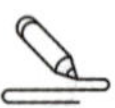

（2）β 型作用：β_1 受体激动时表现为心脏兴奋；β_2 受体激动时表现为骨骼肌及冠脉血管扩张、支气管平滑肌松弛、糖原分解等效应，激动突触前膜 β_2 受体可促进 NA 释放；β_3 受体激动可引起脂肪分解。

机体多数器官受胆碱能神经和去甲肾上腺素能神经的双重支配，它们的作用效果是相互对立的，但在中枢神经系统的调节下又是统一的。一般来说，心脏和血管以去甲肾上腺素能神经支配为主，胃肠道和膀胱平滑肌等以胆碱能神经支配为主。当两类神经同时兴奋或抑制时，一般表现为优势支配的神经引起的效应增强或减弱（表 2-1）。

表 2-1　传出神经的受体类型、分布和效应

效应器		胆碱能神经兴奋		去甲肾上腺素能神经兴奋	
		受体	效应	受体	效应
心脏					
	窦房结	M	**心率减慢**	β_1	心率加快
	传导系统	M	**传导减慢**	β_1	传导加快
	心肌	M	收缩性减弱	β_1	**收缩性加强**
血管					
	皮肤、内脏			α	**收缩**
	骨骼肌	M	舒张	α、β_2	收缩、**舒张**
	冠状动脉	M	舒张	β_2	**舒张**
平滑肌					
	支气管	M	收缩	β_2	舒张
	胃肠道	M	**收缩**	α、β_2	舒张
	胃肠及膀胱括约肌	M	舒张	α	收缩
	膀胱逼尿肌	M	收缩	β_2	舒张
	胆囊及胆道	M	收缩	β_2	舒张
眼睛					
	瞳孔括约肌	M	收缩		
	虹膜辐射肌			α	收缩
	睫状肌	M	收缩	β_2	舒张
腺体					
	汗腺	M	分泌增加	α_1	手脚心分泌
	唾液腺	M	分泌增加	α_1	分泌
	胃肠及呼吸道	M	分泌增加		
代谢					
	脂肪组织			β_3	脂肪分解
	肝			β_2、α	肝糖原分解与异生
	肌肉			β_2	肌糖原分解
自主神经节		N_1	兴奋		
肾上腺髓质		N_1	分泌		
骨骼肌		N_2	收缩		

注：黑体字表示占优势

第二节 传出神经系统药物的作用方式与分类

一、传出神经系统药物的作用方式

（一）直接作用于受体

许多传出神经系统药物能直接与胆碱受体或肾上腺素受体结合。结合后，如果产生与递质相似的作用，称为激动药或拟似药；如果结合后不产生或较少产生拟似递质的作用，并能妨碍递质与受体的结合，从而产生与递质相反的作用，称为阻断药或拮抗药。

（二）影响递质

1. 影响递质的释放 某些药物通过促进递质的释放而发挥递质样作用。如麻黄碱和间羟胺可促进NA的释放而发挥拟肾上腺素作用。

2. 影响递质的转运和贮存 有些药物可干扰递质NA的再摄取，如利血平为典型的囊泡摄取抑制剂，从而影响NA贮存于囊泡。

3. 影响递质的消除 ACh的体内灭活主要是被乙酰胆碱酯酶水解，所以胆碱酯酶抑制药可阻碍体内ACh水解，造成体内ACh堆积，从而产生拟胆碱作用。

二、传出神经系统药物的分类

传出神经系统药物可按其作用性质和对不同类型受体的选择性进行分类（表2-2）。

表2-2 传出神经系统药物分类

拟似药	拮抗药
（一）胆碱受体激动药	（一）胆碱受体阻断药
1. M、N受体激动药（卡巴胆碱）	1. M受体阻断药
2. M受体激动药（毛果芸香碱）	（1）非选择性M受体阻断药（阿托品）
3. N受体激动药（烟碱）	（2）M_1受体阻断药（哌仑西平）
	（3）M_2受体阻断药（戈拉碘铵）
	（4）M_3受体阻断药（hexahydrosiladifenidol）
	2. N受体阻断药
	（1）$N_1(N_N)$受体阻断药（美卡拉明）
	（2）$N_2(N_M)$受体阻断药（筒箭毒碱）
（二）抗胆碱酯酶药（新斯的明）	（二）胆碱酯酶复活药（氯解磷定）
（三）肾上腺素受体激动药	（三）肾上腺素受体阻断药
1. α、β受体激动药（肾上腺素）	1. α、β受体阻断药（拉贝洛尔）
2. α受体激动药	2. α受体阻断药
（1）α_1、α_2受体激动药（去甲肾上腺素）	（1）α_1、α_2受体阻断药（酚妥拉明）
（2）α_1受体激动药（去氧肾上腺素）	（2）α_1受体阻断药（哌唑嗪）
（3）α_2受体激动药（可乐定）	（3）α_2受体阻断药（育亨宾）

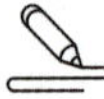

续表

拟似药	拮抗药
3. β 受体激动药	3. β 受体阻断药
(1) β_1、β_2 受体激动药(异丙肾上腺素)	(1) β_1、β_2 受体阻断药(普萘洛尔)
(2) β_1 受体激动药(多巴酚丁胺)	(2) β_1 受体阻断药(阿替洛尔)
(3) β_2 受体激动药(沙丁胺醇)	

（张　瑞）

复习思考题

1. 何谓 M 样作用？
2. α 受体和 β 受体激动时会产生哪些效应？
3. 传出神经系统药物的作用方式有哪些？
4. 传出神经系统药物按作用性质可分为哪几种类型？

扫一扫，测一测

第三章　胆碱受体激动药与作用于胆碱酯酶的药

学习目标

1. 掌握毛果芸香碱、新斯的明、氯解磷定的药理作用、临床应用、不良反应及用药监护。
2. 熟悉有机磷酸酯类中毒的机制、中毒表现、抢救原则和措施。
3. 熟悉胆碱受体激动药的分类和作用机制。
4. 了解吡斯的明、加兰他敏、毒扁豆碱的作用特点。

胆碱受体激动药亦称为拟胆碱药，可激动胆碱受体，产生与 ACh 类似的作用。胆碱酯酶抑制药亦称为抗胆碱酯酶药，可抑制 ACh 的水解，从而增强其作用；而胆碱酯酶复活药可使被抑制的胆碱酯酶活性恢复，主要用于有机磷农药中毒的解救。

第一节　胆碱受体激动药

毛果芸香碱（pilocarpine，匹鲁卡品）

毛果芸香碱是从毛果芸香属植物中提取的生物碱，其水溶液性质稳定，现已能人工合成。

【药理作用】能直接激动 M 胆碱受体，产生 M 样作用，对眼和腺体作用较明显。

1. 对眼的作用　滴眼后有引起缩瞳、降低眼内压和调节痉挛等作用（图 3-1）。

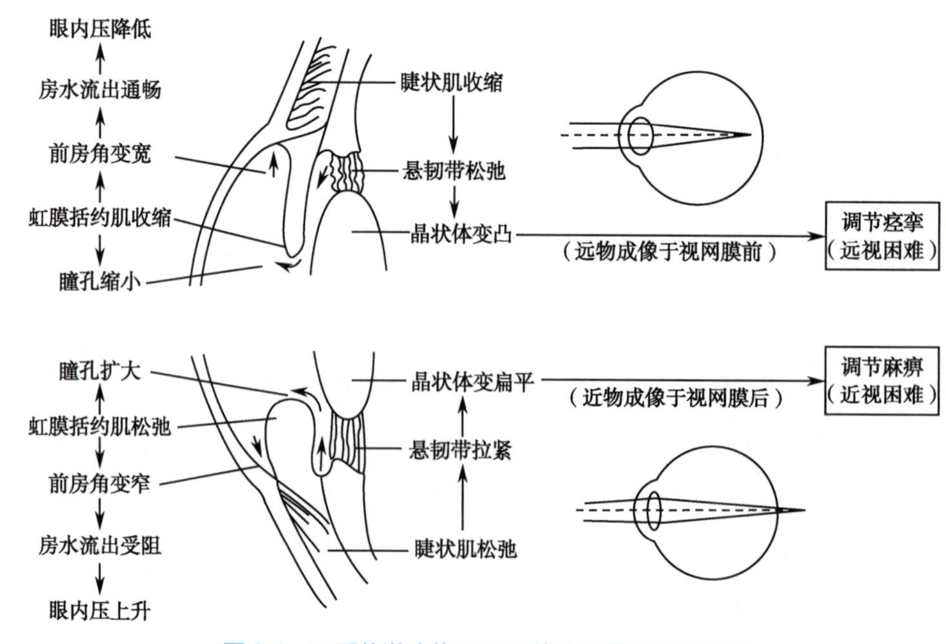

图 3-1　M 受体激动药和 M 受体阻断药对眼的作用

上：胆碱受体激动药的作用　下：胆碱受体阻断药的作用

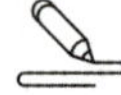

（1）缩瞳：虹膜内有两种平滑肌，一种是瞳孔括约肌，受胆碱能神经支配，分布有M受体，兴奋时环状的瞳孔括约肌向中心收缩，瞳孔缩小；另一种是瞳孔开大肌，受去甲肾上腺素能神经支配，分布有α受体，兴奋时辐射状的瞳孔开大肌向外周收缩，使瞳孔扩大。毛果芸香碱可激动瞳孔括约肌的M胆碱受体，表现为瞳孔缩小。局部用药后作用可持续数小时至1天。

（2）降低眼内压：房水是从睫状体上皮细胞分泌及血管渗出而产生的，经瞳孔流入前房，到达前房角间隙，主要经小梁网流入巩膜静脉窦，最后进入血液循环。毛果芸香碱可通过缩瞳作用使虹膜向中心拉紧，虹膜根部变薄，从而使前房角间隙扩大，房水易于通过小梁网及巩膜静脉窦而进入血液循环，使眼内压下降。

（3）调节痉挛：毛果芸香碱激动睫状肌的M受体，使睫状肌向瞳孔中心方向收缩，使悬韧带放松，晶状体变凸，屈光度增加，视近物清楚，视远物模糊。这种作用称为调节痉挛。

2. 其他作用　皮下注射较大剂量（10～15mg）的毛果芸香碱，可产生腺体分泌增加及平滑肌兴奋等作用，以汗腺和唾液腺分泌增加最明显，但临床应用价值不大。

【临床应用】

1. 治疗青光眼　治疗闭角型青光眼效果好，对开角型青光眼的早期也有一定疗效。用1%～2%毛果芸香碱溶液滴眼后，患者数分钟内眼内压迅速降低，青光眼症状得以缓解或消除，并可持续4～8小时之久，其调节痉挛作用可在2小时左右消失。

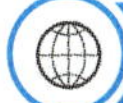

知识链接

青　光　眼

青光眼是指眼内压间断或持续升高的一种眼病。眼压增高可以导致视功能损害，眼压增高持续时间愈久，视功能损害愈严重。青光眼分为闭角型和开角型青光眼两种类型，闭角型青光眼分为急性、慢性病程，主要由充血引起前房角间隙狭窄，房水回流不畅，致使眼内压升高导致；开角型青光眼多为慢性病程，系由于小梁网及巩膜静脉窦变性或硬化，阻碍了房水回流，引起眼内压升高。

青光眼是我国主要致盲原因之一，而且青光眼引起的视功能损伤是不可逆的，后果极为严重。一般来说青光眼是不能预防的，但早期发现、合理治疗，绝大多数患者可终生保持一定视功能。

2. 治疗虹膜睫状体炎　与扩瞳药交替应用，可防止虹膜与晶状体粘连。

3. 解救M受体阻断药中毒　阿托品等药物中毒时，可皮下注射以缓解中毒症状。

【不良反应及用药监护】

1. 过量时可出现M受体兴奋症状　治疗量时几乎无不良反应，过量或吸收过多可出现M受体过度兴奋症状，如流涎、出汗、呕吐等，可用阿托品对症处理。

2. 用药前应做好心理护理　用药期间因其调节痉挛作用会发生视远物模糊现象，应事先告知患者不必惊慌。

3. 教会患者正确点眼药方法　滴眼时应压迫内眦，避免药物吸收引起全身反应。

第二节　胆碱酯酶抑制药

胆碱酯酶抑制药与AChE结合，抑制其活性，导致胆碱能神经末梢释放的ACh大量堆积，产生M样和N样作用。胆碱酯酶抑制药分为易逆性胆碱酯酶抑制药和难逆性胆碱酯酶抑制药。

前者与 AChE 结合较不稳定，被抑制的酶易于复活，如新斯的明等；后者主要为有机磷酸酯类，具毒理学意义。

一、易逆性胆碱酯酶抑制药

新斯的明（neostigmine）

新斯的明口服后吸收少而不规则，故口服剂量明显大于注射量。不易透过血脑屏障，无明显的中枢作用。

【药理作用】能可逆地抑制 AChE 活性，使 ACh 浓度升高，呈现 M 样和 N 样作用。对骨骼肌的兴奋作用最强，因为药物除通过抑制 AChE 而发挥作用外，还能直接激动骨骼肌运动终板上的 N_2 胆碱受体以及促进运动神经末梢释放 ACh；对胃肠道和膀胱平滑肌有较强的兴奋作用；对腺体、眼、心血管及支气管平滑肌的作用弱。

【临床应用】

1. 治疗重症肌无力 重症肌无力是一种神经肌肉接头传递功能减退的自身免疫性疾病，主要表现为骨骼肌进行性无力，如眼睑下垂、肢体无力、咀嚼和吞咽困难，严重时可出现呼吸困难。新斯的明是重症肌无力改善症状的首选药，一般采用口服给药，严重和紧急情况也可皮下或肌内注射给药。

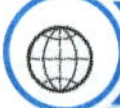

知识链接

重症肌无力

重症肌无力是一种由神经-肌肉接头处传递功能障碍所引起的自身免疫性疾病。其临床主要表现为部分或全身骨骼肌无力和易疲劳，活动后加重、休息后减轻、呈晨轻暮重的特点。患病率为（77～150）/100 万。女性患病率大于男性，约 3∶2，各年龄段均有发病，儿童 1～5 岁居多。重症肌无力的发病原因尚不明确，可能与运动神经末梢突触后膜上的 N_2 受体数目减少有关。通过近 30 年对重症肌无力的不断研究探索，在临床治疗上也得到了进一步的完善，小部分患者经治疗后可完全缓解，大部分患者可通过药物维持身体功能、改善症状。

2. 缓解腹胀和尿潴留 能兴奋胃肠道平滑肌及膀胱逼尿肌，促进排气和排尿，适用于手术后腹胀和尿潴留。

3. 纠正阵发性室上性心动过速 在压迫眼球或颈动脉窦等兴奋迷走神经措施无效时，可用新斯的明减慢心室频率。

4. 解救肌松药中毒 可用于筒箭毒碱等非除极化型骨骼肌松弛药过量时的解救。

【不良反应及用药监护】

1. 治疗量时不良反应较少，可引起恶心、呕吐、腹痛、腹泻、心动过缓等。口服新斯的明出现严重不良反应时，可洗胃，同时须注意维持呼吸通畅；也可静脉注射或肌内注射阿托品对抗 M 样作用。因阿托品不能对抗 N 样作用，须加用小剂量竞争性神经肌肉阻断药如泮库溴铵。

2. 过量时可导致胆碱能危象，表现为肌无力加重，大汗、大小便失禁、瞳孔缩小和心律失常等。

3. 用于治疗重症肌无力时，要注意鉴别胆碱能危象与疾病本身肌无力时的症状。用药后肌无力症状可缓解，若肌无力不缓解，反而加重，可能会出现胆碱能危象，应及时处理。

4. 禁用于机械性肠梗阻、尿路梗阻、支气管哮喘、低血压、心绞痛、近期心肌梗死、癫痫及对本药过敏患者。

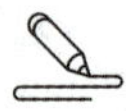

溴吡斯的明(pyridostigmine)

溴吡斯的明作用较新斯的明稍弱，起效缓慢，维持时间较长。由于其口服吸收较差，故用药剂量较大。主要用于治疗重症肌无力，因肌力改善作用维持较久，故适宜于夜间用药。亦可用于治疗麻痹性肠梗阻和术后尿潴留。不良反应与新斯的明相似。

毒扁豆碱(physostigmine，依色林)

毒扁豆碱水溶液性质不稳定，滴眼剂应以 pH4～5 的缓冲液配制并保存在棕色瓶内，否则易氧化成红色，疗效减弱，且刺激性增大。该药吸收后毒性大，中枢作用明显，小剂量兴奋，大剂量抑制，现主要局部用于治疗青光眼，能缩小瞳孔，降低眼内压，收缩睫状肌而引起调节痉挛等。用于闭角型青光眼的短时紧急治疗和开角型青光眼的长期治疗。由于收缩睫状肌的作用较强而持久，可引起头痛。滴眼时应压迫内眦，避免药液流入鼻腔后吸收，引起中毒。

加兰他敏(galanthamine)

加兰他敏作用与新斯的明类似，体外抗胆碱酯酶效价约为毒扁豆碱的 1/10。可用于重症肌无力、脊髓灰质炎后遗症等的治疗，也可用于解救竞争性神经肌肉阻滞药过量中毒。

二、难逆性胆碱酯酶抑制药

有机磷酸酯类可与 AChE 呈难逆性结合而产生毒性作用。其主要作为农业和环境卫生杀虫剂，如敌百虫、乐果、马拉硫磷、敌敌畏、内吸磷和对硫磷等。有些用作战争毒气，如沙林、梭曼和塔崩等。职业性中毒最常见途径为经皮肤或呼吸道吸入，非职业性中毒则大多由口摄入。

【中毒机制】有机磷酸酯类的作用机制与易逆性 AChE 抑制药相似，只是与 AChE 的结合更为牢固，生成难以水解的磷酰化胆碱酯酶，使 AChE 失去水解 ACh 的能力，造成 ACh 在体内大量积聚，引起一系列中毒症状。若不及时抢救，胆碱酯酶在几分钟或几小时内即可“老化”。此时使用胆碱酯酶复活药也难以恢复酶的活性，必须等待新生的 AChE 出现，才有水解 ACh 的能力，这一过程需 15～30 天。故一旦中毒，必须迅速抢救，而且要持续进行。

【中毒表现】轻度中毒以 M 样症状为主；中度中毒可出现 M、N 样症状；重度中毒除 M、N 样症状加剧外，还出现中枢神经系统症状(表 3-1)。中毒死亡的主要原因为呼吸衰竭及继发性心血管功能障碍。

表 3-1　有机磷酸酯类急性中毒的临床表现

作用	中毒表现
M 样症状	
促进腺体分泌	大汗淋漓、流涎、口腔及鼻腔有泡沫样分泌物
兴奋虹膜括约肌	瞳孔针尖样缩小，视物模糊
兴奋平滑肌	
呼吸道	支气管痉挛、呼吸困难、严重者肺水肿
胃肠道	恶心、呕吐、腹痛、大便失禁
膀胱	小便失禁
心脏抑制	心肌收缩力减弱、心率减慢
血管扩张	血压下降

续表

作用	中毒表现
N样症状	
N_1受体	血压升高
N_2受体	肌束颤动、肌力减退、肌痉挛、呼吸麻痹
中枢神经系统症状	
先兴奋后抑制	兴奋、不安、谵妄、抽搐、昏迷和呼吸抑制、循环衰竭

【中毒解救】

1. 清除毒物 将患者移出有毒场所，去除污染的衣物。对经皮肤吸收中毒者，应用温水或肥皂水清洗染毒皮肤；对经口中毒者，应先抽出胃液和毒物，并用2%碳酸氢钠溶液或生理盐水反复洗胃，直至洗出液不再有农药的特殊气味为止，然后给予硫酸镁导泻。敌百虫口服中毒时，不能用碱性溶液洗胃，因其在碱性溶液中可变成毒性更强的敌敌畏。眼部染毒时，可用2%碳酸氢钠溶液或生理盐水冲洗数分钟。

2. 尽早使用特效解毒药

（1）阿托品：为治疗急性有机磷酸酯类中毒的特异性、高效能解毒药物。能迅速解除有机磷酸酯类中毒的M样症状和部分中枢神经系统症状，改善呼吸中枢抑制。应尽量早期给药，并根据中毒情况采用较大剂量。开始时可用阿托品2～4mg静脉注射，亦可肌内注射。如无效，可每隔5～10分钟注射2mg，直至M胆碱受体兴奋症状消失或出现阿托品轻度中毒症状，即“阿托品化”，其指征为：散瞳、颜面潮红、腺体分泌减少、皮肤干燥、肺部湿性啰音显著减少或消失、有轻度躁动不安等。对中度或重度中毒患者，必须采用阿托品与AChE复活药联合应用的治疗措施。

（2）胆碱酯酶复活药：详见本章第三节。

3. 对症支持治疗 采取吸氧、人工呼吸、补液等措施，以减轻中毒症状。

第三节 胆碱酯酶复活药

氯解磷定（pralidoxime chloride，PAM-CL）

氯解磷定水溶性高，性质较稳定，给药方便，可肌内注射或静脉给药，且不良反应较小，特别适用于农村、基层医疗卫生机构，临床较为常用。

【药理作用】氯解磷定可与磷酰化胆碱酯酶结合成复合物，生成无毒的磷酰化氯解磷定并可随尿排出，使AChE游离出来，恢复其水解ACh的活性。此外，氯解磷定也能与体内游离的有机磷酸酯类结合，生成磷酰化氯解磷定，从而阻止游离的有机磷酸酯类继续抑制AChE。

【临床应用】能明显减轻N样症状，对骨骼肌痉挛的抑制作用明显，可迅速抑制肌束颤动；对中枢神经症状也有一定的改善作用，但由于氯解磷定不能直接对抗体内积聚的ACh的作用，对M样症状影响较小，故应与阿托品合用，以便及时控制症状。

【不良反应及用药监护】

1. 治疗量时毒性不大。但静脉注射过快和剂量超过2g时，可产生轻度乏力、视力模糊、眩晕，有时出现恶心、呕吐和心动过速等。

2. 氯解磷定在碱性溶液中易生成有毒的氰化物，应避免与碱性药物（如氨茶碱、吗啡、琥珀胆碱或吩噻嗪类药物）配伍。老年人应适当减少用量和减慢静脉注射速度。

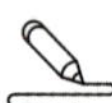

3. 给药原则　尽早、足量、反复给药。用药过程中要随时测定血胆碱酯酶活性。

碘解磷定(pralidoxime iodide，PAM)

碘解磷定的药理作用和临床应用与氯解磷定相似。药物水溶性较低，性质不稳定，久置可释放出碘，可引起口苦、咽痛和其他碘反应，不良反应较氯解磷定多，且只能静脉注射，目前已少用。

案例分析

患者，女，23岁，于20分钟前自服乐果(具体药量不详)急诊送入院。查体：T：36.7℃，P：121次/min，R：21次/min，BP：106/71mmHg，神志清楚，双侧瞳孔等大等圆D=3.6mm，对光反射灵敏，无明显呕吐、腹痛、腹泻、抽搐现象。辅助检查：血CHE 3 952U/L(参考值：4 300～11 500U/L)，入院后立即行自动洗胃机彻底洗胃，并立即以阿托品5mg，每小时1次，静脉注射，迅速达到阿托品化。4天后患者逐渐出现浅昏迷，双侧瞳孔等大等圆D=6.0mm，对光反射消失，辅助检查血CHE降至1 363U/L。讨论：

1. “阿托品化”指征有哪些？
2. 患者出现浅昏迷等症状，可认为是哪种程度的有机磷酸酯类中毒？应该用哪些药解救？说明用药理由。

附　常用制剂及其用法

硝酸毛果芸香碱　滴眼液或眼膏：1%～2%。滴眼次数按需要而定。

溴化新斯的明　片剂：15mg。口服，15mg/次，45mg/d；极量：30mg/次，100mg/d。

甲基硫酸新斯的明　注射剂：0.5mg/1ml、1mg/2ml。皮下或肌内注射，0.25～1.0mg/次，1～3次/d，极量：1mg/次，5mg/d。

溴吡斯的明　片剂：60mg。口服，60mg/次，3次/d，极量：120mg/次，360mg/d。

水杨酸毒扁豆碱　滴眼液或眼膏：0.25%，每4小时1次。

氢溴酸加兰他敏　片剂：5mg。口服，10mg/次，3次/d。注射剂：1mg/1ml、2.5mg/1ml、5mg/1ml。皮下或肌内注射，2.5～10mg/次，1次/d。

氯解磷定　注射剂：0.25g/2ml、0.5g/2ml。肌内注射，解救轻度中毒：0.75～1g/次，必要时2～4小时重复1次。肌内注射或静脉给药，解救中度中毒：0.75～1g/次，静脉注射时应用生理盐水20～40ml，稀释后缓慢注射，每2～4小时重复给药0.5g。解救重度中毒：首次静脉注射1～1.5g，再以1～2g溶于生理盐水500ml，以0.25～0.5g/h速度缓慢滴注；或首次给药后，间隔1～2小时重复静脉注射0.5g，病情好转后适当减量。总量不得超过8g/d。

（张　瑞）

? 复习思考题

1. 毛果芸香碱对眼的作用有哪些？可用于哪些眼疾？应如何指导患者滴眼？
2. 应用新斯的明时禁忌证有哪些？
3. 有机磷农药中毒的表现包括哪些方面？可用何药解救？为什么？

扫一扫，测一测

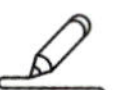

第四章　胆碱受体阻断药

学习目标

1. 掌握阿托品的药理作用、临床应用、不良反应及用药监护。
2. 熟悉胆碱受体阻断药的分类和作用机制；山莨菪碱、东莨菪碱的作用特点及应用。
3. 了解后马托品、托吡卡胺、普鲁本辛、琥珀胆碱、筒箭毒碱的作用特点。

胆碱受体阻断药是一类能与胆碱受体结合，但无内在活性，从而阻碍 ACh 或胆碱受体激动药对胆碱受体的激动作用，发挥抗胆碱作用的药物，又称为抗胆碱药。按其对受体选择性不同，可分为 M 胆碱受体阻断药和 N 胆碱受体阻断药。

第一节　M 胆碱受体阻断药

一、阿托品类生物碱

阿托品(atropine)

阿托品是从茄科植物颠茄、曼陀罗、洋金花、莨菪等提取出的生物碱，现已能人工合成。

【药理作用】能竞争性拮抗 ACh 或胆碱受体激动药对 M 胆碱受体的激动作用。

1. 抑制腺体分泌　唾液腺和汗腺最敏感，治疗量（0.5mg）的阿托品可引起口干和皮肤干燥，泪腺和呼吸道腺体分泌也大为减少，随着剂量增大，作用增强，对汗腺的分泌抑制可使体温升高。较大剂量可减少胃液分泌，但对胃酸浓度影响较少。对胰腺液、肠液分泌基本无作用。

2. 松弛内脏平滑肌　能松弛多种内脏平滑肌，对痉挛状态的内脏平滑肌作用较显著。可缓解胃肠绞痛；对膀胱逼尿肌也有解痉作用；但对胆管、输尿管和支气管的解痉作用较弱。

3. 对眼的作用　阻断 M 胆碱受体，使瞳孔括约肌和睫状肌松弛，出现扩瞳、眼内压升高和调节麻痹作用（图 3-1）。这些作用在局部滴眼和全身给药时，都可出现。

（1）扩瞳：阿托品能阻断瞳孔括约肌上的 M 受体，使括约肌松弛，而瞳孔开大肌不受 M 受体支配，仍保持原有张力，导致瞳孔扩大。

（2）眼内压升高：由于瞳孔扩大，使虹膜退向四周边缘，导致前房角间隙变窄，阻碍房水回流进入巩膜静脉窦，造成眼内压升高。

（3）调节麻痹：阻断睫状肌上 M 受体，使睫状肌松弛，悬韧带拉紧，使晶状体变为扁平，其屈光度降低，只适于看远物，而不能将近物清晰地成像于视网膜上，导致视近物模糊不清，这一作用称为调节麻痹。

4. 对心脏的作用

（1）心率：治疗量（0.4～0.6mg）可使部分患者心率暂时性轻度减慢；较大剂量（1～2mg）则

解除迷走神经对心脏的抑制作用，使心率加快，对迷走神经张力高的青壮年作用更为显著，对婴幼儿、老年人和运动状态影响较小。

（2）房室传导：能拮抗迷走神经过度兴奋所致的传导阻滞和心律失常。

5. 扩张血管　大剂量有解除小血管痉挛的作用，尤其以皮肤血管扩张为显著。扩血管作用的机制未明，但与药物阻断M受体作用无关，可能是机体对阿托品所引起的体温升高的代偿性散热反应，也可能是阿托品的直接扩张血管作用。

6. 兴奋中枢神经系统　治疗量对中枢神经系统作用不明显，较大剂量（1～2mg）兴奋延髓和大脑皮质，使迷走神经轻度兴奋，5mg时兴奋作用加强，出现焦虑不安、多言、谵妄等，中毒剂量（10mg以上）常致幻觉、定向障碍、运动失调和惊厥等，也可由兴奋转入抑制，出现昏迷及呼吸麻痹，最后死于呼吸和循环衰竭。

【临床应用】

1. 解除平滑肌痉挛　适用于各种内脏绞痛，对胃肠绞痛及膀胱刺激症状疗效较好。对胆绞痛及肾绞痛的疗效较差，常须与阿片类镇痛药合用。

2. 抑制腺体分泌　用于全身麻醉前给药，以减少呼吸道腺体及唾液腺分泌，防止分泌物阻塞呼吸道及吸入性肺炎的发生。也可用于严重的盗汗和流涎症。

3. 眼科应用

（1）虹膜睫状体炎：0.5%～1%阿托品溶液滴眼，松弛瞳孔括约肌和睫状肌，使之充分休息，有利于炎症的消退；还可和缩瞳药交替使用，预防虹膜与晶状体的粘连。

（2）验光配镜、检查眼底：阿托品溶液滴眼可使睫状肌的调节功能充分麻痹，晶状体固定，从而检验出准确的屈光度。其扩瞳作用可维持1～2周，调节麻痹也可维持2～3天，视力恢复较慢，现临床已少用，常以作用持续时间较短的后马托品或托吡卡胺代替。但儿童验光时，仍须用阿托品发挥充分的调节麻痹作用。

4. 治疗缓慢型心律失常　临床上常用阿托品治疗迷走神经过度兴奋所致的窦性心动过缓、窦房传导阻滞、房室传导阻滞等缓慢型心律失常。

5. 抗休克　大剂量阿托品可解除血管痉挛，舒张外周血管，改善微循环。可用于暴发型流行性脑脊髓膜炎、中毒性菌痢、中毒性肺炎等所致的感染性休克。若休克伴有心动过速或高热者，则不宜应用。

6. 解救有机磷酸酯类中毒　详见第三章。

【不良反应及用药监护】阿托品作用广泛，副作用多。随着剂量增大，不良反应逐渐加重，甚至出现明显中枢中毒症状。

1. 常见不良反应有口干、视力模糊、心率加快、瞳孔扩大及皮肤潮红等。随着剂量加大，不良反应加重，可出现不同程度中枢兴奋症状，严重中毒时，可由中枢兴奋转入抑制，产生昏迷和呼吸麻痹等。阿托品的最低致死量成人约为80～130mg，儿童约为10mg。婴幼儿对阿托品最为敏感。阿托品中毒的解救主要为对症治疗。值得注意的是，当解救有机磷酸酯类的中毒而用阿托品过量时，不能用新斯的明、毒扁豆碱等抗胆碱酯酶药，而只能用毛果芸香碱。中枢兴奋症状明显时，可用地西泮或短效巴比妥类。

2. 阿托品溶液滴眼时应按住眼内眦，以免流入鼻腔吸收中毒。

3. 口服宜在饭前30分钟用药。静脉注射给药宜缓慢，以<1mg/min的速度推注为宜。

4. 用药后，因排汗减少，夏季应避免中暑。

5. 青光眼、前列腺肥大及高热者禁用。慎用于脑损害、心肌梗死、心动过速、甲状腺功能亢进、老年患者、儿童、反流性食管炎等。

案例分析

患儿，女，50天，因"反复呕吐、溢乳33天"到某县级医院儿科门诊就诊，初步诊断为"呕吐待查：幽门痉挛症"。医生将阿托品1支（0.5mg/1ml）与生理盐水10ml配成混合液11ml，叮嘱家属在每次喂奶前10分钟给患儿喂服1滴混合液。家属未听明白，当日下午连续给患儿喂服混合液，即将喂完时，发现患儿体温突然升高、颜面发红，并出现烦躁不安、抽搐，立即到医院就诊。医生发现婴儿全身皮肤明显变红、瞳孔散大、口唇干燥、无分泌物。讨论：

1. 患儿喂服混合液后出现的症状是什么原因？
2. 应如何进行阿托品不良反应的用药监护？

山莨菪碱（anisodamine，654）

山莨菪碱是我国学者1965年4月从茄科植物唐古特莨菪中提出的生物碱，其人工合成品为654-2。山莨菪碱的解除平滑肌痉挛和抑制心血管的作用与阿托品相似而稍弱；其抑制唾液分泌和扩瞳作用仅为阿托品的1/20～1/10。不易穿透血脑屏障，中枢兴奋作用很弱。主要用于感染性休克，以解除血管痉挛，改善微循环，也用于缓解内脏平滑肌绞痛。毒性较阿托品低。

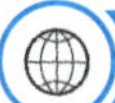

知识链接

感染性休克

严重感染特别是革兰氏阴性菌感染常可引起感染性休克。感染性休克亦称脓毒性休克，是指由微生物及其毒素等产物所引起的脓毒病综合征伴休克。感染灶中的微生物及其毒素、胞壁产物等侵入血液循环，激活宿主的各种细胞和体液系统，产生细胞因子和内源性介质，作用于机体各种器官、系统，影响其灌注，导致组织细胞缺血缺氧、代谢紊乱、功能障碍，甚至多器官功能衰竭。

东莨菪碱（scopolamine）

东莨菪碱抑制腺体分泌作用较阿托品强。对中枢神经系统有较强的抑制作用，但对呼吸中枢有明显的兴奋作用。临床主要用于，①麻醉前给药：因药物不但能抑制腺体分泌，而且具有中枢抑制作用，故优于阿托品。②防晕止吐：具有抗晕动病作用，可与苯海拉明合用以增加疗效，预防性给药效果好；也用于妊娠呕吐及放射病呕吐。③治疗帕金森病：可改善患者的流涎、震颤和肌肉强直等症状。④全身麻醉：我国中药麻醉的主药洋金花，主要成分即为东莨菪碱，故亦可用东莨菪碱代替洋金花进行中药麻醉。不良反应及禁忌证同阿托品。

二、阿托品的合成代用品

由于阿托品对眼的作用太持久，临床应用时副作用较多，针对这些缺点，通过改变其化学结构，合成了不少代用品，主要有两类，即扩瞳药和解痉药。

（一）合成扩瞳药

后马托品（homatropine）

后马托品的扩瞳作用与调节麻痹作用都较阿托品出现快，维持时间短，适用于一般检查眼底

及验光配镜。其调节麻痹作用高峰出现较快，但不如阿托品完全，特别是对于儿童。故儿童验光时，仍用阿托品。

托吡卡胺(tropicamide)

托吡卡胺的扩瞳作用与调节麻痹作用起效快而持续时间较短，约维持6小时。为眼底检查和屈光检查首选药。

(二)合成解痉药

溴丙胺太林(propantheline bromide，普鲁本辛)

溴丙胺太林是一种临床常用的合成解痉药，口服吸收不完全，食物可妨碍其吸收，宜在饭前0.5～1小时服用，作用时间约为6小时。本药注射给药时对胃肠道平滑肌的解痉作用较强，治疗量即可明显抑制胃肠平滑肌，并能不同程度地减少胃液分泌。可用于胃、十二指肠溃疡、胃肠痉挛和泌尿道痉挛。也可用于遗尿症及妊娠呕吐。不良反应类似于阿托品。

人工合成的解痉药品种众多，用于胃肠解痉的还有贝那替嗪(benactyzine)、奥芬溴铵(oxyphenonium bromide)、格隆溴铵(glycopyrronium bromide)、羟苄利明(oxyphencyclimine)等；异丙托溴铵(ipratropium bromide，异丙阿托品)等对支气管平滑肌的选择性强，可扩张支气管，主要用于支气管哮喘的治疗。

第二节　N胆碱受体阻断药

一、N_1胆碱受体阻断药

N_1(N_N)受体阻断药又称神经节阻断药，能选择性地与神经细胞上的N_1受体相结合，阻断神经冲动在神经节间的传递，导致交感、副交感神经节后所支配的效应器官受抑制。此类药物早年曾作为降压药用，但由于无选择地阻断交感和副交感神经节，作用广泛，副作用多，降压作用强、快、短暂，多次给药易产生耐受性等缺点，现只有美卡拉明(mecamylamine，美加明)和樟磺咪芬(trimetaphan camsilate)等用于手术麻醉时控制血压，其他药物已基本不用于抗高血压。

二、N_2胆碱受体阻断药

N_2(N_M)受体阻断药也称骨骼肌松弛药，简称肌松药，能阻断神经肌肉接头的N_2胆碱受体，妨碍神经冲动的传递，使骨骼肌松弛，便于在较浅的麻醉下进行外科手术。根据其作用方式的特点，可分为除极化型和非除极化型两类。

(一)除极化型肌松药

本类药物并非真正阻断N_2胆碱受体，而是与运动终板膜上的N_2受体相结合，产生与乙酰胆碱相似但较持久的除极化作用，使终板处于持续的不应状态，不能对ACh起反应，骨骼肌因而松弛。除极化型肌松药的特点是：①常先出现短时的肌束颤动；②连续用药可产生快速耐受性；③抗胆碱酯酶药，如新斯的明不仅不能拮抗这类药的肌松作用，反能加强之；④无神经节阻断作用。

琥珀胆碱(succinylcholine，司可林)

琥珀胆碱为目前临床唯一应用的除极化型肌松药。水溶液性质不稳定，遇热及碱性溶液易

失效。口服不易吸收。静脉注射后在血液中被血浆假性胆碱酯酶迅速水解，尿液中多数为代谢产物，仅有约2%原形物自肾脏排出。

【药理作用及临床应用】作用出现迅速而短暂，肌肉松弛通常从颈部肌肉开始，逐渐波及肩胛、腹部和四肢。对四肢和颈部肌肉的肌松作用最强，舌、咽、喉、面部肌肉次之，呼吸肌无力现象不明显。用药后2分钟肌松作用最明显，5分钟内作用消失。静脉注射用于气管内插管及气管镜、食管镜等内镜检查的短时操作。持续静脉滴注可使肌松作用持续较长时间，适用于较长时手术。

【不良反应及用药监护】

1. 过量致呼吸肌麻痹，用药时必须备有人工呼吸机。因可引起强烈的窒息感，故对清醒的患者禁用。

2. 可产生短暂肌束颤动。可引起部分患者肌梭损伤，出现肌肉酸痛，一般3～5天自愈。

3. 能使肌肉持久性除极化而释出钾离子，使血钾升高。烧伤、广泛性软组织损伤、肾衰竭和脑血管意外的患者，一般血钾已较高，故禁用。

4. 使眼外骨骼肌短暂地收缩，能升高眼内压，青光眼和白内障晶状体摘除术患者禁用。

5. 大剂量氨基糖苷类抗生素和多黏菌素，也有肌肉松弛作用，应避免与琥珀胆碱合用，以免导致呼吸麻痹。

（二）非除极化型肌松药

此类药物与运动神经终板膜上的N_2胆碱受体结合，能竞争性地阻断ACh的除极化作用，使骨骼肌松弛，故又称竞争型肌松药。

非除极化型肌松药的作用特点是：①与抗胆碱酯酶药之间有拮抗作用，故过量时可用适量的新斯的明解救；②兼有程度不等的神经节阻断作用，可使血压下降；③氨基糖苷类抗生素（如链霉素）能加强和延长此类药物的肌松作用。

最早应用于临床的筒箭毒碱（d-tubocurarine），是从南美洲的印第安人运用多种植物浸膏制成的箭毒中提出的生物碱，由于来源有限，并有一定缺点，现已少用。泮库溴铵（pancuronium）、维库溴铵（vecuronium）、阿曲库铵（atracurium）等是新型的、较安全的非除极化型肌松药，肌松作用较筒箭毒碱强，不阻断神经节N_1受体，不良反应也较少。在各类手术、气管插管术时已基本取代了筒箭毒碱，也可用于破伤风及惊厥时，以缓解肌肉痉挛。

附 常用制剂及其用法

硫酸阿托品 片剂：0.3mg。口服，0.3～0.6mg/次，3次/d。注射剂：0.5mg/ml、1mg/2ml、5mg/ml。肌内或静脉注射，0.5mg/次。滴眼液：0.5%，1%。眼膏：1%。极量：口服，1mg/次，3mg/d；皮下或静脉注射，2mg/次。

氢溴酸东莨菪碱 片剂：0.2mg。口服，0.2～0.3mg/次，3次/d。注射剂：0.3mg/ml、0.5mg/ml。皮下或肌内注射，0.2～0.5mg/次。极量：口服，0.6mg/次，2mg/d；注射0.5mg/次，1.5mg/d。

氢溴酸山莨菪碱 片剂：5mg、10mg。口服，5～10mg/次，3次/d。注射剂：5mg/ml、10mg/ml、20mg/ml。静脉注射或肌内注射，5～10mg/次，1～2次/d。

氢溴酸后马托品 滴眼液：1%～2%。滴眼，滴数按需要而定。

托吡卡胺 滴眼液：0.5%，1～2滴/次，如需产生调节麻痹作用，可用1%浓度，1～2滴/次，5分钟后重复1次。20～30分钟后可再给药1次。

溴丙胺太林 片剂：15mg。口服，15mg/次，3次/d。

氯化琥珀胆碱 注射剂：50mg/ml、100mg/2ml。静脉注射，每次1～2mg/kg。

泮库溴铵 注射剂：4mg/2ml。静脉注射，初始剂量为40～100μg/kg，可追加10～20μg/kg。

维库溴铵 注射剂：4mg/支。静脉注射，常用量为70～100μg/kg。

（尹龙武）

复习思考题

1. 简述阿托品的药理作用、临床应用、不良反应及用药监护。
2. 麻醉前给药为何常选用东莨菪碱？
3. N胆碱受体阻断药可分为哪些类别？每类各列举1～2个代表药物。

扫一扫，测一测

PPT课件

知识导览

第五章　肾上腺素受体激动药

学习目标

1. 掌握肾上腺素、去甲肾上腺素、异丙肾上腺素的药理作用、临床应用、不良反应及用药监护。

2. 熟悉麻黄碱、多巴胺、间羟胺的作用特点及其主要临床应用。

3. 了解去氧肾上腺素的作用特点。

肾上腺素受体激动药是一类与肾上腺素受体结合后可激动该受体，产生肾上腺素样作用的药物，又称拟肾上腺素药。它们都是胺类，化学结构和去甲肾上腺素、肾上腺素相似，药理作用与兴奋交感神经的效应相似，故又称为拟交感胺类药。肾上腺素受体激动药可分为三大类：①α，β受体激动药；②α受体激动药；③β受体激动药。

第一节　α、β受体激动药

肾上腺素（adrenaline）

肾上腺素由肾上腺髓质的嗜铬细胞合成并释放于血液循环中。药用制剂提取自家畜肾上腺，也可人工合成。口服被迅速破坏，不能起效。皮下注射因局部血管收缩，吸收较慢，约6～15分钟后起效，持续1小时左右。肌内注射吸收快而完全，作用维持10～30分钟。可透过胎盘，不易透过血脑屏障。

【药理作用】肾上腺素能激动α和β受体，产生较强的α型和β型作用。

1. 心脏　肾上腺素是强效的心脏兴奋药。可激动心肌、传导系统和窦房结的β_1受体，提高心肌兴奋性，使心肌收缩力加强、传导加速、心率加快、心排出量增加；可因激动β_2受体而扩张冠状血管，改善心肌血液供应，且作用迅速。但肾上腺素也有对心脏不利的方面：①提高心肌代谢，增加心肌耗氧量；②对正位起搏点和异位起搏点的作用均较强，大剂量或静脉注射过快时可引起心律失常，出现期前收缩，甚至心室纤颤。

2. 血管和血压　对小动脉及毛细血管前括约肌的作用强，对大动脉和静脉作用较弱。应用肾上腺素后，因皮肤、黏膜及内脏（尤以脾脏、肾脏）血管以α受体占优势，收缩显著；骨骼肌血管和冠状血管以β_2受体占优势，故呈舒张作用。肾上腺素的升压作用与用药剂量和途径有关。治疗量（0.5～1mg）皮下注射、小剂量或低浓度静脉滴注（$<10\mu g/min$）时，收缩压升高，舒张压不变或下降，此时身体各部位血液重新分配，更适合于紧急状态下机体能量供应的需要；较大剂量静脉注射时，α受体兴奋作用显著增强，收缩压和舒张压均升高，心排出量减少。此外，肾上腺素尚能作用于肾脏球旁器细胞中的β_1受体，促进肾素的分泌，使血压升高。

3. 支气管　能激动支气管平滑肌的β_2受体，发挥强大的支气管舒张作用。并能抑制肥大细

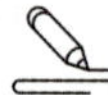

胞释放组胺等过敏性物质。同时，肾上腺素可激动支气管黏膜血管的 α 受体，使其收缩，降低毛细血管的通透性，有利于消除支气管黏膜水肿。

4. 其他　①可促进组织代谢：增加耗氧量，使肝糖原和肌糖原分解，降低外周组织对葡萄糖的摄取和利用，使血糖升高；促进脂肪分解，血中游离脂肪酸增加。②大剂量可产生中枢神经系统兴奋作用。

【临床应用】

1. 抢救心搏骤停　用于溺水、中枢抑制药中毒、麻醉和手术意外、急性传染病和严重传导阻滞等引起的心搏骤停。在进行心脏按压、人工呼吸和纠正酸中毒的同时应用肾上腺素静脉注射。电击意外引起的心搏骤停时可诱发心室纤颤，故应配合使用除颤器、起搏器，以及应用利多卡因等抗心律失常药。

知识链接

心搏骤停

心搏骤停是指心脏射血功能的突然终止，大动脉搏动与心音消失，重要器官（如脑）严重缺血、缺氧，导致生命终止。这种出乎意料的突然死亡，医学上又称猝死。若呼唤患者无回应，压迫眶上、眶下无反应，即可确定患者已处于昏迷状态。再注意观察患者胸腹部有无起伏呼吸运动。如触颈动脉和股动脉无搏动，心前区听不到心跳，可判定患者已有心搏骤停。

心搏骤停复苏成功率取决于：①复苏开始的迟早；②心搏骤停发生的场所；③心电活动失常的类型（心室颤动、室性心动过速、心电机械分离、心室停顿）；④心搏骤停前患者的临床情况。如心搏骤停发生在可立即进行心肺复苏的场所，则复苏成功率较高。

2. 防治过敏性疾病

（1）过敏性休克：肾上腺素是抢救过敏性休克的首选药。其机制为：①激动 α_1 受体，收缩小动脉和毛细血管前括约肌，使毛细血管通透性降低；②激动 β_1 受体，加强心肌收缩力，使心排出量增加，改善心功能；③激动支气管平滑肌上的 β_2 受体，解除支气管平滑肌痉挛，减轻呼吸困难；④激动支气管黏膜血管上的 α_1 受体，减轻支气管内壁水肿，进一步减轻呼吸困难；⑤抑制组织和肥大细胞释放过敏介质。

肌内注射或皮下注射肾上腺素，可迅速有效地缓解过敏性休克的临床症状，挽救患者生命。危急患者也可用生理盐水稀释 10 倍后缓慢静脉注射，但必须避免因过量或注射过速造成的血压剧升及心律失常等不良反应。

（2）支气管哮喘：肾上腺素由于不良反应严重，仅限于抢救急性发作者。

（3）血管神经性水肿和血清病：肾上腺素能迅速缓解血管神经性水肿、血清病以及荨麻疹等变态反应性疾病的症状。

3. 局部应用　①与局部麻醉药配伍：将肾上腺素加入局部麻醉药中，可使注射部位周围血管收缩，延缓局部麻醉药的吸收，增强局部麻醉效应，延长作用时间，减少吸收后引起的中毒反应的发生；②局部止血：鼻出血或牙龈出血时，可用浸有 0.1% 肾上腺素的纱布或棉球填塞患处，可轻微收缩血管而止血。

【不良反应及用药监护】

1. 主要不良反应为心悸、不安、面色苍白、头痛、震颤等。

2. 大剂量或静脉注射过快，可致心律失常和血压骤升，有发生脑出血的危险，故须严格掌握剂量和给药方法，静脉注射时需稀释后缓慢注入。用药期间须严密监测血压、心律及心率的变化。出现上述症状时，可用硝酸酯类、α 受体阻断药等药物拮抗。

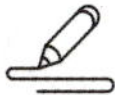

3. 肾上腺素化学性质不稳定，见光易分解失效。在酸性溶液中性质较稳定，禁与碱性药物配伍，在碱性溶液中迅速被氧化为粉红色至棕色而失效，故变色后禁用。

4. 一般局部麻醉药中肾上腺素的浓度为1∶250 000，一次用量不宜超过0.3mg。但在手指、脚趾、耳郭及阴茎等肢体末端部位禁用，否则可引起局部组织缺血坏死。

5. 器质性心脏病、高血压、冠状动脉病变、甲状腺功能亢进、糖尿病等患者禁用。由于肾上腺素能松弛子宫平滑肌，延长产程，分娩时不宜应用。老年患者对拟交感神经药敏感，应慎用。

多巴胺(dopamine，DA)

多巴胺是去甲肾上腺素生物合成的前体物，药用的是人工合成品。口服易被破坏，静脉滴注后在体内分布广泛，不通过血脑屏障。静脉注射5分钟内起效，作用持续5～10分钟。

【药理作用】激动α受体、β_1受体和多巴胺受体，对β_2受体的影响十分微弱，能促进NA的释放。作用快而短，其药理作用与用药剂量有关。

小剂量时(每分钟滴速0.5～2.0μg/kg)作用于肾、肠系膜血管的多巴胺受体(D_1受体)，使肾血流量增加，尿量增加。中等剂量(每分钟滴速2～10μg/kg)直接兴奋D_1受体和β_1受体，同时促进NA的释放，产生正性肌力作用，心排出量增加的同时心肌耗氧量轻度增加，皮肤、黏膜血管收缩，肾、肠系膜和冠状动脉扩张，从而使休克时血液分配合理。大剂量(每分钟滴速大于10μg/kg)应用，由于α受体兴奋占优势，外周血管、肾、肠系膜动脉均收缩，使血压升高，肾血流下降、尿量减少。

【临床应用】常用于治疗感染性休克、心源性休克和创伤性休克，特别是伴有肾功能不全、心排出量降低、周围血管阻力升高，而血容量已补足的患者更为适宜。作用较理想，是临床最常用的抗休克药物之一。其最大的优点是增加肾血流量，能使休克患者的动脉压、心排出量、重要脏器血管的血流灌注量及尿量均增加。

【不良反应及用药监护】

1. 不良反应少而轻，很少引起心律失常。偶有恶心、呕吐，剂量过大或滴速过快，可出现呼吸困难、心律失常、心绞痛、头痛，减慢滴速或停药，症状即可消失。

2. 心肌梗死、动脉硬化、高血压及闭塞性血管病者慎用。嗜铬细胞瘤患者禁用。

3. 在使用本品过程中，必须监测血压、心电图及尿量。

麻黄碱(ephedrine)

麻黄碱是从中药麻黄中提取的生物碱，现已能人工合成。

【药理作用】麻黄碱能激动α受体、β受体，并能促进交感神经末梢释放去甲肾上腺素。与肾上腺素比较，具有下列特点：①化学性质稳定，口服有效；②拟肾上腺素作用弱而持久；③中枢兴奋作用较显著；④易产生快速耐受性。

【临床应用】临床主要用于：①预防支气管哮喘发作和轻症的治疗，对于重症急性发作疗效差；② 0.5%～1%溶液滴鼻可消除鼻黏膜充血肿胀引起的鼻塞；③术前肌内注射麻黄碱，可防治硬脊膜外麻醉和蛛网膜下腔麻醉所引起的低血压；④缓解荨麻疹和血管神经性水肿等皮肤黏膜过敏症状。

【不良反应及用药监护】剂量过大可引起震颤、焦虑、失眠、心悸和血压升高等。为避免失眠，不宜在晚饭后服用，晚间服用宜加用镇静催眠药。连续滴鼻过久，可产生反跳性鼻黏膜充血。前列腺肥大患者服用本药可增加排尿困难。由于本药可从乳汁分泌，哺乳期妇女不宜应用。禁忌证同肾上腺素。

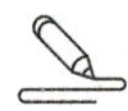

第二节　α 受体激动药

去甲肾上腺素(noradrenaline，NA)

去甲肾上腺素是去甲肾上腺素能神经末梢释放的主要递质，也可由肾上腺髓质少量分泌。药用 NA 是人工合成品。因易被碱性肠液所破坏，并被肠黏膜及肝脏代谢，故口服不吸收。皮下注射时，因剧烈收缩血管，很少吸收，且易发生局部组织坏死，一般须静脉滴注给药。由于摄取和代谢迅速，故作用持续时间短暂。主要从尿中排出。

【药理作用】对 α 受体具有强大的激动作用，对心脏 β_1 受体作用较肾上腺素弱，对 β_2 受体几乎无作用。

1. 血管及血压　激动血管的 α_1 受体，使小动脉和小静脉收缩。对皮肤及黏膜血管作用最强，其次是肾脏、脑、肝脏、肠系膜及骨骼肌血管。由于兴奋心脏使心肌的代谢产物增加，同时因血压升高，提高了冠脉的灌注压，故冠状血管舒张，冠脉血流量增加。小剂量静脉滴注时兴奋心脏，升高收缩压，舒张压升高不明显，脉压加大。较大剂量时，因血管强烈收缩使外周阻力明显增加，故收缩压升高的同时舒张压也明显升高，脉压变小。

2. 心脏　激动 β_1 受体可使心肌收缩力加强，心率加快，传导加速，心排出量增加。在整体情况下，由于血压升高而使心率反射性减慢。由于药物强烈收缩血管，总外周阻力增加，使心排出量不变或反而下降。剂量过大时也会出现心律失常，但较肾上腺素少见。

3. 其他　对机体代谢的影响较弱，大剂量可出现血糖升高。对中枢神经系统的作用也较肾上腺素弱。

【临床应用】

1. 抗休克　主要用于各种休克早期血压骤降时，用小剂量去甲肾上腺素短时间静脉滴注，以保证心、脑等重要器官的血液供应。长期大剂量应用使动脉血压过度增高，心排出量不但不增反而下降，加重微循环障碍。现多主张与 α 受体阻断药酚妥拉明合用，可使血管收缩作用降低，而保留其 β 受体激动效应。

2. 防治药物中毒性低血压　中枢抑制药中毒引起的低血压用 NA 静脉滴注，可使血压回升。特别是氯丙嗪中毒时应选用 NA，而不宜用肾上腺素。

3. 治疗上消化道出血　1～3mg 稀释后口服，可使食管和胃黏膜血管收缩而产生止血作用。

【不良反应及用药监护】

1. 局部组织缺血坏死　静脉滴注时间过长、浓度过高或药液漏出血管，均可引起局部组织缺血坏死。如发现有药液外漏或注射部位皮肤苍白、疼痛，应立即停止注射或更换注射部位并进行热敷，可用 0.25% 普鲁卡因 10～15ml 或酚妥拉明 5mg 溶于 10～20ml 生理盐水中皮下浸润注射。

2. 急性肾衰竭　滴注时间过长或剂量过大，可使肾脏血管剧烈收缩，产生少尿、无尿和肾实质损伤。用药期间严密监测血压、尿量，尿量应保持在 25ml/h 以上。

3. 其他　长时间滴注如骤然停药，可使血压突然下降，故应适当补液以扩充血容量，逐渐降低滴速，直至停药。

4. 禁忌证　高血压、动脉硬化、器质性心脏病、出血性休克及少尿、无尿、严重微循环障碍者以及孕妇禁用。

间羟胺(metaraminol，阿拉明)

间羟胺为 α 受体激动药，对 β_1 受体作用较弱，也可通过促进 NA 释放间接发挥作用。作用缓

慢而持久，升压作用可靠。既可静脉滴注，又可肌内注射，相比 NA 较少出现心悸、少尿等不良反应，为 NA 的良好代用品，用于纠正神经源性、心源性及感染性休克早期及其他原因引起的低血压状态，也可用于治疗阵发性房性心动过速等。

去氧肾上腺素（phenylephrine，苯肾上腺素，新福林）

去氧肾上腺素主要激动 α_1 受体，作用较去甲肾上腺素弱而持久，其特点是：①收缩血管，升高血压，用于防治麻醉或药物所致的低血压；②减慢心率，由于血压升高，反射性兴奋迷走神经所致，用于治疗阵发性室上性心动过速；③去氧肾上腺素还可激动瞳孔开大肌上的 α_1 受体，使瞳孔扩大，用其 1%～2.5% 溶液滴眼，可作为快速短效的扩瞳药用于眼底检查。与阿托品比较，其扩瞳作用弱而短暂，起效快，一般不引起眼内压升高和调节麻痹。

第三节 β 受体激动药

β 受体激动药可分为：①非选择性 β 受体激动药，如异丙肾上腺素，对 β_1、β_2 受体均有兴奋作用。②选择性 β 受体激动药，如多巴酚丁胺，对 β_1 受体的兴奋作用强，可用于治疗充血性心力衰竭；沙丁胺醇等药物对 β_2 受体的兴奋作用强，主要用于治疗支气管哮喘。

异丙肾上腺素（isoprenaline，喘息定）

异丙肾上腺素口服易被破坏，气雾剂吸入给药吸收较快，也可舌下给药或静脉滴注。

【药理作用】对 β 受体有较强的兴奋作用，对 β_1、β_2 受体的选择性低，对 α 受体几乎无作用。

1. 心脏 激动心脏 β_1 受体。与肾上腺素相比，异丙肾上腺素加速心率、加速传导的作用较强，对正位起搏点有显著的兴奋作用，但对异位节律点的兴奋作用较弱，较少引起心室纤颤等心律失常。

2. 血管和血压 因激动 β_2 受体而舒张血管，对骨骼肌血管的扩张作用强，对肾血管和肠系膜血管的扩张作用较弱，对冠脉也有舒张作用。心脏兴奋使收缩压上升，血管舒张使舒张压下降，脉压增大，平均动脉压不变或略下降。

3. 平滑肌 对支气管平滑肌的舒张作用比肾上腺素强，对血管、胃肠平滑肌也有舒张作用。

4. 其他 能增加肝糖原、肌糖原分解，增加组织耗氧量，升高血糖作用较肾上腺素弱，对脂肪代谢作用与肾上腺素相似。治疗量时中枢兴奋作用不明显。

【临床应用】

1. 抢救心搏骤停 对停搏的心脏有起搏作用，使心脏恢复跳动，心室内注射可治疗溺水、麻醉和手术意外或药物中毒等多种原因造成的心搏骤停。

2. 治疗房室传导阻滞 具有强大的加速传导作用。舌下或静脉滴注给药可使房室阻滞明显改善，也可将异丙肾上腺素溶于葡萄糖注射液中静脉滴注，在心电图的监测下，根据心率调整滴速。

3. 控制支气管哮喘急性发作 舌下或喷雾给药，控制急性发作的疗效快而强。但易引起心悸，大剂量容易引起严重心律失常甚至导致猝死，且反复应用易产生耐受性，故目前临床多选用选择性 β_2 受体激动药。

【不良反应及用药监护】

1. 常有头晕、头痛、心悸等不良反应，过量易导致心律失常甚至心室纤颤。

2. 使用气雾剂治疗哮喘时，应嘱咐患者勿超过医嘱规定的吸入量及用药次数。若吸入过量或过频使用，则可导致严重的心脏反应，甚至猝死。

3. 长期应用易产生暂时耐受性，停药7～10天后可恢复耐受性。

4. 冠心病、心肌炎、甲状腺功能亢进患者禁用。

案例分析

患者，女，16岁，学生。因发热、咽痛就诊。应用普鲁卡因青霉素肌内注射。患者青霉素皮试(–)。青霉素80万单位肌内注射后，患者感头昏，护士当即让其躺在观察床上，并测得BP: 120/80mmHg，P: 80次/min。医生嘱：肌内注射“非那根”25mg。注射5分钟后，患者感心慌、心悸伴寒战。查体：患者神志清楚，面色潮红，表情痛苦。HR: 156次/min。经查实，护士误将盐酸异丙肾上腺素当成盐酸异丙嗪(非那根)给患者注射。讨论：

1. 患者注射青霉素后的症状后是否符合药物过敏的表现？

2. 异丙肾上腺素有哪些不良反应？请解释患者应用异丙肾上腺素后的表现？此事给我们怎样的教训？

3. 医生发现患者误用异丙肾上腺素后，当即用相应药物对抗，说说可能是哪些药？

附 常用制剂及其用法

盐酸肾上腺素 注射剂：1mg/ml。抢救休克时皮下或肌内注射0.5～1mg/次；也可将0.1～0.5mg用生理盐水稀释到10ml，缓慢静脉注射；必要时可用生理盐水稀释10倍，心室内注射，0.25～0.5mg/次。治疗支气管哮喘，皮下或肌内注射0.25～0.5mg，3～5分钟见效，必要时可重复一次。极量：1mg/次。

盐酸多巴胺 注射剂：20mg/2ml。将20mg加入5%葡萄糖注射液200～500ml内，先以20滴/min的速度静脉滴注，以后酌情增减。极量：静脉滴注20μg/(kg·min)。

盐酸麻黄碱 片剂：25mg。口服，25mg/次，3次/d。注射剂：30mg/ml、50mg/ml。皮下或肌内注射，15～30mg/次。滴鼻剂：0.5%(儿童用)，1%(成人用)。滴鼻，2～4滴/次，3次/d。极量：口服，60mg/次，150mg/d；皮下或肌内注射，50mg/次，120mg/d。

重酒石酸去甲肾上腺素 注射剂：2mg/ml、10mg/2ml。常用2～4mg加于5%葡萄糖注射液或生理盐水500ml中，以4～10μg/min的速度静脉滴注。极量：25μg/min。

重酒石酸间羟胺 注射剂：19mg(相当于间羟胺10mg)/ml，50mg/50ml。肌内注射，间羟胺10mg/次；或将10～40mg加入葡萄糖注射液100ml中静脉滴注。极量：静脉滴注，100mg/次(0.2～0.4mg/min)。

硫酸异丙肾上腺素 注射剂：1mg/2ml。静脉滴注，将0.1～0.2mg加入5%葡萄糖注射液100～200ml中，滴速0.5～2ml/min，或按需要而定。

盐酸异丙肾上腺素 气雾剂：0.25%。喷雾吸入，0.1～0.4mg/次。片剂：10mg。舌下含化，10mg/次，3次/d。极量：吸入，0.4mg/次，2.4mg/d；舌下含化，20mg/次，60mg/d。

（尹龙武）

复习思考题

1. 肾上腺素为什么可用于过敏性休克的抢救？

2. 去甲肾上腺素静脉滴注发生外漏时可导致什么后果？应如何进行用药监护？

3. β受体激动药可分为哪些类型？简述异丙肾上腺素的临床应用。

扫一扫，测一测

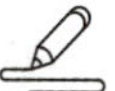

PPT课件

知识导览

第六章　肾上腺素受体阻断药

学习目标

1. 掌握酚妥拉明、普萘洛尔的药理作用、临床应用、不良反应及用药监护。
2. 熟悉肾上腺素受体阻断药的分类和作用机制。
3. 了解其他β受体阻断药的作用特点。

肾上腺素受体阻断药，又称肾上腺素受体拮抗药，能阻断肾上腺素受体，从而拮抗去甲肾上腺素能神经递质或肾上腺素受体激动药的作用。按对α和β受体选择性的不同，分为α受体阻断药、β受体阻断药和α、β受体阻断药三大类。

第一节　α受体阻断药

α受体阻断药能选择性地与α受体结合，不激动或较少激动α受体，却能妨碍肾上腺素激动药与α受体结合，从而产生抗肾上腺素作用。

根据α受体阻断药对受体亚型的选择性不同，可将其分为三类：①非选择性α受体阻断药，如酚妥拉明、酚苄明；②选择性α_1受体阻断药，如哌唑嗪；③选择性α_2受体阻断药，如育亨宾，为药理研究的工具药。

一、非选择性α受体阻断药

（一）短效α受体阻断药

酚妥拉明（phentolamine）

酚妥拉明口服吸收慢，生物利用度低，仅为注射给药的20%。口服后30分钟血药浓度达峰值，作用维持约3～6小时，肌内注射作用维持30～45分钟。

【药理作用】本药为短效α受体阻断药，对α_1和α_2受体均有阻断作用。

1. 血管及血压　酚妥拉明可显著扩张血管，降低外周阻力，增加组织血流量，改善微循环。其机制为：①阻断皮肤、黏膜及内脏血管平滑肌的α_1受体；②直接松弛血管平滑肌；③具有组胺样作用，使血管扩张。

α受体阻断药单独应用可呈现降压作用。若预先使用α受体阻断药，再给予肾上腺素，则可减弱或抵消肾上腺素的α_1型缩血管效应，而只保留β_2型扩血管作用，使肾上腺素的升压作用翻转为降压作用，此现象称为“肾上腺素升压作用的翻转”，参见图6-1。

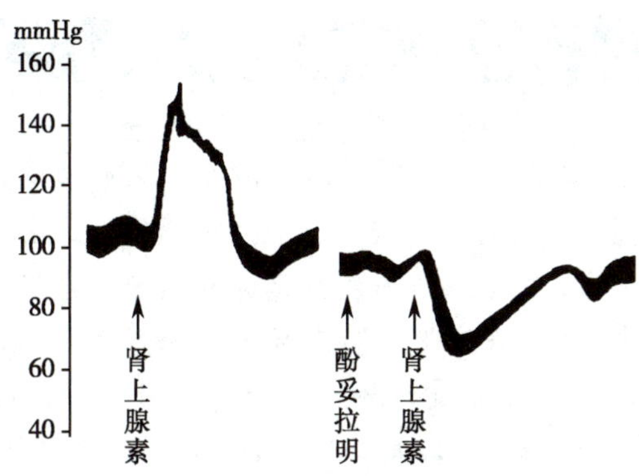

图 6-1　静脉注射肾上腺素与应用酚妥拉明后再注射肾上腺素的血压变化

2. 心脏　对心脏有兴奋作用，使心肌收缩力加强、心率加快、输出量增加。但有时可致心律失常。其兴奋心脏的作用机制有两方面：①血管舒张，血压下降，反射性促进交感神经末梢释放 NA；②阻断神经末梢突触前膜 α_2 受体，减弱其负反馈抑制作用，促进 NA 的释放。

3. 其他　有拟胆碱作用，可使胃肠平滑肌兴奋；拟组胺作用，促进肥大细胞释放组胺，可引起胃酸分泌增加，皮肤潮红等。

【临床应用】

1. 治疗外周血管痉挛性疾病　可治疗血栓闭塞性脉管炎、雷诺病及冻伤后遗症等。稀释后作局部浸润，用于静脉滴注 NA 或 NA 外漏时引起的血管痉挛及组织坏死。也可用于肾上腺素等拟肾上腺素药物过量所致的高血压。

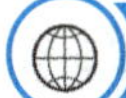

知识链接

雷　诺　病

雷诺病（Raynaud disease）综合征是一种肢端动脉阵发性痉挛性疾病。多发生在 20～40 岁，女性多于男性。特发性雷诺病病因不明，可能与寒冷刺激、神经兴奋、职业因素、内分泌紊乱等有关。起病缓慢，开始为冬季发作，时间短，逐渐出现遇冷或情绪激动即可发作。一般多为对称性双手手指发作，足趾亦可发生。发作时手足冷，麻木，偶有疼痛。典型发作时，以掌指关节为界，手指发凉、苍白、发紫、继而潮红。疾病晚期，逐渐出现手指背面汗毛消失，指甲生长变慢、粗糙、变形，皮肤萎缩变薄而且发紧（硬皮病指），指尖或甲床周围形成溃疡，并可引起感染。α 受体阻断药可作为对症治疗药物，扩张血管，缓解症状。

2. 抗休克　血管舒张作用可使外周阻力降低，反射性兴奋心脏能使心排出量增加，从而改善休克状态时的内脏血液灌注，解除微循环障碍，并能降低肺循环阻力，防止肺水肿的发生。

3. 治疗顽固性充血性心力衰竭　充血性心力衰竭时，因心排出量不足，交感神经张力增加，外周阻力增高，肺充血和肺动脉压力升高，易产生肺水肿。酚妥拉明能扩张血管，使肺动脉压下降，回心血量减少，降低心脏前负荷，外周阻力降低，使心脏后负荷明显降低，心排出量增加，心力衰竭得以减轻。

4. 诊断肾上腺嗜铬细胞瘤　因能降低嗜铬细胞瘤时过高的血压，用于该病的鉴别诊断和此病骤发高血压危象以及手术前的准备。

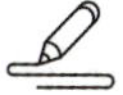

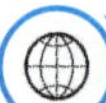

知识链接

嗜铬细胞瘤与酚妥拉明试验

嗜铬细胞瘤多见于青壮年，好发年龄为30～50岁。本病绝大部分起源于肾上腺髓质的嗜铬细胞，能自主分泌肾上腺素、去甲肾上腺素及多巴胺等儿茶酚胺类物质，因为兴奋α和β受体，影响相应的组织器官，产生血压阵发性急骤升高等一系列临床表现。酚妥拉明可使肾上腺素的升压作用翻转，对嗜铬细胞瘤患者降压效果显著。诊断嗜铬细胞瘤时，患者静脉注射5mg酚妥拉明后，每30秒测量血压一次，连测10分钟，如在2～4分钟内血压下降35/25mmHg以上，并维持3～5分钟，为酚妥拉明试验阳性。但药理试验特异性不强，有一定的假阴性或假阳性。

【不良反应及用药监护】

1. 本药可兴奋胃肠道平滑肌而引起恶心、呕吐、腹痛、腹泻等，严重者诱发或加剧消化性溃疡，胃和十二指肠溃疡患者禁用。

2. 静脉给药有时可引起严重的心动过速，诱发或加剧心绞痛，因此须缓慢注射或静脉滴注，严重动脉粥样硬化者禁用。

3. 用于抗休克时，给药前必须补足血容量，给药后应密切观察患者的血压变化。大剂量应用酚妥拉明可引起直立性低血压，用药后应嘱咐患者卧床休息30分钟，起床时宜缓慢更换体位。

4. 用于嗜铬细胞瘤诊断试验时，曾有致死的报告，应特别慎重。

妥拉唑林(tolazoline)

妥拉唑林对α受体阻断作用与酚妥拉明相似，但较弱，而组胺样作用和拟胆碱作用较强，还有阻断5-HT受体作用。口服和注射都易吸收，但口服吸收较慢，大部分以原形从肾小管排泄。临床应用同酚妥拉明。不良反应与酚妥拉明相似，但发生率较高。

（二）长效α受体阻断药

酚苄明(phenoxybenzamine)

酚苄明具有起效慢、作用强、作用持久的特点。因刺激性强，不进行肌内或皮下注射，仅静脉注射。脂溶性高，大剂量用药可蓄积于脂肪组织中，作用可维持3～4天。临床主要用于治疗外周血管痉挛性疾病，也可用于嗜铬细胞瘤和休克的治疗。

二、选择性α_1受体阻断药

哌唑嗪（prazosin）、特拉唑嗪（terazosin）、多沙唑嗪（doxazosin）等药物选择性阻断α_1受体，对α_2受体作用极弱，因此不促进去甲肾上腺素的释放。在扩张血管、降低血压的同时，较少引起心率加快等副作用。口服有效，主要用于高血压和顽固性心功能不全以及良性前列腺增生的治疗。

三、选择性α_2受体阻断药

育亨宾（yohimbine）能选择性阻断中枢和外周突触前膜上的α_2受体，可促进去甲肾上腺素能神经末梢释放去甲肾上腺素，增加交感神经张力，导致血压升高，心率加快。该药主要用作实验研究中的工具药，造成高血压模型，观察降压药的降压效果和分析降压机制，该药还可用于治疗男性性功能障碍及糖尿病患者的神经病变。

第二节　β 受体阻断药

β 受体阻断药能与肾上腺素受体激动药竞争结合 β 受体，拮抗其 β 型拟肾上腺素作用。本类药物品种繁多，其中以普萘洛尔最常用，α、β 受体阻断药拉贝洛尔及卡维地洛等既阻断 α 受体，也阻断 β 受体，其临床应用与 β 受体阻断药类似，常用 β 受体阻断药及 α、β 受体阻断药的药理学特性比较见表 6-1。

表 6-1　常用 β 受体阻断药及 α、β 受体阻断药的药理学特性

药物	阻断受体	内在拟交感活性	膜稳定作用	主要消除器官
非选择性 β 受体阻断药				
普萘洛尔（propranolol，心得安）	β_1、β_2	－	＋＋	肝
噻吗洛尔（timolol，噻吗心安）	β_1、β_2	－	－	肝
吲哚洛尔（pindolol，心得静）	β_1、β_2	＋＋	＋	肝、肾
选择性 β 受体阻断药				
美托洛尔（metoprolol，倍他乐克）	β_1	－	±	肝
阿替洛尔（atenolol，氨酰心安）	β_1	－	－	肾
α、β 受体阻断药				
拉贝洛尔（labetolol，柳氨苄心定）	α_1、β_1、β_2	－	＋	肝
卡维地洛（carvedilol，卡维洛尔）	α_1、β_1、β_2	－	＋	肝

【药理作用】

1. β 受体阻断作用

（1）对心血管系统的作用：阻断 β_1 受体及突触前膜的 β_2 受体，可抑制 NA 的释放，降低交感神经的兴奋性，使心肌收缩力减弱、心率变慢、心排出量及心肌耗氧量降低；普萘洛尔对血管的 β_2 受体也有阻断作用，可使肝脏、肾脏和骨骼肌等血流量减少；β_2 受体被阻断可收缩冠状血管，但冠脉血流量的改变取决于心血管功能状态，稳定型心绞痛发作时可增加冠状血管血流量。

（2）收缩支气管平滑肌：β_2 受体被阻断可使支气管平滑肌收缩，呼吸道阻力增加。对正常人影响较少，但可诱发或加重支气管哮喘的急性发作。选择性 β_1 受体阻断药的此项作用较弱。

（3）减少肾素分泌：阻断肾小球旁细胞的 β_1 受体，减少肾素的分泌，是其降血压作用原因之一。

（4）抑制代谢：阻断 β 受体，抑制脂肪代谢，降低血液中游离脂肪酸的含量；抑制糖原分解，对正常人血糖无影响，但可减弱肾上腺素引起的血糖升高。

2. 内在拟交感活性　有些 β 受体阻断药（如吲哚洛尔）对 β 受体具有部分激动作用，称为内在拟交感活性。由于这种作用较弱，一般被其 β 受体阻断作用所掩盖。内在拟交感活性较强的药物抑制心收缩力、减慢心率和收缩支气管的作用，一般较不具内在拟交感活性的药物弱。

3. 膜稳定作用　有些 β 受体阻断药可使细胞膜对阳离子的通透性下降，类似局部麻醉药的作用，故称为膜稳定作用。膜稳定作用仅在高于临床有效血浓度几十倍时才能发挥，治疗剂量无临床意义。

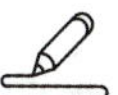

4. 其他 普萘洛尔有抗血小板聚集作用。噻吗洛尔等尚有降低眼内压作用，这可能由减少房水的形成所致。

【临床应用】

1. 抗心律失常 对多种原因引起的快速型心律失常，如窦性心动过速、室上性心动过速等效果好。

2. 抗心绞痛和治疗心肌梗死 对稳定型心绞痛有较好效果，但不能用于变异型心绞痛。可降低急性心肌梗死患者的病死率。

3. 抗高血压 可使高血压患者心率减慢、血压下降，对高肾素性、伴有心绞痛或脑血管病变的高血压患者效果好。

4. 抗充血性心力衰竭 β受体阻断药可降低心肌耗氧量，减少肾素的释放，减轻心脏的负担，改善缺血性心肌病、高血压心脏病及扩张型心肌病等所致的充血性心力衰竭的症状，提高患者的生活质量。

5. 抗甲状腺功能亢进 用于甲状腺功能亢进及甲状腺危象，可控制激动不安、心动过速和心律失常等症状，并能降低基础代谢率。

6. 其他 本类药物还可用于治疗嗜铬细胞瘤，对抗肾上腺素的作用。噻吗洛尔滴眼可降低眼内压，对开角型青光眼效果好。

【不良反应及用药监护】

1. 一般不良反应 有恶心、呕吐、腹痛等，停药后迅速消失。可见变态反应，如皮疹等，有过敏史者禁用。偶有血小板减少。

2. 心血管反应 可引起心脏抑制及血压降低。低血压者慎用，心源性休克、重度房室传导阻滞、重度心力衰竭及窦性心动过缓患者禁用。

3. 呼吸道反应 阻断支气管平滑肌上的$β_2$受体，使支气管痉挛，从而诱发和加重支气管哮喘。支气管哮喘患者禁用$β_2$受体阻断药，慎用选择性$β_1$受体阻断药。

4. 反跳现象 本类药物用药剂量的个体差异较大，宜从小剂量开始，逐渐增大剂量，以选择适宜的个体化用药剂量作为维持量。长期用药如突然停药可引起反跳现象，其产生原因可能是由于受体被阻断后，受体数目向上调节所致。因此，停药时应逐渐减量，不可骤停。

5. 禁忌证 肝功能不全、甲状腺功能低下、雷诺病或其他周围血管疾病、肾功能减退者慎用。

6. 其他 铝盐、考来烯胺和考来替泊（调血脂药）可减少普萘洛尔的吸收；与食物同服可使普萘洛尔的血药浓度提高；少数患者应用β受体阻断药可出现低血糖，β受体阻断药可加强降血糖药的降血糖作用，掩盖低血糖时出汗和心悸的症状而出现严重后果，糖尿病患者慎用。

案例分析

患者，女，37岁。因心悸、出汗、多食、进行性消瘦2年，加重1周入院，经查体和实验室检查，诊断为甲状腺功能亢进症。口服甲巯咪唑片10mg/次，3次/d；普萘洛尔片10mg，3次/d；用药第4天早餐后突感头晕、心悸、出冷汗、全身软弱无力、双手颤动，无意识障碍，测血压90/65mmHg，心电图示窦性心动过速，空腹血糖：1.78mmol/L（参考值：3.9～6.1mmol/L），静脉注射50%葡萄糖60ml后症状缓解，停服普萘洛尔后未出现上述症状。复查空腹血糖：4.4mmol/L。讨论：

1. 说出患者应用普萘洛尔的理由。为什么甲亢患者应用普萘洛尔需监测血糖？
2. 应用普萘洛尔可能产生哪些不良反应？应如何进行用药监护？

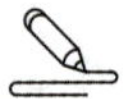

第三节　α、β受体阻断药

本类药物对α、β受体的阻断作用选择性不强，临床主要用于高血压的治疗，以拉贝洛尔(labetalol)为代表，其他药物还有阿罗洛尔(arotinolol)和氨磺洛尔(amosulalol)等。

拉贝洛尔(labetalol)

【药理作用】本药的药理学特性较复杂，对α受体的阻断作用为酚妥拉明的1/10～1/6，对β受体的阻断作用约为普萘洛尔的1/2.5，对β受体的阻断作用强于对α受体阻断作用的5～10倍。由于对$β_2$受体的内在拟交感活性及药物的直接作用，可使血管舒张，增加肾血流量。

【临床应用】多用于中度和重度的高血压、心绞痛，静脉注射可用于高血压危象，它与单纯β受体阻断药相比能降低卧位血压和外周阻力，一般不降低心排出量，可降低立位血压，引起直立性低血压。

【不良反应及用药监护】

常见不良反应有眩晕、乏力、恶心等。哮喘及心功能不全者禁用。嘱患者若在服用拉贝洛尔后出现呼吸困难的现象，需停止服药，立即就诊。护士应近距离监控患者状况，直到呼吸困难问题得到完全缓解。注射液不能与葡萄糖盐水混合。

附　常用制剂及其用法

甲磺酸酚妥拉明　注射剂：5mg/ml、10mg/ml。肌内或静脉注射，5～10mg/次。

盐酸妥拉唑林　片剂：25mg。口服，25mg/次，3次/d。注射剂：25mg/ml。肌内注射，25mg/次。

盐酸酚苄明　片剂(或胶囊剂)：10mg。口服，10～20mg/次，2次/d。注射剂：10mg/ml。抗休克，0.5～1mg/kg，加入5%葡萄糖注射液200～500ml中静脉滴注，滴注时间不得少于2小时。

盐酸普萘洛尔　片剂：10mg。抗心绞痛及抗高血压，口服，10mg/次，3次/d，每4～5天增加10mg，直至80～100mg/天，或至症状明显减轻或消失。抗心律失常，口服，10～20mg/次，3次/d。

噻吗洛尔　滴眼剂：0.25%。滴眼，2次/d。

吲哚洛尔　片剂：5mg。口服，5mg/次，3次/d。

纳多洛尔　片剂：40mg、80mg、120mg。口服，开始40mg/次，1次/d，以后视疗效可增至80～320mg/天。

美托洛尔　片剂：50mg。口服，50～100mg/次，2次/d。注射剂：5mg/5ml。急需时缓慢静脉注射，5mg/次。

阿替洛尔　片剂：50mg、100mg。口服，50～100mg/次，1～2次/d。

醋丁洛尔　片剂：0.4g；胶囊剂：0.2g。口服，0.4g/天，早餐1次服下或分2次服，视疗效调整剂量。注射剂：25mg/5ml。缓慢静脉滴注，12.5～25mg/次，24小时内总量不得超过95～100mg。

拉贝洛尔　片剂：50mg、100mg、200mg。口服，开始剂量为100mg/次，2次/d，维持量200～400mg/次，2～3次/d。极量：2.4g/d。

(尹龙武)

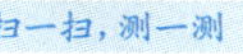

复习思考题

1. 酚妥拉明用于抗休克的药理学依据是什么？应如何进行用药监护？
2. 为什么糖尿病患者需慎用β受体阻断药？

PPT课件

知识导览

第七章　麻　醉　药

学习目标

1. 掌握常用局部麻醉药的药理作用、临床应用、不良反应及用药监护。
2. 熟悉局部麻醉药的应用方法。
3. 了解全身麻醉药的分类、常用药物的作用特点；了解麻醉前给药的临床意义。

麻醉是指使机体或机体的一部分暂时失去对外界刺激反应性的一种方法，以利于外科手术、器械检查等。麻醉药是指能引起麻醉状态的药物，按照作用范围分为全身麻醉药和局部麻醉药。

第一节　全身麻醉药

全身麻醉药是具有麻醉作用，能可逆性抑制中枢神经系统功能，引起暂时性感觉、意识和反射消失，骨骼肌松弛，以便进行外科手术的药物。

全身麻醉药按其给药途径不同，分为吸入麻醉药和静脉麻醉药。

一、吸入麻醉药

吸入麻醉药是一类脂溶性高的挥发性液体或气体，经呼吸道吸入给药，药物透过肺泡的生物膜吸收，分布至中枢神经系统发挥全身麻醉作用。麻醉深度可通过对吸入气体中药物浓度（分压）进行调节控制并维持满足手术需要的深度。

氟烷（halothane）

氟烷为无色透明液体，化学性质不稳定，遇光、热易降解，临床浓度不燃不爆。麻醉作用快而强，麻醉诱导期短而苏醒快。氟烷肌松和镇痛作用较弱，用于全身麻醉及诱导麻醉。可使脑血管扩张，颅内压升高。增加心肌对儿茶酚胺的敏感性，诱发心律失常等。可致子宫平滑肌松弛而诱发产后出血，禁用于难产或剖宫产患者。反复应用偶致肝炎或肝坏死，现已被更安全的药物如七氟烷等替代。

恩氟烷（enflurane）、异氟烷（isoflurane）和七氟烷（sevoflurane）

恩氟烷、异氟烷是较为常用的吸入麻醉药，两者为同分异构体。对黏膜无刺激性，诱导麻醉迅速、平稳而舒适，麻醉停药后苏醒快。麻醉时肌肉松弛良好，不增加心肌对儿茶酚胺的敏感性。反复使用对肝无明显副作用，偶有恶心、呕吐。主要用于麻醉维持。癫痫患者禁用。

七氟烷结构与异氟烷相似，其特点是对心肺功能影响较小，麻醉诱导和苏醒比其他麻醉药快。目前吸入麻醉药使用率，七氟烷占比达 95%。广泛用于成人和儿科患者的院内手术及门诊手术的全身麻醉的诱导和维持。

二、静脉麻醉药

静脉麻醉药是通过静脉注射或滴注给药的非挥发性全身麻醉药。此类麻醉的深度不易控制，一般仅适用于短时间、镇痛要求不高的小手术。

硫喷妥钠(thiopental sodium)

硫喷妥钠为超短效的巴比妥类药物。脂溶性高，易透过血脑屏障，麻醉作用迅速，无兴奋期，但作用持续时间短，可根据需要重复给药来维持麻醉。镇痛效果差，肌肉松弛不完全，主要用于基础麻醉、诱导麻醉和脓肿切开引流、骨折、脱臼的闭合性复位等短时小手术。硫喷妥钠对呼吸中枢有明显抑制作用，易引起呼吸抑制、喉头和支气管痉挛。新生儿、婴幼儿禁用；支气管哮喘者、对巴比妥类过敏者禁用。

氯胺酮(ketamine)

氯胺酮能阻断痛觉向丘脑和新皮层的传导，产生满意的镇痛效果；同时兴奋脑干和边缘系统，引起意识模糊、短暂性记忆缺失，但意识并未完全消失，常有梦幻、肌张力增高、血压上升，这种感觉和意识分离的状态又称为“分离麻醉”。

氯胺酮麻醉时对体表镇痛作用明显，内脏镇痛作用差，但诱导迅速。作用迅速、短暂，适用于短时的体表小手术，如烧伤清创、切痂、植皮等；也可作为其他全身麻醉的诱导剂使用。高血压、脑出血、青光眼及严重心功能不全者禁用。

丙泊酚(propofol)

丙泊酚为短效静脉麻醉药，是目前较为理想的静脉麻醉药。对中枢神经系统有抑制作用，可产生良好的镇静、催眠效应。镇痛作用微弱，起效快，作用时间短，苏醒迅速，无蓄积作用。能降低颅内压和眼压，减少脑耗氧及脑血流量。可抑制咽喉反射，有利于插管；对循环系统有抑制作用，表现为血压下降。对呼吸功能也有抑制作用。可用于门诊小手术的辅助用药(如无痛人工流产)，也可作为全身麻醉诱导、维持及镇静催眠辅助用药等。

依托咪酯(etomidate)

依托咪酯为强效、超短效的非巴比妥类静脉麻醉药。静脉注射后几秒内意识丧失，无明显镇痛作用，故用作诱导麻醉时常需加用镇痛药、肌松药或吸入麻醉药。对心脏功能影响小。

三、复 合 麻 醉

目前各种全身麻醉药单独应用效果都不够理想。为了克服全身麻醉药的缺点，减少不良反应，增强麻醉的效果和安全性而采取的联合用药或辅以其他药物的方法，即复合麻醉。常用的复合麻醉方法有麻醉前给药、基础麻醉、诱导麻醉、低温麻醉、神经安定镇痛术、合用肌松药等。

麻醉前给药是指患者进入手术室前用的药物。主要目的是消除患者焦虑、紧张情绪，减少恐

惧，使患者情绪稳定；增强麻醉效果、减少麻醉药用量和防止某些不良反应，调整自主神经功能，消除一些不利的神经反射活动。常用的药物有：镇静催眠药（苯二氮䓬类、巴比妥类药）、麻醉性镇痛药（吗啡、哌替啶、美沙酮）、M胆碱受体阻断药（阿托品、东莨菪碱等）。

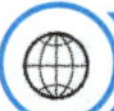

知识链接

常用的复合麻醉方法

基础麻醉：手术患者进入手术室前，给予患者较大剂量催眠药，如巴比妥类，使之达深睡状态，在此基础上进行麻醉，可减少麻醉药用量，使麻醉平稳。常用于小儿麻醉。

诱导麻醉：应用诱导期短的硫喷妥钠或氧化亚氮，使患者迅速进入外科麻醉期，避免诱导期的不良反应，然后改用其他药物维持麻醉。

神经安定镇痛术：目前临床上常有将氟哌利多 5.0mg，芬太尼 0.1mg。两者按 50∶1 比例制成的合剂作静脉注射，使患者达到意识模糊，自主动作停止，痛觉消失，适用于外科小手术，如同时加用氧化亚氮及肌松药则可达到满意的外科麻醉，称为神经安定麻醉。

第二节　局部麻醉药

一、概　　述

局部麻醉药简称局麻药，是一类以适当浓度应用于局部神经末梢或神经干周围，在意识清醒状态下使神经分布区域的感觉（尤其是痛觉）暂时消失的药物。本类药物能暂时、完全和可逆性地阻断感觉神经冲动的产生和传导，局部作用消失后，神经功能可完全恢复。根据化学结构的不同分为两类：①酯类，代表药物有普鲁卡因、丁卡因等；②酰胺类，代表药物有利多卡因、布比卡因等。

【药理作用】

1. 局部麻醉作用　对各类神经纤维都有阻断作用，使神经细胞丧失兴奋性和传导性。在局部麻醉药的作用下，感觉消失的顺序是：痛觉→温度觉→触觉→压觉，恢复则按相反的顺序进行。

局部麻醉药能穿透神经细胞膜，至膜内侧与 Na^+ 通道内侧受体结合，阻止 Na^+ 内流，使细胞膜不能除极化，从而阻滞神经冲动的产生和传导，产生局部麻醉作用。

2. 吸收作用　局部麻醉药用量过大、浓度过高或误将药物注入血管内时可产生全身作用，即局部麻醉药的毒性反应。主要产生中枢神经系统和心血管系统的反应（详见普鲁卡因不良反应及用药监护的相关内容）。

【给药方法】

1. 表面麻醉　又称黏膜麻醉，是将穿透力较强的局部麻醉药直接滴、喷或涂于黏膜表面，使黏膜下感觉神经末梢麻醉。适用于眼、鼻、口腔、咽喉、气管、食管和泌尿生殖道等部位的浅表手术或检查，常选用黏膜穿透力强的局部麻醉药，如丁卡因、利多卡因等。

2. 浸润麻醉　将局部麻醉药注入皮下或手术视野附近的组织，阻断用药部位的神经传导。适用于浅表的小手术。可选用普鲁卡因、利多卡因等。

3. 传导麻醉　将局部麻醉药注射到外周神经干或神经丛周围，阻断神经冲动传导，产生相应区域的麻醉。适用于口腔科和四肢手术。可选用普鲁卡因、利多卡因和布比卡因等。

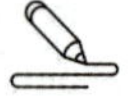

4. 蛛网膜下腔麻醉 又称腰麻，是将局部麻醉药注入低位腰椎的蛛网膜下腔内，麻醉该部位的脊神经根。常用于下腹部和下肢的手术。可选用普鲁卡因、丁卡因等。应注意药液比重和患者体位，避免药液扩散进入颅腔，麻痹延髓生命中枢。

5. 硬膜外麻醉 将局部麻醉药注入硬膜外腔麻醉神经根。麻醉范围广，从颈部至下肢的多种手术都可采用，尤其适用于腹部手术。可选用利多卡因、普鲁卡因、丁卡因（图 7-1）。

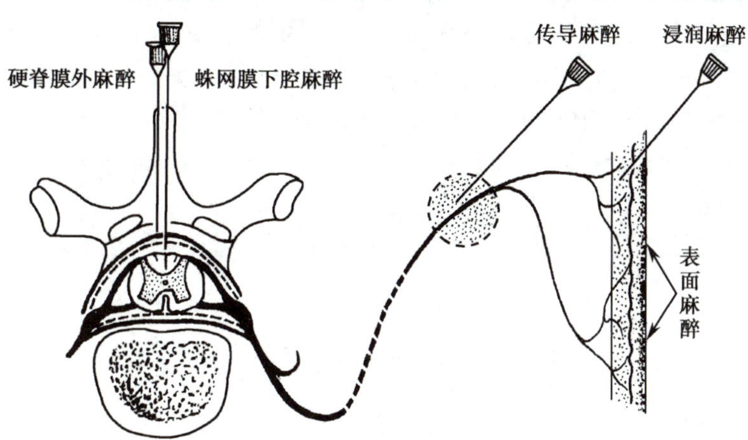

图 7-1 常用局部麻醉药的给药方法

二、常用局部麻醉药

普鲁卡因（procaine，奴佛卡因）

普鲁卡因毒性较小，是常用的局部麻醉药之一，易溶于水，水溶液在碱性时不稳定，宜现配现用，避光保存。普鲁卡因在血浆中能被酯酶水解，转变为对氨苯甲酸（PAPB）和二乙氨基乙醇，前者能降低磺胺类药物的抗菌活性，后者增加强心苷类药物的心脏毒性。

【药理作用和临床应用】 普鲁卡因为短效局部麻醉药，因皮肤黏膜穿透力弱，只作注射用药。用于浸润麻醉、传导麻醉、腰麻和硬膜外麻醉。不适用于表面麻醉。本品还有局部封闭作用，用 0.25%～0.5% 的溶液注射于病灶周围，可使发炎或损伤部位的症状得到一定的缓解。注射后 1～3 分钟起效，可维持 30～45 分钟，加入少量的肾上腺素，可延长局部麻醉时间，防止吸收中毒。

【不良反应及用药监护】

1. 变态反应 较少见。可表现为皮疹、荨麻疹、喉头水肿、哮喘甚至休克。用药前应询问药物过敏史，做皮肤过敏试验，有过敏史者、过敏试验阳性者禁用。一旦出现过敏症状，立即停药，给予肾上腺素、吸氧和抗过敏药等。有过敏史或皮试阳性者可选用利多卡因。

2. 毒性反应

（1）中枢神经系统：表现为先兴奋后抑制，如烦躁、肌震颤，甚至惊厥，继而出现昏迷，甚至呼吸麻痹而死亡。一旦发生立即停药并对症治疗，发生惊厥时首选静脉注射地西泮，出现呼吸抑制时立即给氧及人工呼吸。普鲁卡因易影响中枢神经系统，因此常被利多卡因取代。

（2）心血管系统：表现为心肌收缩力减弱甚至心脏停搏，血压下降甚至休克。一旦发生立即停药并给予吸氧、补充血容量，必要时给予血管收缩药或正性肌力药。用于腰麻或硬膜外麻醉时，可出现血压下降。术前肌内注射麻黄碱可预防血压下降。腰麻术后宜去枕平卧 8～12 小时，以防发生头痛。

3. 禁忌证 不宜与葡萄糖注射液、碱性药液、磺胺类药、强心苷及胆碱酯酶抑制药合用。用于指、趾、耳廓和阴茎等部位手术的麻醉时禁止加入肾上腺素，以免导致局部组织缺血坏死。高血压、心脏病及甲状腺功能亢进患者局部麻醉时禁用肾上腺素。

案例分析

患者，女，32岁。拟行双侧输卵管结扎术。术前检查生命体征平稳，心肺听诊无异常，妇科检查正常。普鲁卡因皮试为阴性，用5%普鲁卡因局部麻醉后，患者出现口唇发绀，呼吸困难等症状。测BP：71/42mmHg，HR：121次/min。讨论：

1. 患者局部麻醉后的表现可考虑什么原因导致？首选什么药解救？为尽量减少普鲁卡因过敏反应的发生，可选什么药代替？

2. 普鲁卡因还有哪些不良反应？应如何进行用药监护？

利多卡因（lidocaine，昔罗卡因）

利多卡因是目前应用最多的局部麻醉药。具有起效快、作用强而持久、对黏膜穿透力强、扩散性强且安全范围较大等特点。不抑制心肌收缩力，无扩张血管作用，治疗剂量不降低血压，对组织几乎没有刺激性。可用于多种形式的麻醉，有全能麻醉药之称。但腰麻时因其扩散性强，麻醉平面难控制，故慎用。本药也可用于室性心律失常。毒性反应较普鲁卡因大。

丁卡因（tetracaine，地卡因）

丁卡因局部麻醉作用比普鲁卡因强10倍，毒性大10～12倍。黏膜穿透力强，作用迅速，1～3分钟显效，可维持2～3小时，主要用于表面麻醉，也可用于硬膜外麻醉、传导麻醉和腰麻。因毒性较大，一般不用于浸润麻醉。

布比卡因（bupivacaine，麻卡因）

布比卡因是目前维持时间最长的常用局部麻醉药，可维持5～10小时。本药黏膜穿透力及扩散力弱，无血管舒张作用，安全范围较大。主要用于传导麻醉、浸润麻醉和硬膜外麻醉，不适用于表面麻醉。与等效剂量利多卡因相比，可产生严重的心脏毒性，并难以治疗，特别在酸中毒、低氧血症时尤为严重。

附 常用制剂及其用法

盐酸普鲁卡因 注射剂：25mg/10ml、50mg/10ml、100mg/20ml、40mg/2ml、150mg/支（粉针）。浸润麻醉0.25%～0.5%（口腔科有时用4%）等渗液，每次用量0.05～0.25g，每小时不可超过1.5g。传导麻醉、腰麻及硬膜外麻醉用2%溶液。一次极量1g，腰麻不宜超过200mg。

盐酸丁卡因 注射剂：50mg/5ml。表面麻醉0.25%～1%，传导麻醉、腰麻及硬膜外麻醉用2%溶液。眼科用0.5%～1%溶液，鼻喉科用1%～2%溶液，总量不可超过20ml。极量：浸润麻醉、神经传导阻滞，0.1g/次，腰麻6mg。

盐酸利多卡因 注射剂：100mg/5ml、200mg/10ml、400mg/20ml。浸润麻醉0.25%～0.5%溶液，表面麻醉、局部阻滞麻醉、硬膜外麻醉用1%～2%溶液。一次极量0.5g，腰麻0.1g。

盐酸布比卡因 注射剂：12.5mg/5ml、400mg/20ml。浸润麻醉用0.1%～0.25%溶液，传导麻醉、浸润麻醉用0.25%～0.5%溶液，神经传导阻滞、硬膜外麻醉用0.5%～0.75%溶液。极量：200mg/次，400mg/天。

（张晓红）

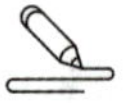

复习思考题

1. 局部麻醉药有哪些常用的给药方法？
2. 普鲁卡因用于腰麻或硬膜外麻醉时容易出现哪些不良反应？应如何进行用药监护？
3. 局部麻醉药中加入少量肾上腺素的目的是什么？应注意什么？

扫一扫，测一测

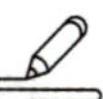

PPT课件

知识导览

第八章　镇静催眠药

学习目标

1. 掌握苯二氮䓬类药物的药理作用、临床应用、不良反应及用药监护。
2. 熟悉巴比妥类药物的作用特点、不良反应及中毒的解救。
3. 了解其他镇静催眠药的作用特点。

镇静催眠药是一类抑制中枢神经系统功能而起镇静催眠作用的药物。较小剂量时呈现镇静作用，较大剂量时能使机体产生近似生理性睡眠的催眠作用。随着剂量的加大，还可产生抗惊厥等作用。本类药物包括苯二氮䓬类、巴比妥类和其他类药物。

第一节　苯二氮䓬类

苯二氮䓬类药物于20世纪60年代应用于临床，种类繁多，虽然它们化学结构相似，但药理作用各有侧重。因其疗效好，安全范围较大，临床应用广泛。

地西泮(diazepam，安定)

地西泮为苯二氮䓬类的典型代表药物。本药口服吸收迅速而完全，经0.5～1.5小时达峰浓度；肌内注射吸收缓慢而不规则，且峰浓度低于同剂量口服，故较少肌内注射；临床上急需发挥疗效时应静脉注射。可透过血脑屏障和胎盘屏障，也可从乳汁分泌。在肝内主要代谢为仍具有药理活性的去甲西泮，最终与葡糖醛酸结合，经肾排出。

【药理作用和临床应用】

1. 抗焦虑　小于镇静剂量即可发挥明显的抗焦虑作用，能显著改善患者的精神紧张、激动、焦虑不安、恐惧、失眠等症状。主要用于焦虑症，也用于各种原因引起焦虑症状的短期治疗。

2. 镇静催眠　增大剂量可产生镇静及催眠作用。对快速眼动睡眠影响较小，能产生近似生理性睡眠；能明显缩短入睡时间，延长睡眠持续时间，减少觉醒次数，提高睡眠质量；醒后无明显后遗效应，加大剂量不产生麻醉作用，可引起短暂性记忆缺失。临床主要用于各种类型的失眠症，尤其对焦虑性失眠疗效更好；也可用于麻醉前给药，减轻患者对手术的恐惧情绪，并使手术中的不良刺激在术后不复记忆；还可用于心脏电击复律前或内镜检查前给药。

知识链接

生理性睡眠

正常生理性睡眠可分为非快速眼动睡眠(non-rapid eye movement sleep, NREMS)和快速眼动睡眠(rapid eye movement sleep, REMS)两个时相。①非快速眼动睡眠：可分为1、2、3、4期，其中3、4期又合称慢波睡眠期。脑电图显示的脑电活动以慢波为主，表现为肌张力减弱、呼吸和心率减慢、血压比清醒时下降，入睡后首先出现，随后进入快速眼动睡眠。慢波睡眠有助于机体的生长发育和疲劳的消除。②快速眼动睡眠：脑电图显示的脑电活动从慢波转为快波，机体的感觉功能进一步减弱，肌肉更加松弛，腱反射甚至消失，还伴有快速动眼现象。快速眼动睡眠对大脑发育和智力发育起重要作用。整个睡眠过程两种睡眠时相交替4～6次。

3. 抗惊厥、抗癫痫　有较强的抗惊厥作用，可用于各种原因引起的惊厥，如破伤风、子痫、小儿高热惊厥及某些药物中毒性惊厥。静脉注射地西泮是治疗癫痫持续状态的首选药物，对于其他类型的癫痫发作则以硝西泮和氯硝西泮的疗效较好。

4. 中枢性肌肉松弛　有较强的中枢性肌肉松弛作用，但不影响正常活动。适用于脑血管意外或脊髓损伤引起的中枢性肌强直，缓解局部关节病变、腰肌劳损、内镜检查等所致的肌痉挛。

苯二氮䓬类药物对中枢神经具有较高的选择性，通过与中枢神经系统相应部位的苯二氮䓬受体结合，从而增强中枢抑制性递质γ-氨基丁酸(γ-aminobutyric acid, GABA)的抑制性作用。$GABA_A$受体是脑中主要的GABA受体亚型，它是一种配体门控性Cl^-通道。苯二氮䓬类与$GABA_A$受体结合后，通过变构调节作用，易化GABA与$GABA_A$受体结合，使Cl^-通道开放频率增加，Cl^-内流增多，使细胞膜超极化，加强了GABA对神经系统的抑制效应。

【不良反应及用药监护】

1. 后遗效应　亦称宿醉现象，表现为头晕、乏力、嗜睡、记忆力下降等；大剂量偶见共济失调、视力模糊、震颤等，应及时减量。长效类尤易发生。对焦虑、失眠的患者应以对因治疗为主，建议患者尽量采用如规律作息、加强锻炼、调整心理状态等非药物方法缓解。

2. 耐受性和依赖性　长期应用可产生耐受性和依赖性，突然停用可出现反跳现象和戒断症状，表现为兴奋、焦虑、失眠、心动过速、震颤，甚至惊厥。故应向患者宣传精神药品的危害性，严格掌握适应证，避免长期使用或滥用。一般采用控制症状的最低剂量短期或间断用药，连续用药超过2～3周，停药时应逐渐减量。

3. 急性中毒　一次大量吞服或静脉注射速度过快可引起呼吸、循环功能抑制，严重者可致呼吸及心搏停止。故应指导患者正确服药，护士应视患者将药物服下后离开，以防患者将药物囤积而发生中毒；静脉注射时应缓慢，注射速度每分钟不宜超过5mg。当发生急性中毒时，除对症处理外，可用苯二氮䓬受体拮抗药氟马西尼进行鉴别诊断和抢救。

4. 其他　有致畸作用。与其他中枢抑制药、乙醇合用时，中枢抑制作用增强，加重嗜睡、呼吸抑制、昏迷，严重者可致死。服药期间忌饮酒。

5. 禁忌证　婴幼儿和年老体弱者、驾驶员、高空作业者和严重抑郁者慎用。妊娠期和哺乳期妇女、对苯二氮䓬类药物过敏者、急性青光眼、重症肌无力、严重肝肾损害者、呼吸功能不全者禁用。

其他常用苯二氮䓬类药物见表8-1。

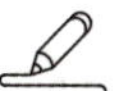

表 8-1 常用苯二氮䓬类药物比较表

分类	药物	半衰期 /h	作用特点和临床应用
长效类	氟西泮（flurazepam）	40～100	催眠作用强而持久，不易产生耐受性，用于各种失眠症
	地西泮（diazepam）	20～80	焦虑症、失眠症、惊厥、癫痫持续状态首选
中效类	氯硝西泮（clonazepam）	24～48	抗惊厥、抗癫痫作用强，可用于各型癫痫、舞蹈症、药物引起的注意缺陷多动障碍及慢性多发性抽搐等
	劳拉西泮（lorazepam）	10～20	作用为地西泮的 5～10 倍，用于焦虑症或暂时性心理紧张所致的失眠症
	艾司唑仑（estazolam）	10～24	镇静催眠、抗焦虑作用强，后遗作用小。用于焦虑症、失眠症及麻醉前给药
短效类	三唑仑（triazolam）	2～3	催眠作用强而短，用于焦虑、失眠及神经紧张等
	奥沙西泮（oxazepam）	5～10	与地西泮作用相似但较弱，用于神经官能症、失眠及癫痫

第二节 巴比妥类

巴比妥类药物为巴比妥酸的衍生物，根据作用持续时间的长短分为四类，见表 8-2。

表 8-2 巴比妥类药物的分类、作用特点与主要临床应用

分类	药物	显效时间 /h	持续时间 /h	主要临床应用
长效	苯巴比妥（phenobarbital）	0. 5～1	6～8	抗惊厥、抗癫痫
中效	异戊巴比妥（amobarbital）	0. 25～0.5	3～6	镇静催眠
短效	司可巴比妥（secobarbital）	0. 25	2～3	抗惊厥、镇静催眠
超短效	硫喷妥钠（thiopental sodium）	静脉注射 30s 内显效	0. 25	静脉麻醉

【药理作用和临床应用】巴比妥类对中枢神经系统有普遍性抑制作用，随着剂量增加，中枢抑制作用由弱变强，相继出现镇静、催眠、抗惊厥及抗癫痫、麻醉等作用。大剂量对心血管系统也有抑制作用。10 倍催眠量可引起呼吸中枢麻痹而致死。由于安全性差，易发生依赖性，其应用已日渐减少，目前在临床主要用于抗惊厥、抗癫痫和麻醉。

1. 镇静催眠 小剂量可起到镇静作用，缓解焦虑、烦躁不安等症状。中等剂量可呈现催眠。因可改变正常睡眠模式，缩短快波睡眠时间，引起非生理性睡眠。久用停药后，“反跳性”地显著延长快波睡眠时间伴有多梦，引起睡眠障碍。安全性不及苯二氮䓬类，故已不作为镇静催眠药常规使用。

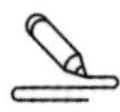

2. 抗惊厥　大于催眠剂量的巴比妥类药物有较强的抗惊厥作用，常用于小儿高热、破伤风、子痫及脑炎、脑膜炎等引起的惊厥。

3. 抗癫痫　苯巴比妥有抗癫痫作用，常用于治疗癫痫大发作及癫痫持续状态。

4. 麻醉及麻醉前给药　硫喷妥钠常用于静脉麻醉及诱导麻醉。苯巴比妥可用于麻醉前给药，消除患者手术前的紧张情绪。

巴比妥类主要通过激动 $GABA_A$ 受体，或者促进 GABA 与 $GABA_A$ 受体结合，延长 Cl^- 通道开放时间而增加 Cl^- 内流，引起超极化而产生中枢抑制，还可减弱或阻断谷氨酸引起的去极化导致的兴奋性反应。

【不良反应及用药监护】

1. 后遗效应　服用催眠剂量的巴比妥类药物后，次晨可出现头晕、嗜睡、精神不振及定向障碍等症状，又称宿醉现象。服药期间不宜从事操作机器、驾车、高空作业等，以免发生意外。

2. 耐受性和依赖性　巴比妥类药物能诱导肝药酶的活性，加速自身代谢，减弱药效，产生耐受性。长期连续用药可使患者产生对该药的精神依赖性和生理依赖性。成瘾后停药可出现戒断症状，表现为激动、失眠、焦虑，甚至惊厥。故应严格掌握适应证，避免长期使用或滥用。

3. 急性中毒及解救　大剂量服用或静脉注射过快，可引起急性中毒，表现为昏迷、发绀、呼吸抑制、血压下降、体温降低、休克及肾衰竭等。呼吸衰竭是致死的主要原因。解救措施主要有：①排出毒物。口服用药未超过 3 小时者，可用 0.9% 氯化钠注射液或 1∶2 000 高锰酸钾溶液反复洗胃，用 10～15g 硫酸钠导泻（禁用硫酸镁），静脉滴注碳酸氢钠碱化血液及尿液，促进药物排泄。也可用利尿药或甘露醇加速药物排泄，严重者可做血液透析。②支持和对症治疗。保持呼吸道通畅，给氧或进行人工呼吸，必要时行气管切开或气管插管，应用呼吸兴奋药或升压药，以维持呼吸和循环功能。

4. 其他　少数患者可出现荨麻疹、药热、血管神经性水肿等变态反应，偶可致剥脱性皮炎。

5. 禁忌证　禁用于过敏者、支气管哮喘、严重肺功能不全及颅脑损伤所致的呼吸抑制者。用药期间忌饮酒。

案例分析

患者，女，35 岁，因 2 小时前服用数十片异戊巴比妥，导致昏迷、呼吸浅慢。被家属送往医院进行抢救，医生初步诊断为巴比妥药物急性中毒。医护人员立即做如下抢救措施：用 1∶5 000 的高锰酸钾溶液洗胃，用 15g 硫酸钠导泻，静脉滴注 5% 的碳酸氢钠溶液 200ml，呋塞米 20mg 稀释后静脉注射。讨论：

1. 静脉滴注 5% 的碳酸氢钠溶液的目的是什么？简要说明理由。
2. 能否将硫酸钠换成硫酸镁导泻？为什么？

第三节　其　他　类

水合氯醛（chloral hydrate）

水合氯醛口服吸收迅速，具有镇静催眠、抗惊厥作用。催眠作用较强，不缩短快波睡眠，无

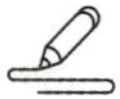

后遗效应。主要用于治疗失眠和各种原因引起的惊厥，对顽固性失眠或对其他催眠药疗效不佳者仍有效。

局部刺激性强，口服易引起恶心、呕吐及上腹部不适等，须稀释后口服或直肠给药。药物安全范围较小，过量对心、肝、肾有损害。故对消化性溃疡、严重心、肝、肾疾病患者禁用。久用有耐受性和成瘾性，戒断症状严重，应防止滥用。

佐匹克隆（zopiclone）

佐匹克隆是新型催眠药，为非苯二氮䓬类镇静催眠药。药理作用与苯二氮䓬类相似，催眠作用较强且迅速，作用维持 6 小时，后遗效应轻，成瘾性小、毒性低。用于治疗各种原因引起的失眠。适用于各种情况引起的失眠。长期应用无明显的耐受和停药反跳现象。

唑吡坦（zolpidem，思诺思）

唑吡坦是新一代催眠药，为非苯二氮䓬类镇静催眠药，也能选择性作用于苯二氮䓬受体，催眠作用类似佐匹克隆，镇静催眠作用强，抗焦虑、抗惊厥和中枢性肌肉松弛作用较弱。用于治疗偶发性、暂时性或慢性失眠。后遗效应、耐受性和依赖性轻微。中毒时可用氟马西尼解救。服药期间忌饮酒。15 岁以下儿童、妊娠期妇女和哺乳期妇女禁用。

附 常用制剂及其用法

地西泮 片剂：2.5mg、5mg。抗焦虑、镇静：口服，2.5～5mg/ 次，3 次 /d。注射剂：10mg/2ml。癫痫持续状态：5～20mg/ 次，缓慢静脉注射。再发作时可反复应用。心脏电复律：每 2～3 分钟静脉注射 5mg，至出现嗜睡、语言含糊或入睡。常用量：10～25mg。

氯氮䓬 片剂：5mg、10mg。抗焦虑、镇静：口服，5～10mg/ 次，3 次 /d。催眠：睡前服，10～20mg/ 次。

氟西泮 胶囊剂：15mg、30mg。催眠：15～30mg/ 次，睡前服。

奥沙西泮 片剂：15mg。15～30mg/ 次，3 次 /d。

劳拉西泮 片剂：0.5mg、1mg、2mg。抗焦虑：1～2mg/ 次，2～3 次 /d。注射剂：2mg/2ml、4mg/4ml。癫痫持续状态：1～4mg 肌内或静脉注射。

三唑仑 片剂：0.25mg。催眠：0.25～0.5mg/ 次，睡前服。

艾司唑仑 片剂：1mg、2mg。催眠：1～2mg/ 次，睡前服。抗癫痫：2～4mg/ 次，6～12mg/ 天。麻醉前给药：2～4mg/ 次，手术前 1 小时服。注射剂：2mg/1ml。2mg/ 次，肌内注射。

苯巴比妥 片剂：15mg、30mg。镇静：口服，15～30mg/ 次。注射剂：100mg/1ml、200mg/2ml。抗惊厥：肌内注射，100～200mg/ 次，1～2 次 /d。癫痫持续状态：100～200mg/ 次，缓慢静脉注射。

异戊巴比妥 片剂：0.1g。催眠：0.1～0.2g/ 次，睡前服。

水合氯醛 溶液剂：10%。催眠：5～10ml/ 次，睡前服。抗惊厥：10～20ml/ 次，稀释 1～2 倍后灌肠。极量：2.0g/ 次，4.0g/d。

佐匹克隆 片剂：3.75mg、7.5mg。催眠：7.5mg/ 次，临睡时服。老年人最初临睡时服 3.75mg。

唑吡坦 片剂：10mg。10mg/ 次，睡前服。

（张晓红）

复习思考题

1. 地西泮镇静催眠时有何特点？
2. 巴比妥类药物急性中毒时应如何抢救？

PPT课件

知识导览

第九章 抗癫痫药

学习目标

1. 掌握各型癫痫的首选药。
2. 熟悉常用抗癫痫药的药理作用、临床应用、不良反应及用药监护。
3. 了解癫痫的临床分型。

癫痫是一组大脑局部病灶神经元异常高频放电并向周围正常组织扩散所引起的反复发作的慢性脑疾病，具有突发性、短暂性和反复发作等特点，发作时多伴有脑电图异常。根据临床表现可将癫痫分为以下主要类型：

1. 强直 - 阵挛性发作（大发作） 最常见，表现为患者突然意识丧失，全身强直 - 阵挛性抽搐，持续数分钟后中枢神经系统功能进入全面抑制（昏睡）。

大发作连续发生，患者反复抽搐，持续昏迷，为癫痫持续状态，属危重急症，不及时抢救可危及生命。

2. 失神性发作（小发作） 主要表现为突然意识丧失、知觉丧失、动作和语言中断，无全身痉挛现象，一般持续 5～30 秒后迅速恢复，多见于儿童。

3. 单纯部分性发作（局部性发作） 主要表现为一侧肢体或局部肌群运动抽搐或感觉异常。当发作累及身体两侧，则可表现为大发作。

4. 复杂部分性发作（精神运动性发作） 主要表现为阵发性精神失常及无意识的非自主运动，如唇抽动、摇头等，可持续数分钟或数日不等。

目前控制癫痫发作的主要手段是长期服用抗癫痫药物，通过抑制神经元异常放电的产生或扩散控制癫痫发作。

第一节 常用抗癫痫药

苯妥英钠（phenytoin sodium，大仑丁）

苯妥英钠口服吸收缓慢且不规则，连续服药需 6～10 日才能达到稳态血药浓度。因本药呈强碱性（pH=10.4），刺激性大，故不宜作肌内注射。静脉给药易透过血脑屏障。本药血药浓度的个体差异较大，故临床用量应注意剂量个体化。

【药理作用和临床应用】

1. 抗癫痫 苯妥英钠对异常高频放电神经元的 Na^{+}、Ca^{2+} 通道具有明显阻滞作用，能阻止异常放电向病灶周围的正常脑组织扩散，达到治疗作用，而对正常的低频放电无明显影响。苯妥英钠可用于治疗癫痫大发作和局部性发作，对精神运动性发作也有一定疗效，对小发作和肌阵挛性发作无效，有时甚至可增加发作次数。

2. 抗神经痛 对三叉神经痛疗效最佳，对坐骨神经痛、舌咽神经痛也有效，可减轻疼痛，减少发作次数。

3. 抗心律失常 主要用于强心苷中毒所致的室性心律失常。

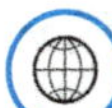

知识链接

三叉神经痛

三叉神经痛是最常见的脑神经疾病，以一侧面部三叉神经分布区内反复发作的阵发性剧烈痛为主要表现，国内统计的发病率约52.2/10万，女性略多于男性，发病率可随年龄而增长。三叉神经痛多发生于中老年人，右侧多于左侧。该病的特点是：在头面部三叉神经分布区域内，发病急骤，可见骤停、闪电样、刀割样、烧灼样、顽固性、难以忍受的剧烈性疼痛。说话、洗脸、刷牙或微风拂面，甚至走路时都会导致阵发性时的剧烈疼痛。疼痛历时数秒或数分钟，疼痛呈周期性发作，发作间歇期同正常人一样。

三叉神经痛的病因及发病机制，至今尚无明确的定论，目前比较认可的是三叉神经微血管压迫导致神经脱髓鞘学说及癫痫样神经痛学说。

【不良反应及用药监护】

1. 局部刺激 本药碱性较强，刺激性大，不能肌内注射；口服可引起胃肠道症状，如恶心、呕吐、食欲减退、上腹疼痛等，宜分次饭后服用；静脉注射可发生静脉炎，故静脉注射时适当稀释并选择较粗大的血管缓慢给药；告诉患者服用苯妥英钠后尿液变红色或棕红色，对身体无害，停药后可自行消失。

2. 牙龈增生 因苯妥英钠可由唾液排出，刺激胶原组织增生，长期用药可致牙龈增生，青少年和儿童多见。轻者不影响，可继续用药，服药期间注意口腔卫生，经常按摩牙龈或同服维生素C，可减轻牙龈增生症状，一般停药3～6个月以上可消退。

3. 神经系统反应 用药过量或应用时间过长，可出现眩晕、复视、眼球震颤、共济失调等小脑前庭功能失调的症状，严重者可致精神失常甚至昏睡或昏迷。减量或停药症状可改善或消失。

4. 造血系统反应 长期用药可影响叶酸的代谢和吸收，导致叶酸缺乏，引起巨幼细胞贫血，可补充甲酰四氢叶酸（亚叶酸钙）纠正。须定期检查血常规。

5. 变态反应 少数患者可出现皮肤瘙痒、皮疹、发热、血小板减少、粒细胞缺乏、再生障碍性贫血等。一旦出现应立即停药，并给予相应治疗。

6. 其他 可引起低钙血症、佝偻病和软骨病等，服药期间加服维生素D预防；可致性激素样反应，男性乳房发育，女性多毛症等；妊娠早期用药偶致畸胎；长期用药的患者不可突然停药或换药，以免引起病情加重，甚至诱发癫痫持续状态。

7. 药物相互作用 苯妥英钠是肝药酶诱导剂，能加速多种药物如皮质激素、避孕药代谢而降低药效，与之合用需注意。

案例分析

患儿，男，7岁，在学校上体育课时，突然意识丧失，并发出尖叫声，跌倒在地，口吐白沫，先全身肌肉强直性抽搐，继而转为阵挛性抽搐，随后进入沉睡状态。初步诊断：癫痫大发作。

讨论：

该患者可选何种药物治疗？治疗过程中应如何进行用药监护？

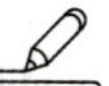

卡马西平（carbamazepine，酰胺咪嗪）

卡马西平口服吸收缓慢且不规则。经肝代谢主要为环氧化物，仍有抗癫痫作用。

【药理作用和临床应用】卡马西平的作用机制类似苯妥英钠，治疗浓度时对 Na^{+} 通道有明显阻滞作用，能阻止异常放电向病灶周围的正常脑组织扩散。同时还能增强中枢抑制性递质 GABA 在突触后的作用。

1. 抗癫痫 本品对各种类型的癫痫均有效，对精神运动性发作有良效，为首选药；对大发作和局限性发作也有效，尤其适用于伴有精神症状的癫痫。

2. 抗神经痛 治疗三叉神经痛和舌咽神经痛的疗效优于苯妥英钠。

3. 抗躁狂症、抑郁症 可控制癫痫并发的精神症状，减轻甚至消除精神分裂症的妄想症状，对锂盐治疗无效的抑郁、躁狂症也有效。

【不良反应及用药监护】

1. 用药初期可见视力模糊、眩晕、恶心、呕吐等，少数有共济失调、皮疹、心血管反应等，一般不需治疗，一周左右可自行消退。

2. 偶见严重的不良反应有骨髓造血功能异常（粒细胞缺乏、血小板减少、再生障碍性贫血）、肝损害等。用药期间应定期检查血常规和肝功能。

3. 本药为药酶诱导剂，反复用药半衰期缩短，长期用药时应注意。

4. 肝、肾功能不全者、严重心血管疾病、有骨髓抑制史者及孕妇和哺乳期妇女禁用。青光眼、糖尿病、肾病患者和老年人慎用。

苯巴比妥（phenobarbital，鲁米那）

苯巴比妥能降低癫痫病灶细胞的兴奋性，抑制病灶神经元的异常放电，又能升高病灶周围组织的兴奋阈值，阻止癫痫发作时异常放电的扩散。临床主要用于癫痫大发作和癫痫持续状态，对局部性发作及精神运动性发作也有效，对癫痫小发作效果差。本药因中枢抑制作用明显，均不作首选药。不良反应详见第八章。

乙琥胺（ethosuximide）

乙琥胺为治疗癫痫小发作的首选药，对其他类型癫痫无效。对于小发作伴大发作的混合型癫痫患者，须与苯妥英钠或苯巴比妥合用。常见不良反应有恶心、呕吐、食欲减退等胃肠道反应；其次为头痛、眩晕、嗜睡、幻觉等中枢神经系统症状；偶见粒细胞缺乏、血小板减少，严重者可发生再生障碍性贫血，用药期间应注意检查血常规和肝肾功能。孕妇及哺乳期妇女慎用。

丙戊酸钠（sodium valproate）

本品为广谱抗癫痫药，对各种类型的癫痫均有效。对大发作的疗效不如苯妥英钠和苯巴比妥；对小发作疗效强于乙琥胺，但因其肝脏毒性大，不作首选药。是大发作合并小发作时的首选药。常见不良反应为恶心、呕吐、食欲减退等胃肠道反应；偶见淋巴细胞增多、血小板减少、皮疹、脱发、共济失调等。肝、肾功能不全者禁用。血液病患者、孕妇及哺乳期妇女慎用。

第二节 抗癫痫药应用原则

癫痫是一类慢性且反复发作性疾病，需长期用药，有些患者需终生用药控制。用药时需注意

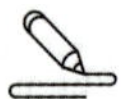

以下几点：

1. 合理选择药物 根据癫痫发作类型及患者具体情况合理选药(表 9-1)。

表 9-1 癫痫的类型及治疗药物

发作类型	治疗药物
大发作	苯妥英钠、卡马西平、苯巴比妥、丙戊酸钠、扑米酮
癫痫持续状态	地西泮(静脉注射)、苯巴比妥、苯妥英钠、劳拉西泮
小发作	乙琥胺、丙戊酸钠、氯硝西泮
单纯性局限性发作	苯妥英钠、卡马西平、苯巴比妥
精神运动性发作	卡马西平、苯妥英钠、丙戊酸钠、苯巴比妥、扑米酮

2. 继发性癫痫应去除病因 如治疗脑猪囊尾蚴病、切除脑瘤等，但残余病灶和术后瘢痕形成仍可引起癫痫发作，亦需药物治疗。

3. 治疗方案个体化 不同患者对药物的反应有较大的差异，治疗方案应个体化。单纯型癫痫最好选用一种有效的药物，从小剂量开始逐渐增加剂量，直至达到理想效果且不引起严重的不良反应，而后进行维持治疗。若一种药物疗效不佳或混合型癫痫，常需联合用药，需注意药物间的相互作用，毒副作用相似的药物不宜合用。

4. 治疗期间不可突然停药或换药 不要随意更换药物，如需更换药物或加用另一药物应采取逐渐过渡的方式，即在原用药物的基础上，逐渐加用新药至其发挥疗效后，再逐渐减量至停用原药，否则可出现药物反跳现象。

5. 长期用药 癫痫症状完全控制后应至少维持 2 年，然后在数月甚至 1～2 年内逐渐减量停药，有些患者需终身用药。

6. 定期检查 长期用药期间需注意观察毒副作用，应定期检查血常规及肝功能等，有条件者可监测血药浓度，调控剂量。

7. 孕妇用药问题 应注意孕妇服用抗癫痫药引起畸胎及死胎概率较高。对于癫痫发作难以控制或多药合用者，不宜继续妊娠。

附 常用制剂及其用法

苯妥英钠 片剂：50mg、100mg。0.3～0.6g/ 次，分 2～3 次或于晚上一次顿服。极量：0.3g/次，0.6g/d。癫痫持续状态：若患者未用过苯妥英钠，可用 0.25～0.5g，加 5% 葡萄糖注射液 20～40ml，6～10 分钟内缓慢静脉注射，每分钟不超过 50mg，必要时 30 分钟后再注射 100～150mg。三叉神经痛：100～200mg/ 次，2～3 次 /d。

卡马西平 片剂：100mg、200mg、400mg。缓释片：200mg、400mg。口服，开始剂量 100mg/次，2 次 /d，以后逐渐增至 600～900mg/(kg·d) 或 8～10mg/(kg·d)，分次服用。用于抗癫痫时，剂量可偏大；用于三叉神经痛等症时，剂量一般宜小。超过 1.2g/d，常不能耐受。

乙琥胺 胶囊剂：0.25g。口服，儿童 15～35mg/(kg·d)，成人 0.6～1.8g/d，分 3 次服。片剂：0.1g、0.2g。儿童 15～60mg/(kg·d)，成人 0.6～1.8g/d，分 3 次服。

丙戊酸钠 片剂：100mg、200mg。胶囊剂：0.25g。口服，儿童 20～30mg/(kg·d)，分 2～3 次服用，成人 200～400mg/ 次，400～1 200mg/d。

（袁 超）

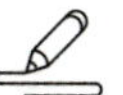

复习思考题

1. 请说出治疗各型癫痫的首选药。
2. 简述苯妥英钠的药理作用和对应的临床应用。

第十章　治疗中枢神经系统退行性疾病药

PPT 课件

知识导览

学习目标

1. 熟悉左旋多巴的药理作用、临床应用、不良反应及用药监护。
2. 了解抗帕金森病药的作用环节；了解治疗阿尔茨海默病的药物作用特点。

中枢神经系统退行性疾病是指一组由慢性进行性中枢神经组织退行性变性而产生的疾病的总称。病理上可见脑和/或脊髓发生神经元退行变性、丢失。主要疾病包括帕金森病、阿尔茨海默病、亨廷顿病、肌萎缩侧索硬化症等。本章主要介绍抗帕金森病药和治疗阿尔茨海默病药。

第一节　抗帕金森病药

帕金森病又称震颤麻痹（Parkinson' s disease，PD），是一种慢性进行性锥体外系功能障碍的中枢神经系统退行性疾病。常见症状有静止震颤、肌强直、运动迟缓、共济失调等。抗帕金森病药主要包括拟多巴胺药和抗胆碱药两类。

知识链接

帕金森病的可能病因

帕金森病因1817年英国的内科医生James.Parkinson首先系统描述而得名。该病多在50岁以后发病（也可在儿童期或青春期发病），是老年人常见的神经变性疾病，男性多于女性。其病因主要是黑质-纹状体通路变性，使抑制性递质DA的合成减少，ACh的兴奋性相对增强，出现“震颤麻痹”等症状。黑质-纹状体通路的多巴胺能神经元变性坏死的原因迄今未明，目前的研究倾向于与年龄增加、遗传易感性和环境毒素的接触等因素有关。也有学者认为与诸多综合因素有关，如营养摄入不足，外伤、嗜酒、过度劳累及某些精神因素等，均可能是致病的危险因素。

一、拟多巴胺类药

（一）多巴胺前体药

左旋多巴（levodopa）

左旋多巴是体内合成去甲肾上腺素、多巴胺等的前体物质。口服在小肠经主动转运迅速吸收，但绝大部分在肝及胃肠黏膜等外周组织被多巴脱羧酶脱羧，转变为多巴胺，在外周引起恶

心、呕吐等不良反应，仅约1%的左旋多巴能进入中枢神经系统，在脑内脱羧为多巴胺，可发挥抗帕金森病作用。

【药理作用和临床应用】

1. 抗帕金森病 左旋多巴通过血脑屏障进入脑组织后在脱羧酶作用下转化为多巴胺，补充纹状体内多巴胺的不足，而发挥抗帕金森病作用。除对吩噻嗪类等抗精神失常药引起的帕金森综合征无效外，可用于治疗多种类型的帕金森病。特点为：①疗效与黑质-纹状体病变程度有关，对轻症及年轻的患者疗效好，重症及年老体弱患者疗效不佳；②对肌肉僵直和运动障碍疗效好，肌肉震颤的疗效较差；③起效慢，需连续用药2～3周才出现体征改善，1～6个月后才获得最大疗效。

2. 治疗肝性脑病 本药在脑内可转化为去甲肾上腺素而使患者清醒，症状改善，但对肝脏损伤与肝功能无改善作用。

【不良反应及用药监护】

1. 早期反应 大部分患者出现的胃肠道及心血管反应，多在用药几周后逐渐消失。

（1）胃肠道反应：服药早期可有恶心、呕吐、厌食等症状，多潘立酮可缓解之。偶见胃肠道溃疡、出血、穿孔、便秘等。为减轻消化道反应，可进食少量碳水化合物后再服用，饭后规律服药，避免与牛奶、鸡蛋、豆制品等同食。

（2）心血管反应：可引起直立性低血压，服药期间应注意监测血压，患者服药后应卧床休息1小时，缓慢改变体位，严格控制药量可避免。老年患者亦可引起心律失常，冠心病患者禁用。

2. 长期反应

（1）运动过多症：长期用药后，出现异常的不自主动作，多见于面部肌群，也可累及躯干和四肢肌群，减量可使症状减轻。

（2）症状波动及“开-关现象”：用药3～5年后，约40%以上的患者出现症状快速波动，重则出现“开-关现象”，即患者突然由多动不安（开）转为肌强直运动不能（关）的现象，适当减少用量可减轻此不良反应。

（3）精神症状：常见激动、焦虑、失眠、噩梦、幻觉、妄想及抑郁等精神病症状，需减量或停药，应用中脑-边缘系统多巴胺受体选择性阻断药氯氮平可对抗该不良反应，精神病患者慎用。

3. 药物相互作用 左旋多巴不宜与维生素B_6、利血平和抗精神病药等同期服用。

4. 其他 给药应从小剂量开始，逐渐递增，在获得最佳疗效后将剂量减少15%～20%为宜，长期治疗以此剂量作为维持量。长期用药突然停药会导致症状加重，应逐渐减量或加用其他抗帕金森病药替代。

（二）左旋多巴增效剂

卡比多巴（carbidopa）、苄丝肼（benserazide）

两药为外周多巴脱羧酶抑制剂，均难通过血脑屏障，仅能抑制外周组织的左旋多巴转化为多巴胺，使进入脑组织左旋多巴量增加而提高抗帕金森病的疗效，与左旋多巴合用可减少左旋多巴的用量，降低外周不良反应的发生率；对进入脑组织内左旋多巴的转化无抑制作用。如苄丝肼与左旋多巴合用组成的复方制剂多巴丝肼片，可治疗各种原因引起的帕金森病。该类药物在治疗剂量时不良反应少见，临床用药时必须注意剂量的个体化。

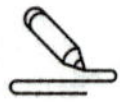

案例分析

患者，男，65岁，因"左侧肢体抖动、僵硬5年，累及右侧3年"，门诊以帕金森病收入院。患者近5年来无明显诱因出现左上肢不自主抖动，安静状态下明显，紧张、激动时加重，睡眠后消失；伴左侧肢体活动不灵活、僵硬。症状逐渐加重，波及左下肢。医生给予：多巴丝肼片250mg，口服，3次/d，用药后上述症状减轻。讨论：

1. 多巴丝肼片由哪些药物组成？它们合用的目的是什么？
2. 长期应用该药可出现哪些不良反应？应如何进行用药监护？

（三）多巴胺受体激动药

溴隐亭(bromocriptine)

溴隐亭为D_2受体强激动剂。小剂量时可激动结节-漏斗通路D_2受体，抑制催乳素和生长激素分泌，用于治疗闭经、肢端肥大症、生理性泌乳、女性不育症等。大剂量可激动黑质-纹状体通路D_2受体，改善运动障碍及肌肉强直现象，常用于左旋多巴疗效不佳或不能耐受的帕金森病患者。不良反应较多，如胃肠道反应、心血管系统症状。精神症状比左旋多巴更严重且更常见，停药后可消失。有严重精神病史、心肌梗死、周围血管疾病、消化性溃疡患者及孕妇禁用。

（四）多巴胺神经递质促释药

金刚烷胺(amantadine)

金刚烷胺进入脑组织后可促进纹状体内多巴胺能神经末梢释放DA，缓解帕金森病患者肌肉强直、震颤和运动障碍效果好，用药后起效快，作用持续时间短，一般服药数天即可获得最高疗效。不良反应有胃肠道反应，长期用药可出现下肢皮肤网状青斑、踝部水肿等。此外，还可引起失眠、精神不安、共济失调等，偶可致惊厥。癫痫、心力衰竭患者、孕妇禁用。肾功能不全者酌减剂量。

二、中枢性抗胆碱药

苯海索（benzhexol，安坦）、苯扎托品（benzatropine，苄托品）均属于中枢性抗胆碱药。本类药品有抑制黑质-纹状体通路中ACh的作用，对帕金森病的震颤效果较好，对缓解僵直及动作迟缓效果较差。主要用于治疗早期轻症患者、不能耐受左旋多巴或禁用左旋多巴的患者、抗精神病药所致的帕金森综合征；也可用于面肌痉挛和痉挛性斜颈。副作用与阿托品相似。禁用于前列腺肥大和青光眼患者。

第二节 治疗阿尔茨海默病药

阿尔茨海默病（Alzheimer's disease，AD）是一种与年龄高度相关，进行性发展的中枢神经退行性疾病，临床表现为认知和记忆功能不断恶化，日常生活能力进行性减退，并有各种神经精神症状和行为障碍。目前阿尔茨海默病尚无十分有效的治疗方法，早期或轻、中度患者可应用胆碱酯酶抑制药和N-甲基-D-天冬氨酸（N-Methyl-D-aspartic acid，NMDA）受体拮抗药治疗，效果相对较好。除此以外，尚有M_1受体激动药、氧自由基清除剂、β-分泌酶抑制剂、神经生长因子及其增强剂等药物也正在研发中。

多奈哌齐(donepezil)

多奈哌齐为第二代特异的可逆性 AChE 抑制药。口服吸收好，半衰期较长。能改善轻、中度阿尔茨海默病患者的认知能力和临床综合功能。临床用于轻、中度阿尔茨海默病的治疗。多数不良反应较轻，常见有流行性感冒样胸痛、牙痛、恶心、呕吐、乏力、腹部胀痛、胃肠道出血、震颤、眩晕、感觉异常、呼吸困难、视物模糊等。

卡巴拉汀(rivastigmine，利斯的明)

卡巴拉汀系 AChE 抑制药。口服吸收迅速，易透过血脑屏障，可缓解因胆碱能神经功能缺陷所致的认知功能障碍，改善日常生活能力，减轻精神行为症状。适用于轻、中度阿尔茨海默病患者，且具有耐受性好，不良反应轻等优点，尤其适用于伴有心、肝、肾等疾病的阿尔茨海默病患者。不良反应与多奈哌齐相似。严重肝、肾损害患者及哺乳期妇女禁用。病态窦房结综合征、房室传导阻滞、哮喘、消化性溃疡、尿路梗阻、癫痫患者慎用。

吡拉西坦(piracetam，脑复康)、茴拉西坦(aniracetam)

两药为脑代谢激活药，具有激活、保护和修复神经细胞的作用，可改善学习、记忆、认知能力及行为障碍。可用于治疗脑血管疾病后的记忆力减退、血管性痴呆和中老年健忘症。不良反应偶见口干及胃肠道反应，停药后可消失。锥体外系疾病、舞蹈病患者禁用吡拉西坦，用药期间同时接受抗凝药物治疗的患者，要调整抗凝药物的剂量，防止出血危险。

美金刚(memantine，美金刚胺)

美金刚是 NMDA 受体非竞争性拮抗药，能显著改善轻度至中度血管性痴呆患者的认知能力，对中度至重度患者还可显著改善其认知障碍、动作能力和社会行为，有较好的耐受性。适用于中、重度阿尔茨海默病和震颤麻痹综合征。常见的不良反应有轻微眩晕、不安、头重、口干等，饮酒可加重不良反应。肝功能不全、意识紊乱患者、孕妇及哺乳期妇女禁用。

附 常用制剂及其用法

左旋多巴 片剂：50mg、100mg、250mg。胶囊剂：100mg、125mg、250mg。抗帕金森病：口服，开始 0.25～0.5g/d，每隔 2～4 天增加 0.125～0.5g。维持量 3～6g/d，分 4～6 次服，最大用量不超过 8g/d。治疗肝性脑病：口服，0.3～0.4g/d，加入 5% 葡萄糖注射液 500ml 中静脉滴注，清醒后减量至 0.2g/d。

卡比多巴 片剂：25mg。口服，开始剂量卡比多巴 10mg/d，左旋多巴 100mg/d，4 次 /d；以后每隔 3～7 天每日增加卡比多巴 40mg，左旋多巴 400mg，直至每日量卡比多巴达 200mg，左旋多巴 2g 为限。

盐酸苄丝肼 与左旋多巴合用组成复方胶囊剂。口服，开始时盐酸苄丝肼 25mg/ 次，左旋多巴 100mg/ 次，3 次 /d。极量：盐酸苄丝肼 250mg/d，左旋多巴 1 000mg/d。

溴隐亭 片剂：2.5mg。口服，开始 1.25mg/ 次，2 次 /d，2 周内逐渐增加剂量，必要时每 2～4 周每日增加 2.5mg，以找到最佳疗效的最小剂量，每日剂量 20mg 为宜。

盐酸金刚烷胺 片剂(或胶囊剂)：100mg。口服，100mg/ 次，2 次 /d，最大剂量 400mg/d。

盐酸苯海索 片剂：2mg。胶囊剂：5mg。口服，开始 1～2mg/ 次，3 次 /d，以后逐渐递增，每日不超过 20mg。

多奈哌齐 片剂：2.5mg、5mg。开始 5mg/d，1 次 /d，睡前服，1 个月后可增加至 10 mg，3～6 个月为 1 个疗程。

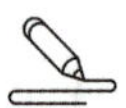

吡拉西坦　片剂：0.4g。口服，0.8～1.2g/次，2～3次/d。4～8周为1个疗程。

茴拉西坦　胶囊剂：0.1g。口服，0.2g/次，3次/d，70岁以上老人减半。1～2月为1个疗程。

美金刚　片剂（或胶囊剂）：10mg。口服，第一周剂量为5mg/d，第二周10mg/d，第三周15mg/d，第四周开始后20mg/d。

（袁　超）

复习思考题

1. 目前临床用于治疗帕金森病的药物有哪些类别？每类各列举1～2个代表药。
2. 左旋多巴应用早期会导致哪些不良反应？应如何进行用药监护？

扫一扫，测一测

PPT课件

知识导览

第十一章　抗精神失常药

学习目标

1. 掌握氯丙嗪的药理作用、临床应用、不良反应及用药监护。
2. 熟悉抗躁狂症药、抗抑郁症药的作用特点。

精神失常是由多种病理因素引起的精神活动障碍的一类疾病。治疗这类疾病的药物统称为抗精神失常药。根据临床用途可将抗精神失常药分为抗精神病药、抗躁狂症药、抗抑郁症药和抗焦虑症药。

第一节　抗精神分裂症药

精神分裂症是一类以情感、思维、行为之间不协调，精神活动与现实脱离为主要特征的临床最常见的精神病。根据临床表现分为Ⅰ型和Ⅱ型。Ⅰ型以躁狂、幻觉、妄想等阳性症状为主要表现。Ⅱ型以情感淡漠、意志缺失、主动性缺乏等阴性症状为主要表现。抗精神分裂症药也称作神经安定药，主要用于治疗精神分裂症，对其他精神分裂症的躁狂症状也有效。根据化学结构可分为吩噻嗪类、硫杂蒽类、丁酰苯类及其他类。

一、吩噻嗪类

氯丙嗪（chlorpromazine，冬眠灵）

氯丙嗪口服易吸收，吸收慢而不规则，不同个体口服相同剂量，血药浓度可相差 10 倍以上，临床用药应个体化。肌内注射吸收快，但刺激性强，宜深部注射。因脂溶性较高，易透过血脑屏障。氯丙嗪分布于全身，其脑组织内浓度可达血浆浓度的 10 倍，并可通过胎盘屏障进入胎儿体内。本药主要经肝脏代谢，肾脏排泄。因其脂溶性较高，易蓄积在脂肪组织中，停药后数周乃至半年后，仍可在尿中检出其代谢产物。

【药理作用】

1. 对中枢神经系统的作用

（1）抗精神病作用：氯丙嗪主要通过阻断中脑 - 边缘系统通路及中脑 - 皮质系统通路的多巴胺 D_2 受体发挥作用。正常人口服治疗量后，出现安静、活动减少、反应淡漠、注意力下降，在安静环境下易诱导入睡，但易唤醒，醒后神志清楚，加大剂量也不出现麻醉。精神分裂症患者服用氯丙嗪后能迅速控制兴奋躁动状态，大剂量连续服用能使幻觉、妄想、焦虑等症状消除，思维障碍减轻，理智恢复，情绪安定，生活自理。对抑郁症无效，甚至可使之加重。

多巴胺（dopamine，DA）是一种重要的中枢神经递质，它由多巴胺能神经元释放。脑内多巴胺能神经通路主要有四条，其生理功能及氯丙嗪阻断相应通路后效应见表 11-1。

表 11-1　氯丙嗪与多巴胺能神经通路

多巴胺能神经通路	生理功能	氯丙嗪阻断相应通路后的效应
中脑 - 皮质通路	与认知、思想、感觉、联想等有关	抗精神病作用
中脑 - 边缘通路	与情绪和行为功能有关	抗精神病作用
黑质 - 纹状体通路	与锥体外系运动功能有关	出现锥体外系反应
结节 - 漏斗通路	与调节内分泌功能有关	调节多种激素的分泌

（2）镇吐作用：氯丙嗪有较强的镇吐作用。小剂量即可阻断延髓第四脑室底部的催吐化学感受区的 D_2 受体而产生镇吐作用，大剂量时则直接抑制呕吐中枢。对顽固性呃逆有效，但不能对抗晕动病等前庭刺激所致的呕吐。

（3）对体温调节的作用：氯丙嗪对下丘脑体温调节中枢有很强的抑制作用，可使体温随外界环境温度变化而升降。在低温时，配合物理降温，不但可降低发热机体的体温，也能降低正常体温，可使正常体温者或发热患者的体温降至正常值以下；在高温环境下，氯丙嗪可使体温升高。

（4）加强中枢抑制药的作用：氯丙嗪对中枢神经系统有较强的抑制作用，可加强麻醉药、镇静催眠药、镇痛药等中枢抑制药及乙醇的作用，上述药物与氯丙嗪合用时应适当减量，以免加重对中枢神经系统功能的抑制。

2. 对自主神经系统的作用　①氯丙嗪可阻断 α 受体，使血管舒张，血压下降，反射性引起心动过速，连续用药还可产生耐受性，且副作用较多，故不能用于高血压的治疗；②阻断 M 受体作用较弱，无治疗意义，大剂量应用时可引起口干、便秘、视物模糊、心动过速。

3. 对内分泌系统的作用　氯丙嗪可使催乳素释放抑制因子的释放减少，催乳素分泌增加，出现乳房肿大及泌乳。抑制促性腺激素、生长激素和糖皮质激素的分泌。

【临床应用】

1. 精神分裂症　主要用于治疗Ⅰ型精神分裂症，尤其对急性患者效果显著，能有效缓解进攻、亢进、妄想、幻觉等阳性症状，但不能根治，需长期用药，甚至终身治疗。对Ⅱ型精神分裂症无效，甚至可加重病情。也可用于治疗躁狂症及其他伴有兴奋、紧张及妄想等症状的精神病患者。

2. 呕吐和顽固性呃逆　对多种疾病如胃肠炎、尿毒症、恶性肿瘤、妊娠及药物如吗啡、四环素等引起的呕吐均有显著的镇吐作用，对顽固性呃逆有显著疗效，对晕动病引起的呕吐无效。

3. 低温麻醉和人工冬眠　配合物理降温可降低患者体温，用于低温麻醉。氯丙嗪与异丙嗪、哌替啶合用组成“冬眠合剂”，使患者体温、基础代谢率、组织耗氧量及器官活动均降低，增加机体对缺氧的耐受力，减轻机体对伤害性刺激的反应。机体处于这种状态称为“人工冬眠”，有助于机体度过一些严重疾病的缺氧、缺能阶段，为采取其他抢救措施争取时间。人工冬眠主要用于严重创伤、感染性休克、高热惊厥、甲状腺危象等病症的辅助治疗。

【不良反应及用药监护】该药安全范围大，但大剂量长期应用不良反应多。

1. 常见不良反应　①中枢抑制症状：表现为嗜睡、乏力、淡漠等。② M 受体阻断症状：口干、便秘、视物模糊等。③ α 受体阻断症状：鼻塞、血压下降、直立性低血压及反射性心悸等，为防止直立性低血压发生，注射后应嘱患者卧床休息 1～2 小时，缓慢改变体位。一旦发生直立性低血压，应用去甲肾上腺素抢救，禁用肾上腺素。

2. 局部刺激性　本药刺激性较强，一般采用深部肌内注射。静脉注射可发生血栓性静脉炎，应以 0.9% 氯化钠注射液或葡萄糖注射液稀释后缓慢注射。

3. 锥体外系反应 长期大量应用可出现锥体外系反应。①帕金森综合征：表现为肌张力增高、肌肉震颤、面容呆板、动作迟缓、流涎等。②静坐不能：表现为坐立不安、反复徘徊、搓丸样动作等。③急性肌张力障碍：常在用药后1～5天出现，表现为强迫性张口、伸舌、斜颈、吞咽困难及呼吸运动障碍等症状。以上三种反应可应用中枢抗胆碱药如苯海索缓解。④迟发性运动障碍：表现为口-面部不自主地刻板运动，广泛性舞蹈样手足徐动症。目前尚无特效药物治疗，用中枢抗胆碱药苯海索反而使症状加重，应及早发现，及时停药。

4. 急性中毒 一次大剂量服用氯丙嗪可致急性中毒，患者出现昏睡，血压下降至休克水平，心动过速、心电图异常等。应告知患者严格遵医嘱服药，不可随意增减药量或停药。一旦发生急性中毒，应立即对症治疗，早期可用去甲肾上腺素升高血压。

5. 精神异常 氯丙嗪可引起精神异常，如意识障碍、兴奋、妄想、幻觉、抑郁、淡漠、消极等，应与原有疾病进行鉴别。一旦发现，立即减量或停药。

6. 其他 变态反应主要有皮疹、接触性皮炎；偶见肝脏损害、粒细胞减少、溶血性贫血甚至再生障碍性贫血；有诱发心律失常和猝死的危险；长期用药可致内分泌紊乱，可出现乳腺增大、泌乳、月经停止、儿童生长发育迟缓等。用药期间应定期检查血常规、肝功能和心电图。

7. 禁忌证 青光眼、有癫痫及惊厥史者、乳腺增生症及乳腺癌患者禁用。冠心病患者慎用。

案例分析

患者，女，29岁，家属代述患者自1年前开始出现精神异常，表现为敏感多疑，怀疑有人在其饭菜内下毒，觉得有人在其背后议论。为此患者变得不爱说话，脾气暴躁，连自己的孩子都不理不管。由于严重影响日常生活及社会交往，患者在家属陪同下就诊，初步诊断为：精神分裂症。收入住院并予以氯丙嗪治疗。讨论：

1. 氯丙嗪治疗精神分裂症的机制是什么？
2. 长期应用氯丙嗪可导致哪些不良反应？应如何进行用药监护？

其他吩噻嗪类药物

包括哌嗪类（如氟奋乃静、三氟拉嗪）及哌啶类（如硫利达嗪）。药理作用、临床应用和不良反应与氯丙嗪相似。哌嗪类镇静作用弱，对精神病的幻觉、妄想等症状有较好疗效，锥体外系反应明显；哌啶类抗精神病疗效不如氯丙嗪，但锥体外系反应较轻。

二、硫杂蒽类

氯普噻吨（chlorprothixene，泰尔登）

氯普噻吨镇静、控制焦虑抑郁的作用较氯丙嗪强，有较弱的抗抑郁作用。适用于伴有焦虑或抑郁症的精神分裂症、焦虑性神经官能症和更年期抑郁症患者。不良反应较轻，锥体外系症状较少，偶有肝功能损伤。

三、丁酰苯类

氟哌啶醇（haloperidol）

氟哌啶醇有很强的抗精神病作用，不仅可显著控制各种精神运动兴奋症状，而且对慢性症状

也有较好疗效。镇吐作用也较强，但镇静作用较弱。主要用于急、慢性精神分裂症，躁狂症、焦虑性神经官能症、呕吐及顽固性呃逆。其锥体外系副作用严重，但心血管系统副作用较轻、对肝功能影响小。

四、其他抗精神分裂症药

舒必利（sulpiride），对紧张型精神分裂症疗效好，有良好的减轻幻觉、妄想作用、抗躁狂作用，对情绪低落、忧郁等症状也有治疗作用。常见不良反应有头痛、头晕、便秘、注意力不集中等，锥体外系反应较少。

氯氮平（clozapine），为新型抗精神病药。目前在我国许多地区已将其作为治疗精神分裂症的治疗药物广泛使用。有较强的抗精神病作用，对精神分裂症的阳性和阴性症状都有治疗作用，几乎无锥体外系反应和内分泌紊乱等不良反应。主要用于其他抗精神病药无效或不能耐受治疗的精神病患者，也可用于锥体外系反应过强的患者。常见的不良反应有头痛、头晕、多汗及消化道反应等。粒细胞减少或缺乏是本品易发生的严重不良反应，用药期间须做白细胞计数检查。

第二节 抗躁狂症药与抗抑郁症药

一、抗躁狂症药

躁狂症主要表现为情绪高涨、烦躁不安、活动过度、思维和语言难以自制。抗躁狂症药主要用于治疗躁狂症，目前临床最常用的是碳酸锂，也有枸橼酸盐。

碳酸锂（lithium carbonate）

【药理作用和临床应用】碳酸锂治疗量对正常人的精神活动无明显的影响，对躁狂症患者有显著疗效，尤其是对急性躁狂症和轻度躁狂疗效显著，是治疗躁狂症的首选药，还可用于治疗躁狂抑郁症。长期重复使用可以减少躁狂复发，对预防抑郁复发也有效。

【不良反应及用药监护】锂盐安全范围小，不良反应比较多，血药浓度超过 2mmol/L 即可出现中毒症状。随着血药浓度增加，轻者出现头昏、恶心、呕吐、腹痛等，严重者可出现精神紊乱、明显震颤、发音困难、惊厥，直至昏迷与死亡。用药期间测定血药浓度至关重要，当血药浓度升至 1.6mmol/L 时，应立即减量或停药，适当补充 0.9% 氯化钠注射液以促进锂盐的排出。

二、抗抑郁症药

抑郁症患者主要表现为情绪低落、言语减少、悲观失望、睡眠障碍、常自责自罪，有自杀倾向。常用治疗药物有以下几类：

（一）三环类抗抑郁药

丙米嗪（imipramine，米帕明）

【药理作用】正常人服用丙米嗪后出现安静、嗜睡和血压稍降等中枢神经系统抑制作用，并常出现视物模糊、口干、便秘等抗胆碱反应。抑郁症患者连续用药后精神振奋、思维改善、食欲和睡眠好转。起效慢，连用 2～3 周后才有显著疗效。目前认为作用机制可能是通过阻断 NA 和 5-HT 在神经末梢的再摄取，使突触间隙神经递质浓度升高发挥抗抑郁作用。另外，治疗量丙米

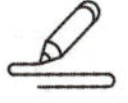

嗪可降低血压，反射性引起心率加快，致心律失常。

【临床应用】用于治疗各种原因引起的抑郁症，尤其对内源性抑郁症、更年期抑郁症疗效好，对反应性抑郁症疗效次之，对精神分裂症的抑郁状态疗效差。对伴有焦虑的抑郁症患者疗效显著，也可用于儿童遗尿症的治疗。

【不良反应及用药监护】常见的不良反应有口干、便秘、排尿困难、扩瞳、视物模糊、心动过速、眩晕、失眠、直立性低血压等；大剂量可引起癫痫样发作、共济失调等；少数患者可出现皮疹、粒细胞减少等变态反应。长期大剂量用药时，需定期做白细胞计数和肝功能检查。避免与单胺氧化酶抑制剂等合用，以免发生血压明显升高、高热及惊厥。青光眼、前列腺肥大患者禁用。

（二）5-HT 再摄取抑制药

氟西汀（fluoxetine，百忧解）

氟西汀是一种强效选择性 5-HT 再摄取抑制剂，比抑制 NA 摄取作用强 200 倍。适用于伴有焦虑的各种抑郁症、强迫症和神经性贪食症，尤其适用于老年抑郁症。不良反应较轻，常见恶心、头痛、失眠、精神紧张、震颤等。肝病患者须慎用。肾功能不全者长期用药须减量。心血管疾病、糖尿病患者应慎用。与单胺氧化酶抑制剂合用时须警惕“血清素综合征”的发生。

舍曲林（sertraline）

舍曲林为新型抗抑郁药，通过选择性抑制 5-HT 再摄取而发挥抗抑郁作用。适用于各类抑郁症的治疗，并对强迫症、心境恶劣、性欲倒错有效，也可预防抑郁症复发。不良反应少，偶见口干、恶心、呕吐、消化不良、射精困难、震颤、失眠等。对本品高度敏感者、严重肝功能不良者禁用。有癫痫病史者慎用。服药后不应驾驶车辆或操作机器。禁与单胺氧化酶抑制剂合用。

（三）单胺氧化酶抑制剂（monoamine oxidase inhibitor，MAOI）

吗氯贝胺（moclobemide）

吗氯贝胺是一种选择性好、强效的 MAOI。具有广谱抗抑郁作用，对伴有精神运动性迟滞的抑郁效果尤佳，对睡眠障碍也有一定效果。可用于治疗各种类型的抑郁症。不良反应较少，常见失眠、头痛、出汗、心悸和体重增加等。对吗氯贝胺过敏者、急性精神紊乱、精神分裂症和嗜铬细胞瘤患者禁用。禁止与其他抗抑郁药合用。用药期间应避免食用含酪胺的食物，如酵母、大豆发酵制品等。

（四）其他抗抑郁药

曲唑酮（trazodone）

曲唑酮是三唑吡啶类抗抑郁药，除具有抗抑郁作用外，还具有中枢镇静作用和轻微的肌肉松弛作用，适用于夜间给药。对心血管系统无显著影响，是一个较安全的抗抑郁药。可用于治疗抑郁症和焦虑症，尤其适用于治疗老年性抑郁症或伴有心脏疾病的患者。不良反应少，偶见恶心、呕吐、口干、便秘、视物模糊、直立性低血压等。癫痫患者、肝功能不良者慎用。

附　常用制剂及其用法

盐酸氯丙嗪　片剂：5mg、12.5mg、25mg、50mg。口服，一般 12.5～50mg/ 次，3 次 /d。注射剂：10mg/1ml、25mg/1ml、50mg/2ml。肌内注射，25～50mg/ 次。治疗精神病宜从小剂量开始，轻症 300mg/d，重症 600～800mg/d，好转后逐渐减用维持量（50～100mg/d）。拒服药者 50～100mg/次，加于 25% 葡萄糖注射液 20ml 内，缓慢静脉注射。镇吐：口服，12.5～55mg/d。

氯普噻吨　片剂：12.5mg、15mg、25mg、50mg。注射剂：10mg/1ml、30mg/1ml。轻症 150mg/d，

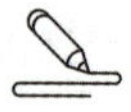

重症 300～600mg/d。

氟哌啶醇　片剂：2mg、4mg。口服，2～10mg/ 次，3 次 /d。注射剂：5mg/1ml。肌内注射，5mg/ 次。

五氟利多　片剂：5mg、20mg。口服，10～40mg/ 次，1 次 / 周。

舒必利　片剂：10mg、50mg、100mg、200mg。精神分裂症：口服，开始 300～600mg/d，可缓慢增至 600～1 200mg/d。

氯氮平　片剂：25mg、50mg。口服，开始 25mg/ 次，1～2 次 /d，然后每日增加 20～50mg，如耐受性好，在 2 周内将一日总量渐增至 300～450mg。12 岁以下儿童不宜使用。

碳酸锂　片剂：0.125g、0.25g、0.5g。胶囊剂：0.25g、0.5g。口服，开始 50～100mg/d，递增至 900～1 800mg/d，分 3～4 次服，维持量 500～600mg/d。

盐酸丙米嗪　片剂：12.5mg、25mg、50mg。口服，25～75mg/ 次，3 次 /d。年老体弱者每天自 2.5mg 开始，逐渐加量。

地昔帕明　片剂：25mg、50mg。口服，开始 25mg/ 次，3 次 /d，递增至 50mg/ 次，3 次 /d，维持量 100mg/d。

氟西汀　胶囊剂：20mg。开始 20mg/ 次，1 次 /d，早饭后服用。有效治疗量 20～40mg/ 次，1 次 /d。

（高　荧）

复习思考题

1. 氯丙嗪的急性中毒有哪些临床表现？应如何进行用药监护？
2. 何谓“人工冬眠”疗法？试述其临床意义。

扫一扫，测一测

PPT 课件

知识导览

第十二章　镇　痛　药

学习目标

1. 掌握吗啡、哌替啶的药理作用、临床应用、不良反应及用药监护。
2. 熟悉镇痛药的分类及作用机制、滥用麻醉药品的危害性。
3. 了解其他镇痛药、阿片受体拮抗药的作用特点；了解癌症患者的三级止痛阶梯治疗的原则。

镇痛药是作用于中枢神经系统，通过激动中枢神经系统特定部位的阿片受体，选择性地减轻或缓解疼痛，同时可缓解因疼痛引起的精神紧张、烦躁不安等不愉快情绪的药物。疼痛是机体的一种保护性反应，也是临床许多疾病的常见症状，常伴有不愉快的情绪反应。剧烈疼痛时不仅给患者带来痛苦，还可引起生理功能紊乱，甚至发生休克，对已确诊的剧痛应及时应用镇痛药。

本类药物亦称为麻醉性镇痛药，反复使用容易产生依赖性，导致药物滥用，造成严重后果，绝大多数被归入管制药品之列，应严格管理和控制。常用的镇痛药可分为三类：①阿片生物碱类镇痛药；②人工合成镇痛药；③其他镇痛药。

第一节　阿片生物碱类镇痛药

吗啡（morphine）

吗啡是阿片（opium，罂粟科植物罂粟未成熟蒴果浆汁的干燥物）中所含的主要生物碱，含量高达10%。

【体内过程】

吗啡口服后易从胃肠道吸收，但首过消除明显，生物利用度约为25%，常注射给药。吸收后约1/3与血浆蛋白结合，游离型吗啡迅速分布于全身各组织，少量通过血脑屏障发挥中枢性药理作用。吗啡主要在肝代谢，以肾排泄，少量经乳腺排泄，也可通过胎盘到达胎儿体内。

【药理作用】

1. 中枢神经系统

（1）镇痛、镇静：吗啡是阿片受体激动药，激活中枢神经阿片受体而产生镇痛作用。镇痛作用强大，作用可维持4～6小时。吗啡对绝大多数急性痛和慢性痛的镇痛效果良好，对持续性慢性钝痛作用强于间断性锐痛、内脏绞痛，对神经性疼痛效果较差。吗啡在镇痛的同时有明显的镇静作用，改善由疼痛引起的紧张、焦虑、恐惧等情绪反应，并引起欣快感，这是吗啡造成强迫用药的重要原因。

（2）抑制呼吸：治疗剂量即可降低呼吸中枢对CO_2的敏感性而抑制呼吸，随剂量增加作用增强，急性中毒时，呼吸频率可减慢至3～4次/min，导致呼吸衰竭而死亡。呼吸抑制是吗啡急性中毒致死的主要原因。

（3）镇咳作用：能直接抑制延髓咳嗽中枢，使咳嗽反射减轻或消失，但因有成瘾性，临床常用可待因替代。

（4）其他：能兴奋延髓化学催吐感受区，引起恶心呕吐；有缩瞳作用，中毒时瞳孔缩小如针尖样大小，为其中毒特征之一。

2. 平滑肌

（1）胃肠道平滑肌：能减慢胃蠕动，提高胃肠道平滑肌和括约肌的张力，使胃的排空延迟，肠蠕动减慢，抑制消化腺的分泌，使便意和排便反射减弱，易引起便秘。

（2）胆道平滑肌：治疗量可引起胆道奥迪括约肌痉挛性收缩，导致胆囊内压明显提高，引起上腹部不适，甚至诱发胆绞痛，合用阿托品可部分缓解。

（3）其他平滑肌：能提高输尿管平滑肌和膀胱外括约肌张力，可引起尿潴留；对妊娠末期子宫，能降低子宫张力、收缩频率和收缩幅度，延长产程；大剂量可引起支气管收缩，诱发或加重哮喘。

3. 心血管系统 能舒张外周血管，降低外周阻力，引起直立性低血压。由于抑制呼吸使 CO_2 潴留，引起脑血管扩张，脑血流量增加，颅内压增高。

4. 免疫系统 吗啡对免疫系统有抑制作用，也可抑制人类免疫缺陷病毒（human immunodeficiency virus，HIV）蛋白诱导的免疫反应，这可能是吗啡吸食者易感 HIV 的主要原因。

【作用机制】脑啡肽神经元、内源性阿片肽和阿片受体共同组成机体的抗痛系统，痛觉传入神经末梢通过释放谷氨酸、P 物质（substance P，SP）等递质而将痛觉冲动传向中枢，内源性阿片肽由脑啡肽神经元释放后可激动感觉神经突触前、后膜上的阿片受体，通过 G 蛋白偶联机制，抑制腺苷酸环化酶、减少 Ca^{2+} 内流，使突触前膜递质释放减少、突触后膜超极化，阻滞痛觉信号的传递，产生镇痛作用。吗啡的镇痛作用是通过激动脊髓胶质区、丘脑内侧、脑室及导水管周围灰质等部位的阿片受体，模拟内源性阿片肽对痛觉的调制功能而产生镇痛作用。

思政元素

热爱科研事业，培育爱国情怀

——邹冈与吗啡的镇痛作用机制

邹冈（1932 年 1 月—1999 年 2 月），是我国享誉海内外的著名神经药理学家。

20 世纪 50 年代，吗啡镇痛作用的确切机制仍不清楚。上海药物研究所邹冈教授等老一辈药理学家在这方面作出了杰出的贡献。1962 年邹冈和他的导师张昌绍教授在《生理学报》共同发表研究论文，提出吗啡镇痛作用部位在第三脑室和大脑导水管周围中央灰质的观点，引起国内外学术界的高度重视，成为吗啡和痛觉研究领域的一篇经典文献，被国际药理学界誉为吗啡作用原理研究中的“里程碑”。

美国科学家 Mackie 等人在国际著名期刊《神经科学动态》上发表文章指出：邹冈教授的研究工作在 20 世纪 70 年代初推动了重要的内源性镇痛物质脑啡肽和内啡肽的发现，这些发现证明机体具有自己的镇痛回路，它们可以被调节或者用药物激活以达到治疗目的，从而改变了科学家有关痛和镇痛的观念。

邹冈教授是中国生命科学领域真正优秀的、值得其他科研人员敬重的科学家之一。他的爱国主义情怀和对事业坚韧不拔、锐意进取、永不满足的科研精神值得我们学习。

【临床应用】

1. 镇痛 对各种疼痛均有效，适用于其他镇痛药无效的急性锐痛，如烧伤、严重创伤、战

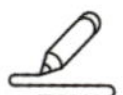

伤、手术及癌症晚期等引起的剧烈疼痛；对心肌梗死引起的剧痛，不仅可以止痛，还能够缓解焦虑，扩血管作用可减轻心脏负担，吗啡类药物还具有保护缺血性损伤心肌的作用，可减少梗死面积；对神经压迫性疼痛效果差；对内脏平滑肌痉挛引起的绞痛，如胆绞痛、肾绞痛加用 M 胆碱受体阻断药如阿托品方可有效缓解。久用易成瘾，除癌性剧痛外，一般应短期使用。

2. 心源性哮喘 对于急性左心衰竭所致心源性哮喘，除应用速效利尿药等抢救措施外，配合静脉注射吗啡，可迅速缓解患者的气促和窒息感。其作用机制可能是：①扩张外周血管，降低外周阻力，减轻心脏负荷；②降低呼吸中枢对 CO_2 的敏感性，使急促的浅表呼吸得以缓解；③镇静作用可消除患者的紧张、焦虑、恐惧情绪，减少心肌耗氧量。

3. 腹泻 可用于缓解急、慢性消耗性腹泻症状，常用阿片酊或复方樟脑酊。如伴有细菌感染，应联用抗菌药物。

【不良反应及用药监护】

1. 一般不良反应 治疗量可引起上腹部不适、恶心、呕吐、便秘、排尿困难、眩晕、嗜睡、呼吸抑制、胆道压力升高甚至胆绞痛及免疫抑制等。用药后应卧床，缓慢改变体位，避免出现直立性低血压。

2. 耐受性及成瘾性 长期反复应用易产生耐受性及药物依赖性。常规剂量连续应用 2～3 周即可产生耐受性，且与阿片类其他药物有交叉耐受性。戒断症状包括兴奋、失眠、流泪、流涕、呕吐、腹泻、出汗、虚脱等，甚至意识丧失，患者出现病态人格，有明显强迫性觅药行为，迫使患者不择手段获取药物。

3. 急性中毒 过量可致急性中毒，表现为昏迷、深度呼吸抑制、瞳孔针尖样缩小，常伴有发绀、血压下降、尿潴留等。一旦出现这些症状应立即停药并报告医生。呼吸麻痹是其致死的主要原因。抢救措施包括人工呼吸、吸氧（禁用纯氧）以及静脉注射阿片受体阻断药纳洛酮。

4. 禁忌证 禁用于颅脑损伤所致颅内高压者、支气管哮喘、肺源性心脏病、前列腺肥大、肝功能严重减退、昏迷及休克的患者；禁用于分娩止痛和哺乳期妇女止痛。

第二节 人工合成镇痛药

哌替啶（pethidine，度冷丁）

哌替啶是目前临床常用的人工合成镇痛药，主要激动 μ 型阿片受体。口服易吸收，皮下或肌内注射吸收更快。

【药理作用】药理作用与吗啡基本相同，但镇痛作用弱于吗啡，其作用相当于吗啡的 1/10～1/7，持续时间约 2～4 小时。镇静作用、抑制呼吸、致欣快感和扩血管作用与吗啡相当。能提高平滑肌和括约肌的张力，但作用维持时间短，一般不引起便秘和尿潴留。大剂量可引起支气管平滑肌收缩。对妊娠末期子宫收缩无影响，不延长产程。

【临床应用】

1. 镇痛 替代吗啡用于各种剧痛，如创伤、手术后及晚期癌症等。内脏绞痛须与阿托品等解痉药合用，也可用于分娩止痛。新生儿对哌替啶的呼吸抑制作用极为敏感，故临产前 2～4 小时内不宜使用。

2. 心源性哮喘 替代吗啡作为心源性哮喘的辅助治疗，其机制与吗啡相似。

3. 麻醉前给药 麻醉前给哌替啶，可消除患者术前紧张和恐惧情绪，减少麻醉药用量并缩短诱导期。

4. 人工冬眠 与氯丙嗪、异丙嗪组成冬眠合剂，辅以物理降温，可用于严重创伤、感染性休

克、中枢性高热、惊厥、甲状腺危象等病症的辅助治疗。

【不良反应及用药监护】 治疗量引起的不良反应与吗啡相似，可致口干、出汗、眩晕、恶心、呕吐、心悸和直立性低血压等。剂量过大，可出现呼吸抑制。偶可致震颤、肌肉痉挛、反射亢进甚至惊厥。中毒时可应用阿片受体阻断药纳洛酮解救，其中枢兴奋作用可应用抗惊厥药对抗。久用可产生耐受性及成瘾性。禁忌证与吗啡相同。

案例分析

患者，男，21 岁，在注射大量海洛因后不省人事，由其朋友送入急救室。查体，R: 4 次 /min，BP: 90/60mmHg。口唇发绀，双侧瞳孔缩小呈“针尖样”。患者肘窝区域有一个“新的针孔”和数个“旧的针孔”的痕迹。讨论：

1. 请说出患者入院时出现上述症状的原因。
2. 对患者应采取怎样的紧急处理措施？

美沙酮（methadone）

美沙酮镇痛作用强度与吗啡相似，但持续时间较长，适用于手术、创伤及晚期癌症等引起的剧痛，亦可用于吗啡、海洛因等戒毒的替代品。不良反应为恶心、呕吐、眩晕、口干、便秘和抑郁等。可影响产程和抑制胎儿呼吸，禁用于分娩止痛。

芬太尼（fentanyl）

芬太尼属短效镇痛药，镇痛作用比吗啡强 100 倍。可用于各种剧烈疼痛；与麻醉药合用，可减少麻醉药用量。不良反应有恶心、呕吐、眩晕及胆道括约肌痉挛，静脉注射过快可致呼吸抑制，大剂量时可产生明显肌肉僵直，需用纳洛酮对抗。支气管哮喘、重症肌无力、脑部肿瘤或外伤引起昏迷的患者以及 2 岁以下的儿童禁用。

二氢埃托啡（dihydroetorphine）

该药系我国研制的强效镇痛药，口服无效，其镇痛作用为吗啡的 6 000～10 000 倍。临床主要用于吗啡、哌替啶无效的顽固性疼痛、重度创伤性疼痛和晚期癌症疼痛。主要不良反应为恶心呕吐、呼吸抑制、昏迷、缩瞳等，反复应用可产生耐受性和依赖性。

第三节 其他镇痛药

曲马多（tramadol）

曲马多口服吸收迅速。镇痛效力好，呼吸抑制作用弱，无明显的心血管系统副作用，也不引起便秘。适用于中、重度急、慢性疼痛，如手术、创伤、分娩及晚期癌症疼痛等。不良反应有眩晕、多汗、恶心、呕吐等，可引起癫痫。有轻度耐受性和依赖性，长期应用也可成瘾。

布桂嗪（bucinnazine，强痛定）

布桂嗪镇痛作用为吗啡的 1/3，可用于偏头痛、三叉神经痛、关节痛、痛经、炎症性及外伤性疼痛、晚期癌症疼痛等。偶有头晕、恶心、困倦等神经系统反应，停药后可消失，长期应用可成瘾。

喷他佐辛(pentazocine，镇痛新)

本品为阿片受体部分激动药，镇痛作用为吗啡的1/3，呼吸抑制作用为吗啡的1/2；对平滑肌兴奋作用比吗啡弱；对心血管的影响与吗啡不同，大剂量可引起血压升高、心率加快，与其能提高血浆中儿茶酚胺浓度水平有关。主要用于各种慢性疼痛。不易产生药物依赖性，属非麻醉性镇痛药。

罗通定(rotundine，颅通定)

罗通定是从中药延胡索中提取的生物碱，可人工合成。口服吸收良好，10～30分钟起效，持续2～5小时。镇痛强度比哌替啶弱，较解热镇痛抗炎药作用强，对持续性钝痛效果好，可用于头痛、痛经、分娩疼痛、内脏绞痛等。无明显的成瘾性，大剂量可抑制呼吸，偶见眩晕、乏力、恶心等。

第四节　阿片受体阻断药

纳洛酮(naloxone)

纳洛酮对各型阿片受体均有竞争性拮抗作用。口服给药，首过消除明显，常静脉给药。适用于阿片类药物急性中毒，可改善呼吸抑制及其他中枢抑制症状，使昏迷患者迅速复苏；可用于阿片类药物成瘾者的鉴别诊断；可用于急性酒精中毒、脊髓损伤、休克、脑卒中及脑外伤救治。不良反应少，大剂量偶见轻度烦躁不安。

附　癌症患者止痛的三级阶梯方法

癌症患者止痛的三级阶梯治疗方法是在对癌痛的原因和性质做出正确的评估的基础上，根据癌症患者的疼痛程度和原因选择适当的镇痛药。对轻度疼痛的患者主要选用解热镇痛抗炎药(如阿司匹林、对乙酰氨基酚、吲哚美辛、布洛芬等)；对中度疼痛的患者主要选用弱阿片类药(如可待因、布桂嗪等)；对重度疼痛的患者主要选用强阿片类药(如吗啡、哌替啶、芬太尼、美沙酮、二氢埃托啡等)。用药时要做到药物剂量个体化；要尽量口服给药；要按时给药而不是按需(只在痛时)给药；选用长效药物、缓释或控释制剂；必要时可加用辅助药物，如解痉药、抗焦虑或抗抑郁药。

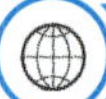

知识链接

疼痛数字评分法

疼痛是人的一种主观感觉，因人而异，疼痛的感觉其实是通过神经末梢上的痛觉感受器产生的。疼痛等级是医学界按疼痛程度划分的等级，目前中国医学界关于疼痛等级的分级，最简单常用的方法是数字分级评分法(numerical rating scale，NRS)，指用0～10十一个数字代替文字来表示疼痛的程度，0为不疼，10为患者所认为的最疼。1～4级为轻度疼痛，患者虽有痛感但可忍受，能正常生活；5～6级为中度疼痛，患者疼痛明显，不能忍受，影响睡眠；7～10级为重度疼痛，患者疼痛剧烈，不能入睡。

附　常用制剂及其用法

盐酸吗啡　片剂：5mg、10mg。常用量：口服，5～15mg/次，15～60mg/d。注射剂：5mg/0.5ml、10mg/1ml。皮下注射5～15mg/次，15～40mg/d。静脉注射，5～10mg/次。极量：口

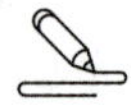

服，30mg/次，100mg/d。皮下注射，20mg/次，60mg/d。

盐酸哌替啶 片剂：25mg、50mg。口服，50～100mg/次，200～400mg/d。极量：150mg/次，600mg/d。注射剂：50mg/1ml，100mg/2ml。皮下或肌内注射，25～100mg/次，100～400mg/d。极量：150mg/次，600mg/d，两次用药间隔不宜少于4小时。静脉注射成人以每次0.3mg/kg为限。

枸橼酸芬太尼 注射剂：0.1mg/2ml。肌内注射或静脉注射，0.05～0.1mg/次。

盐酸二氢埃托啡 片剂：20μg、40μg。舌下含服20～40μg/次，180μg/d，必要时可3～4小时重复用药。注射剂：10μg、20μg。肌内注射，10～20μg/次，90μg/d。连续用药不超过3天。

盐酸美沙酮 片剂：2.5mg、7.5mg、10mg。口服，成人10～15mg/d，分2～3次服，儿童每日0.7mg/kg，分4～6次服。注射剂：5mg/1ml。皮下或肌内注射，2.5～5mg/次，10～15mg/d。极量：10mg/次，20mg/d。

盐酸曲马多 胶囊剂：50mg。栓剂：100mg。口服，50mg/次，3～4次/d。注射剂：50mg/2ml。缓慢静脉滴注，50～200mg/d。极量：400mg/d。连续用药不超过48小时。

布桂嗪 片剂：30mg、60mg。口服，成人30～60mg/次，90～180mg/d，小儿1次1mg/kg。注射剂：50mg/2ml、100mg/2ml。皮下或肌内注射，50～100mg/次，1～2次/d。

盐酸罗通定 片剂：30mg、60mg。口服，60～120mg/次，1～4次/d。

盐酸喷他佐辛 片剂：25mg、50mg。口服，25～50mg/次，必要时3～4小时重复给药1次。极量：200mg/次，600mg/d。

纳洛酮 注射剂：0.4mg/1ml。肌内注射或静脉注射，0.4～0.8mg/次。

（高 荧）

复习思考题

1. 为什么吗啡可用于治疗心源性哮喘，而禁用于支气管哮喘？
2. 为什么治疗胆绞痛时须将镇痛药与阿托品合用？

扫一扫，测一测

PPT 课件

知识导览

第十三章　解热镇痛抗炎药

学习目标

1. 掌握阿司匹林的药理作用、临床应用、不良反应及用药监护。
2. 熟悉解热镇痛抗炎药的分类、作用机制及各类常用药物的作用特点。
3. 了解常用解热镇痛抗炎药的配伍。

解热镇痛抗炎药是一类具有解热、镇痛，而且大多数还有抗炎、抗风湿作用的药物，鉴于其化学结构与糖皮质激素的甾体结构不同，抗炎作用特点也不同，因此称为非甾体抗炎药。本类药物的化学结构不同，但共同的作用机制是抑制前列腺素（prostaglandin，PG）的生物合成，代表药物是阿司匹林。

第一节　基本药理作用

一、解热作用

人体正常体温的维持是下丘脑体温调节中枢通过对产热和散热两个过程精细调节的结果。在炎症反应中，病原体及其毒素进入机体，刺激粒细胞，产生并释放内热原（如白介素-1），内热原进入中枢，使中枢合成 PG 增多，PG 作用于体温调节中枢，使调定点提高，导致产热增加，散热减少，引起发热。解热镇痛抗炎药能抑制 PG 合成酶［环氧化酶（cyclooxygenase，COX）］，减少机体内 PG 的生物合成而发挥解热作用（图 13-1）。解热镇痛抗炎药具有较好的解热作用，能降低发热者的体温，但不影响正常人的体温。

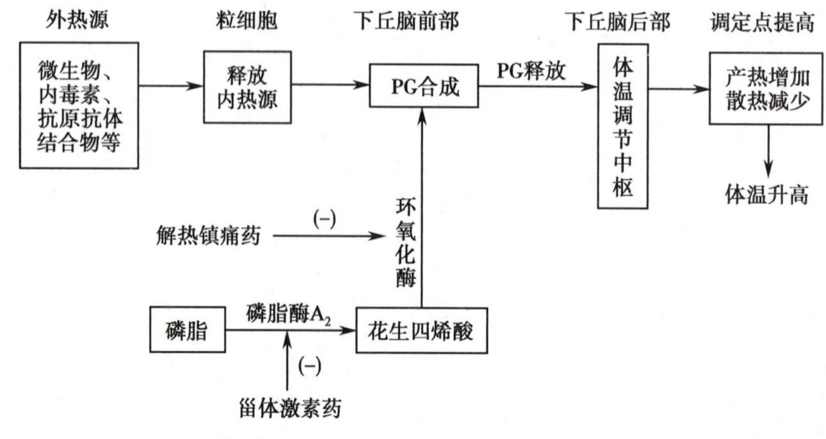

图 13-1　发热过程与抗炎药物作用机制示意图

二、镇痛作用

解热镇痛抗炎药的镇痛强度弱于镇痛药，仅有中等程度镇痛作用，对慢性钝痛如牙痛、头痛、神经痛、关节痛、肌肉痛及痛经等效果良好，对各种严重创伤性剧痛及内脏平滑肌绞痛等锐痛无效，长期应用一般无成瘾性，无呼吸抑制作用。本类药物镇痛作用部位主要在外周。当炎症或组织损伤时，局部产生和释放某些致痛化学物质如 PG、组胺、缓激肽等，作用于痛觉感受器，引起疼痛。解热镇痛抗炎药可抑制炎症时 PG 的合成而发挥镇痛作用。

三、抗炎抗风湿作用

PG 是参与炎症反应的重要活性物质，不仅能扩张血管，增加血管通透性，导致局部充血、水肿和疼痛，还能协同和增强缓激肽等致炎物质的作用，使炎症反应加重。本类药物能抑制炎症反应时的 PG 合成和释放，缓解红、肿、痛等反应，发挥抗炎抗风湿作用，但无病因治疗作用。

第二节 常用解热镇痛抗炎药

一、非选择性环氧化酶抑制药

（一）水杨酸类

阿司匹林（aspirin，乙酰水杨酸）

【药理作用和临床应用】

1. 解热镇痛和抗炎抗风湿作用 常用量（每次 0.3～0.6g）即有较强的解热、镇痛作用，常与其他解热镇痛药组成复方制剂，用于头痛、牙痛、肌肉痛、痛经及感冒发热等；大剂量（3～5g/d）有较强的抗炎抗风湿作用，可使关节疼痛、肿胀、发热等症状缓解或消退，为风湿性和类风湿关节炎对症治疗的首选药，也可用于风湿病的鉴别诊断。

2. 影响血小板的功能 小剂量阿司匹林（50～100mg/d）能选择性抑制血小板中的 PG 合成酶，减少血小板中血栓素 A_2（TXA_2）的生成，阻滞血小板聚集及血栓形成，但对前列环素（prostacyclin I_2，PGI_2）水平无影响。较大剂量阿司匹林能抑制血管壁中 PG 合成酶，减少 PGI_2 合成。PGI_2 是 TXA_2 的生理对抗剂，它的合成减少可促进血栓形成。因此，小剂量阿司匹林有预防血栓形成的作用，可用于预防心肌梗死和脑血栓形成，治疗缺血性心脏病、脑缺血病、人工心脏瓣膜、动静脉瘘及其他手术后的血栓形成，能降低病死率及再梗死率。

【不良反应及用药监护】

1. 胃肠道反应 最常见，口服可直接刺激胃黏膜，引起上腹部不适、恶心、呕吐等。较大剂量或长期服用可引起胃溃疡及无痛性胃出血，原有溃疡病者，症状加重。饭后服药、同服抑制胃酸药或服用肠溶阿司匹林片可避免或减轻胃肠道反应。服药期间应避免饮酒或含乙醇的饮料。

2. 凝血障碍 阿司匹林对血小板合成 TXA_2 有强大而持久的抑制作用，一般剂量阿司匹林即能抑制血小板聚集，使血液不易凝固，延长出血时间。大剂量或长期应用，可抑制凝血酶原形成，引起凝血障碍。用药期间应密切观察有无出血症状。手术患者，应根据手术部位、风险等级不同考虑是否需要停用阿司匹林。大剂量或长期应用所致凝血障碍用维生素 K 可预防。溃疡患者和消化道出血患者以及严重肝功能不全、维生素 K 缺乏症、低凝血酶原症者、产妇和孕妇禁用。

3. 变态反应　少数患者用药后可出现荨麻疹、血管神经性水肿、过敏性休克。某些哮喘患者服用阿司匹林后可诱发哮喘，称为“阿司匹林哮喘”。其发生机制与抑制 PG 生物合成有关，用肾上腺素治疗无效，可选用糖皮质激素和抗组胺药治疗。用药期间应密切观察有无变态反应，一旦出现变态反应，立即停药。对本品过敏，鼻息肉、慢性荨麻疹及支气管哮喘者禁用。

知识链接

阿司匹林哮喘

阿司匹林哮喘是一种高反应性的药源性疾病，常在应用阿司匹林及其他非甾体抗炎药后数分钟至数小时内发作。多见于成年人，表现为鼻塞、流涕、面色潮红，严重者意识障碍，可持续数小时至数日，病情严重而顽固，甚至死亡。目前认为，阿司匹林哮喘的发生与解热镇痛抗炎药抑制 PG 的合成有关。花生四烯酸有两条代谢途径，一是通过环氧化酶合成 PGE，PGE 可舒张支气管平滑肌；另一途径是在脂氧化酶作用下合成白三烯，白三烯有收缩支气管平滑肌的作用。阿司匹林等解热镇痛抗炎药可抑制环氧化酶，妨碍 PGE 合成，使舒张支气管物质减少，而由花生四烯酸生成的白三烯增多，使收缩支气管物质相对占优势，导致支气管收缩、痉挛诱发哮喘。

4. 水杨酸反应　剂量过大（5g/d）可出现恶心、呕吐、头痛、眩晕、耳鸣、视力减退、听力减退等，称为水杨酸反应，是水杨酸类药物中毒的表现。严重者可出现高热、脱水、酸碱平衡失调、过度呼吸、精神错乱、昏迷甚至危及生命。一旦出现应立即停药，静脉滴注碳酸氢钠溶液以碱化尿液，促进水杨酸盐排泄，并给予对症治疗。

5. 瑞夷综合征　病毒性感染如流行性感冒、水痘、麻疹、流行性腮腺炎等伴有发热的儿童或青少年，服用阿司匹林后，偶可发生急性肝脂肪变性 - 脑病综合征（瑞夷综合征），预后恶劣。患儿病毒感染应慎用阿司匹林，可用对乙酰氨基酚代替。

6. 对肾脏的影响　对正常肾功能无明显影响，少数人，特别是年老体弱者及伴有心、肝、肾功能损害的患者，可引起水肿、多尿等肾功能损伤的症状，偶可见间质性肾炎、肾病综合征，甚至肾衰竭。

7. 药物相互作用　阿司匹林与某些药物合用可增强其毒性，需注意：①与口服抗凝药双香豆素合用易引起出血；②与肾上腺皮质激素合用，增加胃肠道反应，易诱发溃疡及出血；③与磺酰脲类降糖药合用可引起低血糖反应；④与青霉素、呋塞米、甲氨蝶呤等弱碱性药物合用时，因为竞争肾小管主动分泌系统，可增加各自的游离药物浓度而增强其毒性。

案例分析

患者，女，55 岁。因上呼吸道感染出现发热症状，医生给予阿司匹林赖氨酸盐（赖氨匹林）0.9g 加 0.9% 氯化钠注射液 5ml，从滴管内入壶，大约 10 分钟后患者突然喘息不止，端坐呼吸，反应淡漠，口唇发绀，两肺布满哮鸣音，心率约 100 次 /min，立即给高流量吸氧，静脉滴注氨茶碱，氢化可的松等，约 1 小时后症状缓解。晚上因体温升高，又给予赖氨匹林时，哮喘再次发作。故认为哮喘的发作与赖氨匹林的应用有关。讨论：

1. 患者哮喘第二次用阿司匹林是否妥当？为什么？
2. 阿司匹林有哪些不良反应？应如何进行用药监护？

（二）苯胺类

对乙酰氨基酚（acetaminophen，扑热息痛）

本品口服吸收快而完全，主要在肝脏代谢，中间代谢产物对肝脏有毒性，肾脏排泄。解热镇

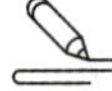

痛作用与阿司匹林相似，抗炎抗风湿作用极弱。临床主要用于退热和镇痛，如感冒发热、头痛、牙痛等。短期使用不良反应轻，无明显胃肠刺激作用，故对不宜使用阿司匹林的头痛发热患者，适用本药。过量中毒可引起肝损害。长期使用极少数人可致肾毒性。不宜大量或长期应用。

（三）吲哚类

吲哚美辛（indomethacin，消炎痛）

吲哚美辛口服吸收迅速而完全，主要在肝代谢，由尿、胆汁、粪便排泄。是目前最强的 PG 合成酶抑制药之一。有显著的抗炎抗风湿及解热镇痛作用，其抗炎作用比阿司匹林强 10～40 倍。

本品不良反应多且严重，可有胃肠反应、中枢神经系统反应、造血系统反应、变态反应等，长期应用可导致角膜色素沉着及视网膜改变。故一般不用于解热镇痛。治疗急性风湿性及类风湿关节炎时，约 2/3 患者可得到明显改善。如果连用 2～4 周仍不见效者，应换药。对强直性脊柱炎、骨关节炎、腱鞘炎等有效，也可用于恶性肿瘤性发热及其他难以控制的发热。

孕妇和儿童、消化性溃疡病、阿司匹林哮喘、帕金森病、癫痫、精神失常以及肝、肾功能不全者禁用。老年人慎用。

（四）芳基丙酸类

布洛芬（ibuprofen）、萘普生（naproxen）、酮洛芬（ketoprofen）、氟比洛芬（flurbiprofen）等均为芳基丙酸类解热镇痛抗炎药，各药除效价存在差异外，药理作用及临床应用均非常相似，其中酮洛芬还具有溶酶体膜稳定作用和对抗缓激肽的作用。口服吸收快而完全，可缓慢进入滑膜腔。具有较强的抗炎、解热及镇痛作用。临床主要用于风湿性及类风湿关节炎、强直性关节炎、骨关节炎、急性肌腱炎、滑液囊炎等；也可用于一般的解热镇痛如牙痛、头痛、肌肉痛、痛经等。最常见的不良反应是胃肠道反应。偶见头痛、眩晕及视力障碍。活动性消化性溃疡、心力衰竭、肝硬化、孕妇及哺乳期妇女禁用。过敏性鼻炎、哮喘和鼻息肉患者在初次用布洛芬时尤应谨慎，布洛芬可诱发或加重哮喘。

（五）芳基乙酸类

双氯芬酸（diclofenac）

双氯芬酸为邻氨基苯甲酸类的衍生物，其作用机制除抑制 COX 外，还可影响脂肪酸的释放或摄取，从而降低白细胞内游离花生四烯酸的浓度。口服吸收迅速，有首过消除，可在关节滑液中积聚，经肝代谢，作用较吲哚美辛强。常用于中等程度疼痛、风湿性及类风湿关节炎、非炎性关节痛、骨关节炎、手术及创伤后疼痛、各种神经痛，以及各种疼痛所致的发热等治疗。不良反应轻，常见胃肠道反应，偶见肝功能异常、白细胞减少等。肝肾功能不全及溃疡病患者慎用。

（六）烯醇酸类

吡罗昔康（piroxicam）、美洛昔康（meloxicam）

两药系同类药，药理作用及临床应用相似，对 COX-2 的选择性呈剂量依赖。对风湿性和类风湿关节炎、强直性脊柱炎、肩周炎、腰肌劳损、原发性痛经有效，疗效与阿司匹林、萘普生、吲哚美辛相似。不良反应较少，患者容易耐受，但剂量过大或长期用药也可引起消化道溃疡、出血。长期服药，应定期检查血常规和肝肾功能，并注意观察大便色泽，必要时进行大便隐血试验。

二、选择性环氧化酶 -2 抑制药

塞来昔布（celecoxib）

塞来昔布抑制 COX-2 的作用比 COX-1 高 375 倍，是目前临床常用的选择性 COX-2 抑制剂。

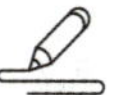

具有较好的抗炎、镇痛和解热作用。口服易吸收。临床主要用于风湿性、类风湿关节炎等的治疗。也可用于急、慢性疼痛(如术后痛、牙痛、痛经等)的治疗。该药的胃肠道不良反应发生率较非选择性COX抑制剂低，但其心血管不良反应较为严重，长期使用该药可导致心血管血栓性不良事件、心梗和卒中的风险增加。

尼美舒利(nimesulide)

尼美舒利是一种新型非甾体抗炎药，口服吸收迅速完全，除选择性抑制COX-2外，还能抑制中性粒细胞的激活并有抗氧化作用，具有很强的抗炎、镇痛、解热作用。常用于类风湿关节炎、骨关节炎、痛经、腰腿痛、牙痛、手术后痛及发热等的治疗。

近年有肝损害的报道，禁用于12岁以下儿童。活动性消化性溃疡、严重肾功能障碍、中重度肝功能不全者和孕妇禁用，阿司匹林或其他非甾体抗炎药过敏者及哺乳期妇女慎用。

附　常用制剂及其用法

阿司匹林　片剂：0.3g、0.5g。肠溶片：0.3g。解热镇痛：0.3～0.6g/次，3次/d，饭后服。抗风湿：3～5g/d，分4次饭后服，服用时宜嚼碎，症状控制后，逐渐减量。防止血栓形成：口服，0.1g/d。胆道蛔虫病：口服，1g/次，2～3次/d，连用2～3天。当阵发性绞痛停止24小时后即停药，进行常规驱虫疗法。

对乙酰氨基酚　片剂：0.1g、0.3g、0.5g。口服，0.3～0.6g/次，3次/d。极量：2g/d。疗程不宜超过10日。

吲哚美辛　片剂(或胶囊剂)：25mg。25mg/次，2～3次/d，餐中服，必要时可每周递增25mg，至100～150mg/d，分3～4次服，一日最大剂量不超过150mg。

布洛芬　片剂(或胶囊剂)：0.1g、0.2g、0.3g。缓释胶囊：0.3g。颗粒剂：0.1g、0.2g。0.2～0.4g/次，每4～6小时一次，餐中服。极量：成人2.4g/d。

萘普生　片剂(或胶囊剂)：0.1g、0.125g、0.25g。缓释胶囊(片)：0.25g。口服，维持量0.375～0.75g/d，分早晚两次服。极量：1.25g。注射剂：100mg/2ml、200mg/2ml。肌内注射，100～200mg/次，1次/d。栓剂：0.25g。直肠给药，0.25g/d，0.5g/d。

酮洛芬　肠溶胶囊：25mg、50mg。50mg/次，3～4次/d，饭后服。极量：200mg/d。

双氯芬酸　肠溶片剂：25mg。口服，25mg/次，3次/d。注射剂：75mg/2ml。75mg/次，1次/d，深部肌内注射。

吡罗昔康　片剂(或胶囊剂)：10mg、20mg。抗风湿：口服，20mg/次，1次/d，饭后服。抗痛风：口服，40mg/d，连用4～6天。注射剂：10mg/1ml、20mg/2ml。肌内注射，10～20mg/次，1次/d。

美洛昔康　片剂：7.5mg、1.5mg。口服，7.5mg/次，1～2次/d。

尼美舒利　片剂：50mg、100mg。口服，100mg/次，2次/d。

(周　游)

扫一扫，测一测

复习思考题

1. 阿司匹林所致的水杨酸反应有哪些表现？该如何进行用药监护？
2. 解热镇痛抗炎药的解热作用与氯丙嗪对体温的影响有何不同？
3. 试比较阿司匹林与吗啡在镇痛方面的区别。

第十四章　中枢兴奋药与促大脑功能恢复药

知识导览

学习目标

1. 掌握咖啡因、尼可刹米的药理作用、临床应用、不良反应及用药监护。
2. 熟悉中枢兴奋药的分类及其他中枢兴奋药作用特点、临床应用。
3. 了解促大脑功能恢复药的药理作用特点。

第一节　中枢兴奋药

中枢兴奋药是指能够选择性兴奋中枢神经系统，提高其功能活动的药物。对于急性呼吸衰竭，呼吸兴奋药的治疗作用有限，目前临床主要采用机械通气等高级生命支持治疗措施。但对慢性呼吸衰竭以及缺氧、CO_2 潴留引起的肺性脑病，合理使用呼吸兴奋药有一定价值。在用药监护时应注意，本类药物兴奋呼吸中枢的选择性不高，剂量过大、滴注过快会引起一系列中枢神经系统兴奋症状，甚至导致惊厥，故切忌给药剂量过大、速度过快。根据其作用部位和功能的不同分为两类：①主要兴奋大脑皮质的药物，如咖啡因；②主要兴奋延髓呼吸中枢的药物，如尼可刹米、洛贝林等。

一、主要兴奋大脑皮质的药物

咖啡因(caffeine)

咖啡因为咖啡豆和茶叶的主要生物碱，现已能人工合成。既是中枢兴奋药，又是日常饮料中的成分。

【药理作用】

1. 兴奋中枢神经　对大脑皮质有选择性兴奋作用。小剂量(50～200mg)可消除睡意、振奋精神、驱除疲劳，使思维敏捷、工作效率提高。较大剂量(250～500mg)可直接兴奋延髓呼吸中枢及血管运动中枢，使呼吸加深加快，血压升高，当中枢处于抑制状态时尤为明显。

2. 收缩脑血管　可直接收缩脑内小动脉，减少其血流量，减少脑血管搏动的幅度，可与其他药物合用治疗脑血管扩张引起的头痛。

3. 其他　尚有舒张支气管平滑肌、利尿、刺激胃酸及胃蛋白酶分泌的作用。

【临床应用】主要用于严重传染病、中枢抑制药物和酒精中毒以及其他原因引起的呼吸、循环衰竭的解救。配伍麦角胺治疗偏头痛，配伍解热镇痛药物治疗一般性头痛。

【不良反应及用药监护】一般较少见。口服对胃黏膜有刺激性，胃溃疡患者禁用；大剂量可引起躁动不安、失眠、头痛、呼吸加快、肌肉抽搐、心动过速等，中毒剂量时(>800mg)可产生惊厥；婴幼儿高热时更易发生惊厥，应避免使用含咖啡因的复方制剂退热；应避免长期应用，以免产生耐受性和依赖性；苯巴比妥、苯妥英钠、利福平等肝药酶诱导剂可加速本药的代谢。

哌甲酯(methylphenidate，利他林)

哌甲酯的中枢兴奋作用温和，能改善精神活动，解除轻度抑郁及疲乏感。临床用于治疗轻度抑郁症和解救中枢抑制药中毒，也可用于治疗睡眠呼吸暂停综合征、小儿遗尿症及注意缺陷多动障碍。

治疗量时不良反应较少，偶有失眠、心悸、焦虑、厌食、口干等。大剂量可升高血压，也能引起惊厥。久用可产生耐受性，并可抑制儿童生长发育。癫痫、高血压患者禁用。

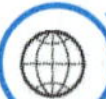

知识链接

注意缺陷多动障碍

注意缺陷多动障碍(attention deficit hyperactivity disorder)是一种常见的儿童脑功能轻微失调引起的行为异常综合征。患儿的智能正常或基本正常，但学习、行为及情绪方面有缺陷，表现为注意力不易集中，注意力集中时间短暂，活动过多，情绪易冲动，以致影响学习成绩，在家庭及学校均难以与人相处。学龄儿童发病率约占全体小学生1%～10%，男孩远较女孩多，早产儿童患此病较多。治疗注意缺陷多动障碍时可在控制其多动行为等精神治疗的基础上，辅以哌甲酯等中枢神经兴奋药，或丙米嗪等三环类抗抑郁药。

二、主要兴奋延髓呼吸中枢的药物

尼可刹米(nikethamide，可拉明)

【药理作用】尼可刹米既可兴奋延髓呼吸中枢，又可通过刺激颈动脉体和主动脉体的化学感受器，反射性地兴奋呼吸中枢，并能提高呼吸中枢对CO_2的敏感性，使呼吸加深加快，呼吸功能得到改善。

【临床应用】作用温和，为肺心病、吗啡中毒和触电引起的呼吸抑制的首选药，对吸入麻醉药中毒的解救效果次之，对巴比妥类药物中毒的效果较差。

【不良反应及用药监护】与碱性药物配伍，可致动脉栓塞，与金属盐类配伍可发生沉淀。维持时间短，一次静脉注射作用仅持续5～10分钟，必要时可每2小时重复给药一次。大剂量可出现血压升高、心动过速、咳嗽、呕吐、出汗、肌震颤、惊厥等。用药期间需密切观察患者的反应，一旦出现烦躁不安、面部及四肢肌肉抽搐、反射亢进时，应立即减量或换药，发生惊厥者可静脉注射地西泮或小剂量硫喷妥钠进行解救。

多沙普仑(doxapram)

多沙普仑的作用环节及维持时间与尼可刹米相似，具有安全范围大、作用强、起效快、疗效确实等特点。用于解救麻醉药和中枢抑制药中毒，疗效优于其他呼吸兴奋药。剂量过大可引起血压升高、心率加快，甚至心律失常等。应避免合用拟肾上腺素药。

二甲弗林(dimefline，回苏灵)

二甲弗林直接兴奋呼吸中枢，作用强大、迅速，疗效明显，维持时间短，能显著改善呼吸功能，增加肺换气量。用于多种原因引起的中枢性呼吸衰竭和麻醉药、催眠药所致的呼吸抑制。安全范围较窄，过量易引起惊厥，小儿尤易发生。静脉给药需稀释后缓慢注射。一旦发生惊厥先兆

应立即停药，严重者可用地西泮等解救。有惊厥史者慎用，孕妇禁用。

洛贝林（lobeline，山梗菜碱）

洛贝林刺激颈动脉体和主动脉体的化学感受器，反射性兴奋呼吸中枢，使呼吸加深、加快，对呼吸中枢无直接兴奋作用。作用快而弱，维持时间短。常用于新生儿窒息、一氧化碳中毒及小儿传染病所致的呼吸衰竭。大剂量可以兴奋迷走神经中枢而导致心动过缓、传导阻滞。过量可以兴奋交感神经节和肾上腺髓质而导致心动过速，甚至惊厥。

案例分析

患者，女，65岁，家庭主妇，3年前开始出现间歇性呼吸困难、咳嗽咳痰，呈季节性反复发作，但未予充分重视。3个月前患者受凉后出现咳嗽、咳痰，咳少量白色泡沫痰，气喘，活动后明显，呈进行性加重而收入住院。查体，T：36.8℃，神清合作，慢性病容，口唇稍发绀，桶状胸，肋间隙变宽，双肺叩诊过清音，双肺呼吸音较低，双肺可闻及少许湿啰音。肺功能测定示大、小气道阻塞，血常规基本正常，心电无明显异常，初步诊断：慢性阻塞性肺气肿（急性加重期）。给予低流量吸氧、抗感染、糖皮质激素等措施处理后症状有所好转，但患者仍感呼吸不畅，遂加用尼可刹米、洛贝林配伍后缓慢静脉滴注共3天，患者好转出院。讨论：

1. 尼可刹米、洛贝林改善患者呼吸困难症状的作用机制是什么？
2. 尼可刹米、洛贝林应用时为什么要强调缓慢静脉滴注？

第二节　促大脑功能恢复药

甲氯芬酯（meclofenoxate，遗尿丁）

甲氯芬酯能促进脑细胞的氧化还原代谢，增加对糖的利用，特别是对中枢抑制状态的患者有兴奋作用。临床用于颅脑外伤后昏迷、脑动脉硬化及中毒所致的意识障碍、儿童精神迟钝、小儿遗尿等。起效缓慢，需反复用药。不良反应少见。

胞磷胆碱（citicoline）

胞磷胆碱为核苷衍生物，促进脑细胞内卵磷脂的生物合成，增加脑血流量和氧的消耗，促进大脑功能恢复，促进苏醒。主要用于急性颅脑外伤和脑手术后的意识障碍。脑内出血的急性期不宜使用。

吡拉西坦（piracetam，脑复康）

吡拉西坦为γ-氨基丁酸（GABA）的同类物，促进氨基酸、磷脂的吸收，促进蛋白质、ATP的合成，提高脑组织对葡萄糖的利用率，能保护脑细胞，对脑缺氧所致的脑损伤具有修复作用。临床主要用于脑外伤及脑血管意外后遗症、慢性酒精中毒、一氧化碳中毒所致的思维障碍，也用于治疗儿童智力下降、阿尔茨海默病等。

附　常用制剂及其用法

苯甲酸钠咖啡因　注射剂：0.25g/1ml、0.5g/2ml。皮下注射或肌内注射，0.25～0.5g/次。极量：0.75g/次，3g/d。

哌甲酯　片剂：5mg、10mg、20mg。口服，10mg/次，2～3次/d。注射剂：20mg/1ml。肌内注射或静脉注射：10～20mg/次，1～3次/d。

尼可刹米 注射剂：0.25g/1ml、0.375g/1.5ml、0.5g/1ml。皮下、肌内或静脉注射，0.25～0.5g/次，必要时每1～2小时重复一次，或与其他中枢兴奋药交替使用。极量：1.25g/次，皮下、肌内或静脉注射。

多沙普仑 注射剂：20mg/1ml。静脉滴注，每次0.5～1.5mg/kg，开始速度为5mg/min，以后逐渐减少。静脉注射，0.5～1.5mg/kg。

盐酸洛贝林 注射剂：3mg/1ml、5mg/1ml、10mg/1ml。皮下或肌内注射，成人：3～10ml/次；小儿：1～3mg/次。极量：成人20mg/次，50mg/d。成人：3mg/次；小儿：0.3～3mg/次，间隔30分钟可重复一次。抢救新生儿窒息可用3mg自脐静脉注射。

二甲弗林 片剂：8mg。口服，8～16mg/次，2～3次/d。注射剂：8mg/2ml。肌内注射或静脉注射，8mg/次。8～16mg/次，用0.9%氯化钠注射液或5%葡萄糖注射液稀释后静脉滴注，重症可静脉滴注16～32mg/次。

胞磷胆碱 注射剂：200mg/2ml。肌内注射，200mg/d，静脉滴注，200～300mg/d，5～10d/疗程。

甲氯芬酯 胶囊剂：0.1g。口服，100～200mg/次，3次/d。注射剂：0.1g/瓶，0.25g/瓶。肌内注射，250mg/次，1次/2h。

（周 游）

扫一扫，测一测

复习思考题

1. 中枢兴奋药分哪几类？每类列举1～2个代表药物名称。
2. 简述尼可刹米、洛贝林的作用特点和临床应用。

第十五章　钙通道阻滞药概论

学习目标

1. 熟悉钙通道阻滞药的药理作用、临床应用、不良反应及用药监护。
2. 了解钙通道阻滞药的分类及体内过程。

钙离子(Ca^{2+})作为生物细胞的重要信使，参与机体细胞多种重要生理功能的调节，包括心脏起搏、心肌和骨骼肌以及血管平滑肌细胞的兴奋 - 收缩偶联、神经递质释放、腺体分泌及基因表达等。钙通道存在于机体的各种组织细胞，是细胞外 Ca^{2+} 内流的离子通道，具有调节细胞内 Ca^{2+} 浓度的作用，因此，钙通道在维持细胞和器官的正常生理功能上起到极为重要的作用。

钙通道阻滞药(calcium channel blockers，CCB)，又称钙拮抗药(calcium antagonists)，是一类选择性阻滞钙通道，抑制细胞外 Ca^{2+} 内流，降低细胞内 Ca^{2+} 浓度的药物。

一、分　类

根据药物选择性将钙通道阻滞药分为两类。

(一) 选择性钙通道阻滞药

根据化学结构特点，分为三类：

1. 苯烷胺类　维拉帕米(verapamil)、加洛帕米(gallopamil)、噻帕米(tiapamil)。

2. 二氢吡啶类　硝苯地平(nifedipine)、氨氯地平(amlodipine)、尼卡地平(nicardipine)、非洛地平(felodipine)、尼莫地平(nimodipine)、尼群地平(nitrendipine)。

3. 苯并噻氮䓬类　地尔硫䓬(diltiazem)、克仑硫䓬(clentiazem)。

(二) 非选择性钙通道阻滞药

主要有普尼拉明(prenylamine)、苄普地尔(bepridil)、卡罗维林(caroverine)和氟桂利嗪(flunarizine)。

二、体内过程

钙通道阻滞药口服均能吸收，因首过消除明显，致生物利用度低(尤其是维拉帕米)，药物与血浆蛋白结合率高，在体内经肝脏代谢，肾脏排泄。硝苯地平、维拉帕米与地尔硫䓬 $t_{1/2}$ 较短，约为 4 小时，但其缓释剂和第二代二氢吡啶类药物如非洛地平、尼群地平等的 $t_{1/2}$ 较长，药效可保持 24 小时，每日给药一次即可。

三、药理作用

(一) 对心脏的作用

1. 负性肌力作用　抑制 Ca^{2+} 进入心肌细胞内，从而抑制心肌细胞兴奋 - 收缩偶联，使心肌

收缩力减弱，耗氧量降低。

2. 负性频率和负性传导作用 减慢房室结的传导速度，降低窦房结的自律性，减慢心率。维拉帕米和地尔硫䓬对心脏的负性频率和负性传导作用最强，是此类药物治疗室上性心律失常的理论基础。

3. 保护缺血的心肌细胞 心肌缺血时细胞内“钙超载”可造成心肌细胞，尤其是线粒体功能严重受损，从而失去氧化磷酸化的能力，导致细胞死亡。钙通道阻滞药通过抑制 Ca^{2+} 内流，减轻“钙超载”，保护心肌细胞。

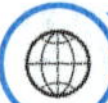

知识链接

钙 超 载

钙是维持细胞正常结构和功能的重要物质，钙超载是指某些有害因素引起的钙平衡系统功能失调，出现细胞内钙浓度异常性升高，引起细胞结构损伤和功能代谢障碍，甚至细胞死亡，从而导致心肌疾病、脑血管病、糖尿病等多种疾病的发生。

钙超载引起细胞受损的主要机制有：①线粒体功能障碍。钙超载引起线粒体内氧化磷酸化过程障碍，线粒体膜电位降低，线粒体肿胀，功能失调，引起细胞受损甚至死亡。②胞浆内磷脂酶、蛋白酶等酶的激活。磷脂酶、钙蛋白酶等均对细胞有毒性作用，可导致并促进细胞的不可逆性损伤。钙蛋白酶还是各种细胞毒物质导致细胞死亡的重要中介。

（二）对平滑肌的作用

1. 血管平滑肌 血管的张力和收缩力在很大程度上取决于细胞对 Ca^{2+} 的利用。血管收缩时所需要的 Ca^{2+} 主要来自细胞外，故血管平滑肌对钙通道阻滞药的作用很敏感，钙通道阻滞药能明显舒张血管，特点为：①主要舒张动脉血管，包括冠状动脉和肾、脑、肠系膜及肢体动脉，因而可增加冠状动脉流量及侧支循环血量，改善心绞痛的症状；②对多数静脉血管作用小，对前负荷多无明显影响；③尼莫地平对脑血管舒张作用较强，能增加脑血流量；④扩张外周痉挛性收缩的血管，硝苯地平此作用较强。

2. 其他平滑肌 较大剂量也能松弛支气管、胃肠道、输尿管及子宫平滑肌。

（三）抗动脉粥样硬化作用

钙通道阻滞药通过：①减轻“钙超载”所致的动脉壁损伤；②抑制平滑肌增殖和动脉基质蛋白合成，增加血管壁顺应性；③抑制脂质过氧化，保护内皮细胞；④硝苯地平使细胞内环磷酸腺苷（cyclic adenosine monophosphate，cAMP）增加，提高溶酶体和胆固醇的水解活性，有助于动脉壁脂蛋白的代谢，从而降低细胞内胆固醇水平。

（四）对红细胞的影响

红细胞内 Ca^{2+} 浓度增加时，红细胞膜脆性增加，在外界因素作用下，易发生溶血。钙通道阻滞药通过抑制 Ca^{2+} 内流，降低细胞内 Ca^{2+} 浓度，增强红细胞的变形能力和稳定性，降低血液黏滞度。

（五）对血小板活化的抑制作用

Ca^{2+} 是血小板变形、聚集和活性物质释放的重要介质。钙通道阻滞药通过：①抑制 Ca^{2+} 内流，从而阻止血小板的聚集与活性产物的合成和释放；②促进膜磷脂的合成，稳定血小板膜。

（六）对肾脏功能的影响

钙通道阻滞药通过：①扩张肾入球小动脉和出球小动脉，有效地降低肾血管阻力，增加肾血流量及肾小球滤过率，因而有不同程度的排钠利尿作用。②抑制肾脏肥厚，特别是抑制肾小球系膜的增生，改善肾微循环。钙通道阻滞药对肾脏的保护作用在高血压和心功能不全伴有肾功能障碍的治疗中具有重要意义。

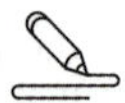

四、临床应用

（一）高血压

钙通道阻滞药常用于治疗各种高血压。其降压作用主要是由于舒张血管平滑肌，降低外周血管阻力所致。降压效果与给药前血压水平有关，给药前血压越高，降压效果越好。与其他血管扩张药相比，钙通道阻滞药有如下优点：①选择性扩张小动脉平滑肌，降低后负荷而不减少心排血量；②能扩张重要器官如心、脑、肾的血管，增加血流量，改善器官功能；③可预防和逆转心肌、血管平滑肌肥厚；④对血脂、尿酸及电解质等无不良影响。

二氢吡啶类药物如硝苯地平、尼卡地平、尼莫地平等扩张外周血管作用较强，用于控制严重高血压。维拉帕米和地尔硫䓬可用于轻、中度高血压。如对兼有冠心病的患者以选用硝苯地平为宜；伴有脑血管病者宜选用尼莫地平；伴有快速型心律失常者最好选用维拉帕米。

（二）心绞痛

1. 变异型心绞痛 常在休息时如夜间或早晨发作，由冠状动脉痉挛所引起。钙通道阻滞药可扩张冠状动脉，增加冠脉流量，改善心绞痛症状。硝苯地平疗效最佳。

2. 稳定型心绞痛 常见于冠状动脉粥样硬化患者，休息时并无症状，此时心脏血液供求关系是平衡的，劳累时心脏做功增加，血液供不应求，导致心绞痛发作。钙通道阻滞药通过舒张冠脉，减慢心率，降低血压及抑制心肌收缩力而发挥治疗效果。三类钙通道阻滞药均可应用。

3. 不稳定型心绞痛 较为严重，昼夜都可发作，由冠状动脉粥样硬化斑块形成或破裂及冠脉张力增高所引起。维拉帕米和地尔硫䓬疗效较好，硝苯地平因降压时反射性加快心率，有增加心肌缺血的危险，应与β受体阻断药合用。

（三）心律失常

钙通道阻滞药对室上性心动过速和后除极触发活动所致的心律失常均有疗效。维拉帕米和地尔硫䓬减慢心率作用明显，硝苯地平因扩张血管降低血压，引起反射性心率增快，因此不用于心律失常的治疗。

1. 心房颤动、心房扑动 维拉帕米、地尔硫䓬均可用于控制其心率，但仅限于无充血性心力衰竭的患者。对急性发作的房颤、房扑采用静脉给药；对慢性房颤，可单独口服，也可与地高辛合用。

2. 阵发性室上性心动过速 维拉帕米静脉注射可有效终止发作；口服可预防发作，但不能终止发作。

（四）脑血管疾病

尼莫地平具有脂溶性，易通过血脑屏障，对脑血管有选择性扩张作用。氟桂利嗪和尼莫地平常用于缺血性脑血管疾病、脑外伤后遗症、眩晕症及偏头痛等。

五、不良反应及用药监护

常见的不良反应有：①头痛、面部潮红、头晕、脚踝水肿，二氢吡啶类药物更为多见；②胃肠道反应有恶心、食管反流、呕吐。严重的不良反应多因药物过量引起：①过度血管扩张作用会导致低血压；②过度的负性肌力作用会恶化心力衰竭；③过度的负性频率和负性传导作用会导致心动过缓或心脏停搏。

基础血压偏低、左室收缩功能减弱、病态窦房结综合征和房室结传导阻滞的患者慎用。顺行性旁路传导、逆行性折返型心律失常、室性心动过速和复合性心动过速患者禁用。

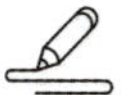

附　常用制剂及其用法

维拉帕米　片剂：40mg。40～80mg/ 次，3 次 /d。注射剂：5mg/2ml。5～10mg/ 次，稀释后静脉注射或静脉滴注，症状减轻后改用片剂口服维持。

加洛帕米　片剂：25mg、50mg。25～50mg/ 次，3 次 /d。

硝苯地平　片剂：5mg、10mg。缓释片：20mg。口服 5～50mg/ 次，3 次 /d。急用时可舌下含服。缓释片：20mg/ 次，12 小时 1 次。

尼卡地平　片剂：10mg、20mg、40mg。20mg/ 次，3 次 /d。

尼群地平　片剂：10mg。10～20mg/ 次，2 次 /d。

氨氯地平　片剂：5mg、10mg。5mg/ 次，1 次 /d，以后根据需要可逐渐增至每天 10mg/ 次。

非洛地平　缓释剂：5mg。口服 2.5mg 开始，2 次 /d，2 周后逐渐增加剂量，最大剂量 20mg/d。

尼莫地平　片剂：20mg。①缺血性脑血管病：每日 30～120mg，分 3 次口服，连服 1 个月。②偏头痛：口服 40mg/ 次，3 次 /d，12 周为一疗程。③蛛网膜下腔出血所引起的脑血管痉挛：口服 40～60mg/ 次，3～4 次 /d，3～4 周为一疗程。④突发性耳聋：口服 40～60mg/d，分三次口服，5 天为一疗程，一般用药 3～4 个疗程。⑤轻、中度高血压：口服 40mg/ 次，3 次 /d，一日最大剂量为 240mg。

地尔硫䓬　片剂：30mg。用于心律失常：30～60mg/ 次，4 次 /d；用于心绞痛：30～60mg/ 次，6～8 小时 1 次；用于高血压：每日剂量 120～240mg，分 3～4 次服。

氟桂利嗪　胶囊剂：5mg。①包括椎基底动脉供血不足在内的中枢性眩晕及外周性眩晕每日 10～20mg，2～8 周为 1 个疗程。②特发性耳鸣者 10mg/ 次，每晚 1 次，10 天为 1 个疗程。③间歇性跛行每日 10～20mg。④偏头痛预防 5～10mg，每日 2 次。⑤脑动脉硬化、脑梗死恢复期每日 5～10mg。

普尼拉明　片剂：15mg。15～30mg/ 次。3 次 /d，症状减轻后，15mg/ 次，2～3 次 /d。

苄普地尔　片剂：50mg、100mg。注射剂：100mg/2ml。150～450mg/ 次，1 次 /d。静脉注射，2～4mg/kg，1 次 /d。

（梁　枫）

复习思考题

1. 简述选择性钙通道阻滞药的分类，每类各列举 1 个代表药物。
2. 钙通道阻滞药的临床应用有哪些？
3. 简述钙通道阻滞药对血管平滑肌的作用特点。

第十六章　抗高血压药

PPT课件

知识导览

学习目标

1. 掌握抗高血压药的分类和常用抗高血压药的药理作用、临床应用、不良反应及用药监护。
2. 熟悉各类抗高血压药的作用机制。
3. 了解抗高血压药的应用原则。

世界卫生组织建议，成人在安静情况下未服药时血压高于140/90mmHg即为高血压。高血压依据病因可分为原发性和继发性两大类，绝大多数（90%）高血压患者病因尚未阐明，称为原发性高血压，又称为高血压病；后者病因明确，继发于一些疾病如肾动脉狭窄、肾实质病变、嗜铬细胞瘤、妊娠等，某些药物也可引起高血压，又称为症状性高血压。

高血压的主要危害是引起心、脑、肾等重要靶器官的并发症，降低患者的生存质量、增加病死率。应用抗高血压药物的目的在于将血压控制在目标水平以内，有效地提高患者的生存质量，降低脑卒中、心衰及肾衰等并发症的发生率，降低病死率。

第一节　抗高血压药的分类

抗高血压药的种类繁多，依据各类药物的作用部位或作用机制，可分为以下几类（表16-1）。

表16-1　抗高血压药的分类及常用药物

类别	药物
1. 利尿药	氢氯噻嗪、吲达帕胺等
2. 肾素-血管紧张素-醛固酮系统（renin-angiotensin-aldosterone system，RAAS）抑制药	
（1）血管紧张素转化酶抑制药（angiotensin converting enzyme inhibitors，ACEI）	卡托普利、依那普利等
（2）血管紧张素Ⅱ受体（AT_1受体）阻断药（angiotensin receptor blocker，ARB）	氯沙坦、缬沙坦等
（3）肾素抑制药	阿利吉仑
3. 钙通道阻滞药（CCB）	硝苯地平、氨氯地平、尼莫地平等
4. 交感神经抑制药	
（1）中枢性降压药	可乐定、甲基多巴等

续表

类别	药物
(2) 神经节阻断药	樟磺咪芬等
(3) 影响交感神经递质药	利血平等
(4) 肾上腺素受体阻断药	
β 受体阻断药	普萘洛尔、美托洛尔、阿替洛尔等
α_1 受体阻断药	哌唑嗪、多沙唑嗪、特拉唑嗪等
α 和 β 受体阻断药	拉贝洛尔、卡维地洛
5. 血管扩张药	
(1) 直接扩张血管药	硝普钠、肼屈嗪等
(2) 钾通道开放药	米诺地尔、二氮嗪、吡那地尔等
(3) 5-HT 受体阻断药	酮色林

利尿药、血管紧张素转化酶抑制药、血管紧张素Ⅱ受体阻断药、钙通道阻滞药、β 受体阻断药因疗效确切、安全有效，临床最为常用，称为一线抗高血压药。中枢性降压药、影响交感神经递质药及血管扩张药已很少单独使用，但在复方降压药中仍然经常使用。交感神经节阻断药由于作用广泛、副作用多，已基本不用于抗高血压。

第二节　常用抗高血压药

一、利　尿　药

噻嗪类利尿药是临床常用的中效能利尿药，是治疗高血压的基础药物。高效能利尿药如呋塞米作用强大，但易引起严重的电解质和代谢紊乱，仅用于高血压危象及伴有慢性肾功能不全的高血压患者，轻、中度高血压一般不宜选用；螺内酯、氨苯蝶啶等低效能利尿药单用易引起高血钾，一般宜与排钾利尿药合用，以纠正低钾并减少后者的用量。

氢氯噻嗪（hydrochlorothiazide，双氢克尿噻）

【药理作用】 初期应用通过排钠利尿作用，减少细胞外液容量而降低血压；长期应用则因降低了血管平滑肌细胞内 Na^+ 的含量，使细胞内缺 Na^+，减少了 Na^+-Ca^{2+} 交换，进而使细胞内 Ca^{2+} 量减少，血管平滑肌舒张，产生持续性降压作用。

【临床应用】 起效缓慢，作用温和、持久，价格低廉，常单独用于轻度高血压的治疗，也可与其他抗高血压药合用治疗中、重度高血压。对老年收缩期高血压患者、合并心功能不全及肥胖者降压效果较好。对正常人无降压作用，不影响心率和心排血量，无水钠潴留现象，不引起直立性低血压。

【不良反应及用药监护】 长期大量使用噻嗪类利尿药可导致低钾血症，并对脂质代谢、糖代谢等产生不良影响。详见第二十一章。

吲达帕胺（indapamide）

吲达帕胺因具有利尿和阻滞钙通道的双重作用而降低血压。长效、强效，口服后 2～3 小时

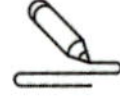

起效，作用可持续24小时。单独用于轻、中度高血压，疗效显著。长期应用可减轻和逆转左心室肥厚，对糖和脂肪代谢无影响。宜用小剂量，注意保持水及电解质平衡。

二、钙通道阻滞药

硝苯地平（nifedipine，心痛定）

硝苯地平舌下含服3分钟起效，口服20分钟产生降压作用，口服吸收率>90%，首过消除20%～30%，生物利用度60%～70%，血浆蛋白结合率高达98%。作用持续约4小时，经肝脏代谢为无活性产物后，约80%自肾脏排泄，20%随粪便排泄。控释、缓释制剂发挥作用慢，一次给药作用可维持24h。

【药理作用】阻断心肌及血管平滑肌等细胞膜上的钙离子通道，抑制细胞外Ca^{2+}的内流，松弛血管平滑肌，使血压下降。降血压时不降低重要器官的血流量，不引起脂质代谢及血糖的变化。

【临床应用】控制严重高血压效果较好，高血压兼有冠心病者宜选本药。用药中一般不伴发显著的反射性心动过速，也不引起直立性低血压。目前治疗主张应用长效或缓释剂型，降压平稳，疗效较好。钙通道阻滞药也可与其他抗高血压药合用，在加强降压效果的同时，可抵消不良反应，如与β受体阻断药合用，可消除反射性心动过速，与利尿药合用可消除水钠潴留。

【不良反应及用药监护】不良反应轻微，主要是血管扩张引起的面部潮红、头痛、直立性低血压、心悸、反射性心动过速等。应从小剂量开始服用，逐渐增加剂量。孕妇、肝肾功能不全及过敏者禁用。

氨氯地平（amlodipine）

氨氯地平作用缓慢、持久，降压效果明显。无反射性心动过速，长期应用无直立性低血压，无水钠潴留，对脂质代谢无不良影响，不产生耐受性。一日用药一次即可，对高血压患者靶器官保护作用较强，是目前评价较好的长效CCB类抗高血压药。与噻嗪类利尿药、β受体阻断药或ACEI合用时一般不需调整剂量。

三、肾素-血管紧张素-醛固酮系统抑制药

血管紧张素原在肾素的作用下转化为血管紧张素Ⅰ（AngⅠ），AngⅠ在血管紧张素转化酶（ACE）的作用下转化为血管紧张素Ⅱ（AngⅡ）。AngⅡ具有很高的生物活性，与血管紧张素受体（AT）结合后产生收缩血管作用，促进肾上腺皮质分泌醛固酮，增加血容量，升高血压，还能促进心肌肥大、血管壁增生等（图16-1）。

（一）血管紧张素转化酶抑制药

卡托普利（captopril，巯甲丙脯酸）

卡托普利口服吸收迅速，食物可减少其吸收，生物利用度为60%～75%。口服后15分钟起效，60～90分钟达到作用高峰，$t_{1/2}$为2小时，作用持续4～6小时，为短效ACEI。部分经肝脏代谢，约半数经肾脏排出，肾功能不全时会产生蓄积。

【药理作用】ACEI的作用机制主要有以下两个方面：①抑制ACE的活性，阻止AngⅡ的生成，减少醛固酮的分泌，使血管舒张、血容量减少而降压；②使缓激肽降解减少而降压（图16-1）。

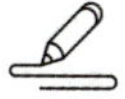

本类药物降压作用迅速而短暂，具有保护靶器官及逆转心血管重构作用，增加糖尿病及高血压患者对胰岛素的敏感性。

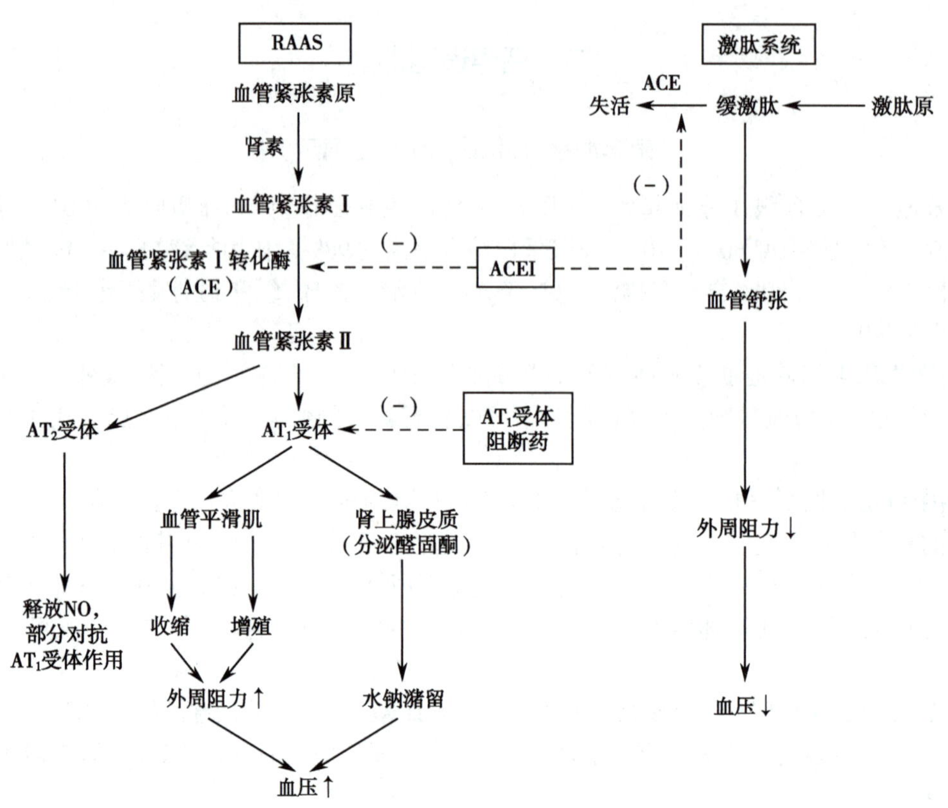

图 16-1 RAAS 的作用及 ACEI、AT_1 阻断药的作用环节

【临床应用】卡托普利对各型高血压的治疗效果均较好，能改善高血压患者的生存质量，降低病死率。轻、中度高血压单用即可控制血压，对伴有糖尿病或肾病、左心室肥厚、左心功能衰竭、冠心病的高血压患者，为首选药。长期用药的特点是：①不加快心率，不减少心排出量；②无直立性低血压；③不减少心、脑、肾等重要器官的血流量，能保护缺血心肌、防止心肌梗死，减轻或逆转心肌肥厚和血管壁增厚；④减少醛固酮的释放，减轻水钠潴留；⑤不易引起电解质及脂代谢异常；⑥无耐受性，停药后无反跳现象。

【不良反应及用药监护】不良反应轻微，患者一般耐受良好。

1. 咳嗽 较常见，刺激性干咳是被迫停药的主要原因。因缓激肽和 / 或前列腺素、P 物质等在肺内积聚。出现干咳者可换用 AT_1 受体阻断药。

2. 首剂低血压 多见于初始大剂量使用者。口服吸收快、生物利用度高的药物如卡托普利多见；而口服吸收慢、生物利用度低的药物如赖诺普利较少见。

3. 血管神经性水肿 发生的机制与缓激肽或其代谢产物有关。多发生于嘴唇、舌头、口腔、鼻部与面部其他部位，偶可发生于喉头，引起窒息，威胁生命。应立即停药，及时采取对症措施，并嘱患者终生禁用本药。

4. 其他 高钾血症，因抑制血管紧张素Ⅱ生成，使醛固酮分泌减少所致，肾功能不全、糖尿病患者及合用留钾利尿药时多见。肾功能不全者可出现蛋白尿、白细胞减少等。久用可致血锌降低而引起皮疹、味觉、嗅觉障碍、脱发等，应注意补锌。可引起胎儿畸形、发育不良甚至死胎，孕妇禁用、哺乳期妇女慎用。双侧肾动脉狭窄禁用。

临床常用的 ACEI 还有依那普利（enalapril）、赖诺普利（lisinopril）、贝那普利（benazepril）、西拉普利（cilazapril）等，均具有强效、长效的特点。

案例分析

患者，男，53 岁，工人。发现高血压 6 年。查体：血压 160/100mmHg。采用以下药物治疗：①阿司匹林片 100mg，口服，1 次 /d。②卡托普利片 25mg，口服，2 次 /d。③螺内酯胶囊 20mg，口服，3 次 /d。④硝苯地平缓释片 10mg，口服，2 次 /d。用药后 3 天测血压为 120/80mmHg。连续用药两周后患者出现干咳，以夜间显著。患者感觉肢体麻木，极度疲乏，肌肉酸痛，四肢苍白湿冷。同时出现恶心、呕吐和腹痛。生化检测：血清钾浓度 6.0mmol/L（参考值：3.5～5.5mmol/L）。考虑：高钾血症。讨论：

1. 卡托普利抗高血压有何特点？
2. 患者干咳可能是什么药物引起的不良反应？可用什么药代替？
3. 患者出现高钾血症的原因是什么？

（二）血管紧张素Ⅱ受体阻断药

氯沙坦（losartan）、缬沙坦（valsartan）、厄贝沙坦（irbesartan，伊贝沙坦）、坎替沙坦（candesartan）等药物可阻断血管紧张素Ⅱ（AT_1）受体，舒张血管、抑制醛固酮分泌，具有良好的降压作用，并可逆转心血管重构。抗高血压和心力衰竭的疗效与 ACEI 相似。因不影响缓激肽的降解，故没有 ACEI 的咳嗽及血管神经性水肿等不良反应，可用于各型高血压患者。虽对血钾的影响较小，仍应避免补钾及合用留钾利尿药。

四、β 受体阻断药

普萘洛尔（propranolol，心得安）

【药理作用】普萘洛尔可阻断 β_1 和 β_2 受体，其降压作用机制为：①阻断心脏 β_1 受体，抑制心肌收缩力；②阻断肾脏 β_1 受体，减少肾素的分泌；③阻断去甲肾上腺素能神经突触前膜的 β_2 受体，减少 NA 的释放；④阻断中枢 β 受体，引起外周交感神经活性降低。除了有抗心绞痛和抗心律失常作用外，各种 β 受体阻断药均有良好的抗高血压作用，但对正常人无降压作用。

【临床应用】抗高血压作用强度与噻嗪类利尿药相似。起效缓慢，连续服用 2～3 周后才能呈现降压作用。单独用于治疗轻、中度高血压；治疗重度高血压可与利尿药、血管扩张药等合用；对伴有心排出量高、肾素活性偏高者、伴心绞痛或脑血管病变者疗效较好。不易引起直立性低血压，久用不易产生耐受性。

【不良反应及用药监护】详见第六章。

选择性 β_1 受体阻断药美托洛尔（metoprolol，倍他乐克）、阿替洛尔（atenolol，氨酰心安）的降压作用优于普萘洛尔，对支气管的影响小。口服可用于治疗各种程度的高血压。

第三节　其他抗高血压药物

一、中枢性降压药

可乐定（clonidine，氯压定）

【药理作用】脂溶性高，易通过血脑屏障进入脑组织。可乐定可激动延髓头端腹外侧区的 I_1-咪唑啉受体和延髓背侧孤束核突触后膜的 α_2 受体，降低外周交感神经张力，使外周血管扩张，产

生中等偏强的降压作用。激动中枢 α_2 受体可引起镇静等副作用；促进内源性阿片肽释放可产生镇痛作用；还可抑制胃肠的分泌及运动功能。

【临床应用】适用于治疗其他药物无效的中度高血压，对伴有胃及十二指肠溃疡者尤其适用。口服可作为阿片类镇痛药成瘾者的戒毒药，还可预防偏头痛。

【不良反应及用药监护】常见不良反应有口干和便秘。对中枢神经系统有明显的抑制作用，表现为镇静、嗜睡、头痛、眩晕、抑郁等，不宜用于高空作业及机动车辆驾驶人员。少数患者在突然停药后可出现短时的交感神经功能亢进现象，如心悸、出汗、血压突然升高等，因此，不可突然停药。另有腮腺痛、恶心、食欲不振、心动过缓、阳痿等不良反应。

二、血管扩张药

硝普钠（sodium nitroprusside）

硝普钠口服不吸收，需静脉给药。静脉滴注后立即起效，2 分钟后可使血压降至最低水平，停药后 5 分钟内血压又回升至原水平。被肝脏代谢后，经肾脏排出。

【药理作用】硝普钠直接松弛小动脉和静脉平滑肌，产生强大的舒张血管作用，降低心脏的前后负荷，增加心排出量和组织血流灌注量，改善微循环。因不增加心肌收缩力，不加快心率，可使心肌耗氧量降低。本药基本不影响局部血流分布，因此不降低冠脉血流和肾血流。

【临床应用】为强而短效的扩血管药，不作为常规降压药使用，仅限于静脉滴注用于治疗高血压危象、急性心肌梗死所致的心源性休克及严重充血性心力衰竭。

【不良反应及用药监护】因仅限于短期应用，无明显不良反应。但需注意：

1. 遇光易分解，药液宜新鲜配制，配制时间超过 4 小时的溶液不宜使用。静脉滴注时应避光。

2. 给药时需密切观察患者的反应，根据血压随时调整滴速，避免用量过大。若静脉滴注时出现恶心、呕吐、烦躁、肌肉痉挛、发热、出汗等不良反应，应减量或停用。用药时间不超过 72 小时，血压得到控制后，应及早改用口服降压药。

3. 肝肾功能不全者慎用，必要时测量血中硫氰酸盐浓度，一旦出现氰化物中毒症状，应用高铁血红蛋白形成剂及供硫剂进行抢救。

血管扩张药还有直接扩张血管药肼屈嗪（hydralazine，肼苯哒嗪），钾通道开放药米诺地尔（minoxidil）、二氮嗪（diazoxide）、吡那地尔（pinacidil）等，以及 5-HT 受体阻断药酮色林（ketanserin）等，目前均较少单独应用。

三、其 他 药 物

（一）α_1 受体阻断药

哌唑嗪（prazosin）

哌唑嗪口服易吸收，首过消除显著，生物利用度为 60%。血浆蛋白结合率达 97%。$t_{1/2}$ 为 2.5～4 小时，降压作用可持续 10 小时。主要由肝脏代谢。

【药理作用】选择性地阻断血管平滑肌突触后膜的 α_1 受体，能舒张静脉及小动脉，发挥中等偏强的降压作用。因不阻断 α_2 受体，降压时不加快心率，也不增加心肌收缩力及血浆肾素活性。哌唑嗪最大的优点是对代谢没有明显的不良影响，并对血脂代谢有良好作用，长期应用可降低总胆固醇、甘油三酯、低密度脂蛋白、升高高密度脂蛋白，增加组织对胰岛素的敏感性，可减轻动脉

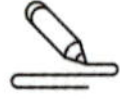

粥样硬化病变。

【临床应用】适用于各型高血压，单用治疗轻、中度高血压，重度高血压合用β受体阻断药及利尿药可增强降压效果。

【不良反应及用药监护】首次给药可出现“首剂现象”，表现为直立性低血压，晕厥、心悸等，嘱咐患者临睡前服用或将首次用量减为0.5mg，可避免发生。

同类药物还有特拉唑嗪（terazosin）、多沙唑嗪（doxazosin）等，均可有效治疗高血压。

（二）α、β受体阻断药

拉贝洛尔（labetalol，柳胺苄心定）降压作用温和，适用于治疗各型高血压，无严重不良反应。卡维地洛（carvedilol）作用持续时间长，可达24小时，不影响血脂代谢，用于轻、中度高血压及伴有肾病、糖尿病的高血压患者。

（三）肾素抑制药

肾素是肾素-血管紧张素系统（renin-angiotensin system，RAS）的源头环节，因此，肾素被认为是RAS中最重要的药物靶标之一。肾素抑制药通过抑制肾素活性，使血管紧张素原生成血管紧张素Ⅰ减少，进而降低血管紧张素Ⅱ的生成，降低血压。阿利吉仑是2007年批准上市的第一个非肽类肾素抑制药，也是目前唯一用于临床的肾素抑制药。阿利吉仑口服吸收快，半衰期长（约40小时），生物利用度低（约2.5%），90%经胆汁入肠道随粪便以原形排泄。适用于各型高血压，单用疗效与ACEI、ARB相似。降压疗效持久。与利尿药或钙拮抗药合用有增效减毒作用；理论上与ACEI、ARB合用具有增强拮抗RAS的效用，但实际应用显示合用虽有增效作用，但不良反应如低血压、高血钾等也明显增加，故应避免合用。阿利吉仑不良反应较少，可出现腹泻，但无干咳、血管神经性水肿等不良反应。

第四节　高血压药物治疗的新概念

高血压药物治疗的目的，不仅仅是单纯降低血压，还要减轻和逆转心、脑、肾等靶器官的损伤，减少致死性及非致死性并发症的发生，提高患者生活质量，延长寿命。血压的控制目标为<140/90mmHg，理想血压应<120/80mmHg。但冠心病患者血压不应低于115/70mmHg，否则可减少冠脉灌注量；糖尿病及肾功能不全患者血压的控制目标为<130/80mmHg；老年人的血压控制标准可适当放宽，建议收缩压的降压目标是150mmHg以下。高血压患者药物治疗应遵循以下原则：

（一）有效治疗及终身治疗

高血压一旦确诊，就应积极治疗，力求将血压控制在140/90mmHg以下（有效血压），积极控制吸烟、肥胖、血脂异常、糖尿病等危险因素，以降低并发症的发生率，减少病死率。研究表明，我国仅有不到10%的高血压患者血压得到有效控制，因此，要加强健康宣教，高血压治疗需要长期系统用药，坚持按医嘱用药，即使血压趋向正常也不能随便停药，在高血压的治疗中要强调终身治疗。

（二）平稳降压

研究表明血压不稳定易导致器官损伤，因此要避免降压过快、过强。短效制剂使血压波动较大，已较少使用，宜尽量采用缓释、控释制剂或长效制剂，使血压持续平稳地降低，以保护靶器官。

（三）保护靶器官

高血压的靶器官损害包括心肌肥厚致心力衰竭、动脉硬化致冠心病、肾衰竭等。目前认为对靶器官保护作用较强的降压药物有ACEI、ARB和长效钙拮抗药，其他药物作用较弱。

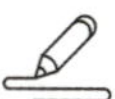

（四）联合用药

降压药物单独长期应用，易产生耐受性，加大剂量又增加不良反应，因此，降压药物提倡联合用药，从不同作用机制发挥协同降压作用，减少药物剂量，减轻不良反应，甚至有些药物联用还可以抵消某些不良反应。联合用药可根据各药特点，取长补短。

（五）个体化治疗

不同的高血压患者或同一患者在不同病程阶段，所需的降压药物和剂量也不同，需要根据患者的年龄、性别、种族、血压情况、合并症、并发症等情况，制定个体化的治疗方案，使药物在治疗过程中充分体现个体化。

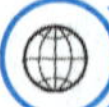

知识链接

时间药理学在高血压药物治疗中的应用

时间药理学又称时辰药理学，是20世纪50年代开始兴起的一个药理学分支学科，主要研究根据机体自身节律变化，选择合适的给药时间，以达到最小剂量、最佳疗效、最小毒性的治疗目的。正常生理状态下，人体血压存在昼夜节律性，多呈“双峰一谷”型，即双峰在早上8～10点和下午3～5点，一谷在凌晨3～4点，因此降压药物的推荐服用时间一般在早上7点和下午2点，晚上睡觉前一般不再服用降压药，以免夜间血压过低，脑动脉供血不足引起脑血栓形成。

附　常用制剂及其用法

氢氯噻嗪　片剂：10mg、25mg。口服，维持量6.25～12.5mg/d。

吲达帕胺　片剂：2.5mg。口服，1.25～2.5mg，1次/d。

硝苯地平　片剂：10mg、20mg。口服，5～10mg/次，3次/d；控释片剂：20mg。口服，20mg/次，2次/d；胶囊剂：5mg、10mg，口服或舌下含化10～20mg/次，3次/d。

氨氯地平　片剂：2.5mg、5mg、10mg。口服，2.5mg～5mg/次，1次/d。

卡托普利　片剂：25mg。口服，开始12.5～25mg/次，按需要1～2周内渐增至50mg/次，2～3次/d，最大剂量为450mg/d。

马来酸依那普利　片剂：5mg、10mg。口服，初始剂量为2.5～10mg/d，渐增至10～40mg/d，分1～2次服用。最大剂量不超过40mg/d。

赖诺普利　片剂：10mg、20mg。口服，开始剂量为10mg，早餐后服用，1次/d，一般常用剂量为10～40mg/d，最高剂量为80mg/d。

贝那普利　片剂：10mg。口服，开始剂量为10mg/次，1次/d，维持量20～40mg/d。

西拉普利　片剂：2.5mg。口服，起始剂量为1mg，维持量2.5～5.0mg，1次/d。

氯沙坦钾　片剂：50mg。口服，50mg，1次/d。

缬沙坦　胶囊剂：80mg、160mg。口服，轻症80mg/d，可增至160mg/d。

厄贝沙坦　片剂：75mg，150mg。口服，起始剂量为150mg/次，根据病情可增至300mg/次，1次/d。

盐酸普萘洛尔　片剂：10mg。口服，抗高血压初始剂量10mg/次，3～4次/d，以后每周增加剂量10～20mg。极量：120mg/d。

美托洛尔　片剂：50mg、100mg。口服，开始时100mg/次，1次/d，维持量为100～200mg/d，必要时增至400mg/d，早晚分服。

阿替洛尔　片剂：25mg、50mg、100mg。口服，50～100mg/次，1～2次/d。

盐酸哌唑嗪　片剂：0.5mg、1mg、2mg。口服，开始时0.5～1.0mg/次，睡前服，渐增至6～15mg/d，3次/d。

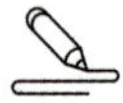

特拉唑嗪　片剂：1mg。口服，开始时 1mg/ 次，睡前服，渐增至 8～10mg/d。

甲磺酸多沙唑嗪　片剂：2mg。口服，起始剂量 1mg，1～2 周后维持量为 1～8mg，1 次 /d，但超过 4mg 易引起直立性低血压。最大剂量 16mg/d。

拉贝洛尔　片剂：50mg、100mg、200mg。口服，开始剂量为 100mg/ 次，2 次 /d，维持量 200～400mg/ 次，2～3 次 /d，不宜超过 2.4g/d。

卡维地洛　胶囊剂：10mg。口服，开始剂量为 10mg，1 次 /d，2 日后可增至 2 次 /d，如 2 周后疗效仍不满意，可增至 20mg/ 次，2 次 /d。极量：40mg/d。

盐酸可乐定　片剂：0.075 mg。口服，0.075～0.15mg/ 次，3 次 /d。根据病情剂量可逐渐增加至 0.15～0.3mg/ 次，3 次 /d。

硝普钠　粉针剂：50mg/ 瓶。临用时取 50mg 以 5% 葡萄糖注射液 2～3ml 溶解后，再用同一溶液 500ml 稀释后缓慢静脉滴注（容器避光），给药速度每分钟不超过 3μg/kg。

米诺地尔　片剂：2.5mg、5mg、10mg。口服，2.5mg/ 次，2 次 /d，逐渐增至 5～10mg/ 次，2 次 /d。

（梁　枫）

复习思考题

1. 简述常用抗高血压药的分类，每类各列举一个代表药物。
2. ACEI 的不良反应及用药监护有哪些？

扫一扫，测一测

PPT课件

知识导览

第十七章　抗心绞痛药

学习目标

1. 掌握硝酸甘油、普萘洛尔、硝苯地平抗心绞痛药的药理作用、临床应用、不良反应及用药监护。
2. 熟悉各类抗心绞痛药的作用机制以及联合用药的意义。
3. 了解心绞痛与心肌供氧耗氧平衡的关系。

第一节　概　　述

心绞痛是冠状动脉粥样硬化性心脏病（简称冠心病）的常见类型，系因冠状动脉粥样硬化、狭窄和/或痉挛，冠脉供血不足，使心肌发生急剧、短暂的缺血或缺氧所引起的临床综合征。典型表现为突发性胸骨后或心前区阵发性压榨性疼痛，可放射到左肩和左上臂内侧，休息或含服硝酸甘油可于几分钟内缓解，心绞痛持续发作得不到及时缓解则可能导致急性心肌梗死。

知识链接

心绞痛的分型

根据世界卫生组织“缺血性心脏病的命名及诊断标准”可将心绞痛分为：①劳累性心绞痛，在体力劳动或情绪激动等心肌需氧量增加时诱发。根据发作频率、病程及预后，可将劳累性心绞痛分为稳定型、初发型和恶化型。②自发性心绞痛，多发生于静息状态而无明显的心肌需氧量增加，发作时疼痛持续时间较长，程度较重，且不易为硝酸甘油所缓解，可分为卧位型（发作于熟睡或休息时）、变异型（因冠状动脉痉挛引发）、中间综合征及梗死后心绞痛。③混合性心绞痛，心肌耗氧量是否增加均有可能发作。

临床通常将心绞痛分为两型，除稳定型心绞痛外，将初发型、恶化型、自发性心绞痛等统称为不稳定型心绞痛，其中变异型心绞痛因具有短暂的ST段抬高的特异心电图变化而为临床所保留。

心绞痛的主要病理生理基础是心肌血氧供需失衡所致，任何引起心肌耗氧增加和/或冠脉供氧减少的因素都可引起心绞痛。生理情况下，心肌的耗氧和供氧处于平衡状态。心肌耗氧量的主要决定因素包括心室壁的张力、心率和心肌收缩力。正常情况下，增加冠脉供氧主要依靠增加冠脉血流量，而对已发生粥样硬化的冠脉来说，其扩张性减小，储备能力下降。因此，依靠增加冠脉血流量来增加心肌供氧是有限的，降低心肌耗氧才是纠正心肌供需氧失衡的主要措施。

临床常用的抗心绞痛药物有三类：①硝酸酯类；②β受体阻断药；③钙通道阻滞药。此外，抗血小板药、抗血栓药和他汀类调脂药等可以稳定冠状动脉硬化斑块，预防血小板聚集及血栓形成，也是治疗心绞痛的常用药物。

第二节　常用的抗心绞痛药物

一、硝 酸 酯 类

常用硝酸酯类药物有硝酸甘油、硝酸异山梨酯、单硝酸异山梨酯。

硝酸甘油(nitroglycerin)

本品口服首过消除明显，生物利用度仅为8%；舌下给药可避免首过消除，2～5分钟起效，维持20～30分钟；经皮肤给药也能避免首过消除，起效虽慢，但持续时间长。本品主要在肝内代谢，经尿排出。

【药理作用】硝酸酯类药物的基本作用是显著扩张血管平滑肌。主要作用有：

1. 降低心肌耗氧量　硝酸甘油能扩张静脉、动脉，降低心脏前、后负荷，降低心室壁张力、减轻心肌射血阻力而降低心肌的耗氧量。大剂量的硝酸甘油显著扩张动脉血管可致血压下降，反射性兴奋交感神经，引起心率加快、心肌收缩力增强，可使心肌耗氧量增加。但是硝酸甘油在治疗剂量下的总效应仍是降低心肌耗氧量。

2. 改善缺血区心肌的血液供应　冠脉分布的特点是从心外膜垂直贯穿心室壁分布于心内膜。心绞痛发作时，因室内压和室壁张力增高，使心内膜血流量明显减少，心内膜缺血最为严重。硝酸甘油能扩张静脉，使回心血量减少，扩张动脉，降低心脏射血阻力，使心室容积和室壁张力下降，减少心内膜下血管的压力，从而增加了心内膜区域的血液供应。此外，硝酸甘油能明显扩张心外膜较大的输送血管和开放侧支循环，当心绞痛发作时，缺血区小动脉因缺氧而高度扩张，而非缺血区血管的阻力相对较高，硝酸甘油可使血液从非缺血区经侧支循环流向缺血区，从而改善缺血区的血液供应。

此外，硝酸甘油还能促进内源性前列环素(PGI_2)、降钙素基因相关肽(calcitonin gene related peptide，CGRP)等物质的合成与释放，对心肌细胞具有直接保护作用，可减少心肌缺血导致的并发症。

【临床应用】

1. 心绞痛　本品对各型心绞痛都有效，舌下含服、气雾吸入等短效制剂可迅速缓解心绞痛的症状，透皮贴膜可延长作用时间，预防心绞痛发作。

2. 心肌梗死　静脉滴注可用于心肌梗死的早期治疗，不仅可以减少心肌耗氧量，增加缺血区的供血与供氧，同时能抑制血小板的聚集和黏附，防止血栓形成，所以早期应用能缩小梗死范围。但要监测血压、心率等指标确定给药剂量，以免过度降压引起副作用。

3. 心力衰竭　硝酸甘油扩张动静脉，降低心脏前、后负荷，还可与强心苷、利尿药等合用于心力衰竭的治疗。

【不良反应及用药监护】

1. 治疗量可因扩张血管引起搏动性头痛、颜面及皮肤潮红、直立性低血压、眼内压升高等。颅脑外伤、颅内高压及青光眼患者禁用。

2. 大剂量可因血压下降明显，反射性兴奋交感神经，使心率加快、心肌收缩力增强，导致心肌耗氧量增加，加剧心绞痛。

3. 超剂量会引起高铁血红蛋白症，出现口唇、指甲发绀、呼吸急促、眩晕等，静脉注射亚甲蓝可缓解。

4. 连续应用可产生耐受性，停药1～2周可以恢复。其原因可能与本药在生成一氧化氮

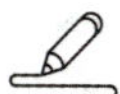

(NO)过程中使巯基耗竭有关。防止耐受性发生的措施有：①采用小剂量、间歇给药，无论采用何种给药途径，每天不用药的间歇期必须在 8 小时以上；②因硝酸甘油产生耐受性与巯基消耗过多有关，应补充乳制品、芝麻、葵花子等含巯基丰富的食物，或合用卡托普利、甲硫氨酸等含巯基的药物。

5. 硝酸甘油与所有的抗高血压药合用均有协同作用；与阿司匹林合用时代谢减少，作用增强；合用 β 受体阻断药可纠正血管舒张引起的不良反应，但应调整剂量。

6. 应告诉患者药品的正确使用和保管方法：本药遇光、遇热极易分解失效，故应置于棕色玻璃瓶内，旋紧瓶盖，避光保存。有效的药物溶化快，略有甜味且有刺麻感，否则表明药物已失效，应及时更换。药物应随身携带，心绞痛发作时立即舌下含化片剂 0.3～0.6mg/ 次，采取坐位含药，症状若无缓解，5 分钟内可再含 1 片，最多可连续使用 3 次，15 分钟仍不缓解，提示有心肌梗死的可能，应及时就医。

硝酸异山梨酯（isosorbide dinitrate，消心痛）

药理作用与硝酸甘油相似，但起效慢、作用弱、维持时间长，属长效制剂。本品经肝代谢生成的异山梨醇 -2- 单硝酸酯和异山梨醇 -5- 单硝酸酯，仍具有扩张血管及抗心绞痛作用。舌下含服 2～5 分钟起效，维持 10～60 分钟，用于缓解心绞痛的急性发作；口服生物利用度仅 25%，需较大剂量才能起效，现多用缓释片（长效消心痛片）口服，15 分钟起效，持续 20 小时，用于预防心绞痛和心肌梗死后心衰的长期治疗。

二、β 受体阻断药

常用药物有普萘洛尔、吲哚洛尔、噻吗洛尔及选择性 β_1 受体阻断药阿替洛尔、美托洛尔、比索洛尔等。

普萘洛尔（propranolol）

【药理作用】

1. 降低心肌耗氧量 普萘洛尔通过阻断心脏上的 β_1 受体，使心肌收缩力减弱，心率减慢，明显降低心肌耗氧量。但因其抑制心肌收缩力，可使心室容积增加，心室射血时间延长而导致心肌耗氧量增加，但用药后总效应仍是降低心肌耗氧量。

2. 改善缺血区心肌供血 普萘洛尔能减慢心率，延长舒张期，使冠状动脉的灌注时间延长，有利于血液从心外膜血管流向易缺血的心内膜区，改善缺血区心肌的供血和供氧。

3. 促进氧合血红蛋白的解离 普萘洛尔还能促进氧合血红蛋白的解离，从而增加全身组织包括心肌的供氧，改善缺血区心肌的糖、脂肪代谢，降低心肌耗氧。

【临床应用】β 受体阻断药临床主要用于稳定型和不稳定型心绞痛的治疗，可减少发作次数，提高运动耐量，对伴有高血压或心律失常患者尤为适用。对心肌梗死患者能缩小梗死范围，降低病死率。

本类药与硝酸酯类药物合用可以取长补短，两药能协同降低心肌耗氧量，合用后还能减少不良反应。硝酸甘油引起的反射性心率加快可被 β 受体阻断药阻断；而 β 受体阻断药引起的心室容积扩大，可被硝酸甘油对抗，所以两药合用有良好的协同作用。但要注意两药均可降低血压，合用易致血压过度下降，影响冠脉灌注，反而会加重心绞痛。

本类药对冠状动脉痉挛诱发的变异型心绞痛不宜使用，因冠状动脉上的 β 受体阻断后，α 受体占优势，可导致冠状收缩，加重心肌缺血症状。

【不良反应及用药监护】详见第六章。

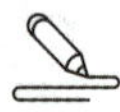

案例分析

患者，女，57岁，患高血压11年，近半年来经常出现劳累后心前区闷痛，自服“速效救心丸”或休息后可稍缓解，现入院求治。初步诊断：稳定型心绞痛。给予：硝酸甘油0.5mg舌下含服；美托洛尔25mg口服，一日两次。讨论：

1. 试分析两药是否可以合用，说出合用的优势和须注意的问题。
2. 分别阐述硝酸甘油和美托洛尔的不良反应及用药监护。

三、钙通道阻滞药

常用药物有硝苯地平（nifedipine）、维拉帕米（verapamil）、地尔硫䓬（diltiazem）等。

【药理作用】

1. 降低心肌耗氧量　能抑制心脏收缩力，减慢心率，同时扩张血管，降低外周阻力，减轻心脏负荷，从而降低心肌耗氧量。

2. 增加心肌的血液供应　可扩张冠状血管，增加冠状血管的血流量，尤其对痉挛状态的冠脉作用显著。本类药物还能开放侧支循环，抑制血小板聚集，有利于保持冠脉血流的通畅和增加心肌的供血、供氧。

3. 保护缺血心肌细胞　心肌缺血或再灌注时可引起细胞内“钙超载”，造成心肌细胞尤其是线粒体功能严重受损，导致细胞死亡。钙通道阻滞药可阻止缺血心肌细胞 Ca^{2+} 超负荷，保护缺血心肌细胞。

【临床应用】临床可单独用于抗心绞痛，也可与硝酸酯类、β受体阻断药合用。本类药扩冠脉作用强大，是治疗变异型心绞痛的首选药。也可用于稳定型心绞痛及急性心肌梗死的治疗。

【不良反应及用药监护】治疗剂量的不良反应较轻，常见外周水肿、面部潮红、头痛、皮疹、心悸等，多与扩血管作用有关。

第三节　其他抗心绞痛药物

一、血管紧张素转化酶抑制药和血管紧张素Ⅱ受体阻断药

临床常用的血管紧张素转化酶抑制药（angiotensin converting enzyme inhibitors，ACEI）药物包括卡托普利、贝那普利等，血管紧张素Ⅱ受体（AT1受体）阻断药（angiotensin receptor blocker，ARB）包括缬沙坦、厄贝沙坦等。此类药物可使冠心病心绞痛患者的心血管死亡、非致死性心肌梗死等事件的危险发生率降低，尤其适用于合并高血压、糖尿病、心力衰竭等的心绞痛患者。

二、钾通道开放剂

尼可地尔（nicorandil）是首个用于临床的ATP敏感的钾通道开放剂，可激活血管平滑肌细胞膜上钾通道，促进 K^+ 外流，抑制 Ca^{2+} 内流，还能释放NO，使血管平滑肌松弛。因此，此类药物具有扩张冠脉增加供血，抑制钙超载减轻对缺血心肌的损害等作用，主要用于变异型心绞痛和稳定型心绞痛的治疗，可显著减少心绞痛患者心血管事件的发生风险，改善预后。

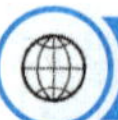

知识链接

常用的抗心绞痛中成药

速效救心丸主要成分为川芎、冰片；丹参片（注射液、滴丸等），主要成分为丹参；麝香酮片（气雾剂）系麝香的主要成分；三七冠心宁，主要成分为三七；黄杨宁片，主要成分为植物黄杨中提取的生物碱；心血康为薯蓣科的根茎提取物。上述药物均有一定的活血化瘀、行气止痛功效，能够扩张冠状动脉，增加冠脉血流量，常用于预防或缓解心绞痛。与西药合用时应注意调整剂量。

附 常用制剂及其用法

硝酸甘油 舌下含片：0.5mg。0.25～0.5mg/次，舌下含化，不超过2mg/d；长效胶囊剂：2.5mg。2.5mg/次，1次/12h；软膏剂：30g/支。每次1.5cm×3cm，涂于前臂或胸部；贴布剂（透皮释放治疗系统）：16mg/贴、25mg/贴。1贴/次，1次/24h，为防止产生耐药性，可隔12小时贴12小时；气雾剂：15g（含硝酸甘油0.1g）。向口腔舌下黏膜喷射1～2次，相当于硝酸甘油0.5～1mg；注射剂：1mg/1ml、2mg/1ml、5mg/1ml。用于缓解急性心肌梗死，1～5mg溶于5%～10%葡萄糖注射液100ml中，以10～20滴/min的速度静脉滴注，根据患者反应，每15分钟可递增剂量25%～50%。

硝酸异山梨酯 片剂：5mg。舌下含化，5～10mg/次；控释片：5mg。口服，5mg/次，2次/d；喷雾剂：250mg/瓶。1.25～3.75mg/次。

单硝酸异山梨酯 片剂：20mg。饭后服，20mg/次，2次/d，不可将药片嚼碎。

尼可地尔 片剂：2mg。口服，2～4mg/次，3次/d。

（梁 枫）

扫一扫，测一测

复习思考题

1. 简述硝酸甘油的不良反应及用药监护。
2. 简述心绞痛时普萘洛尔与硝酸甘油合用的优点及须注意的问题。

第十八章　抗心律失常药

学习目标

1. 熟悉常用抗心律失常药的药理作用、临床应用、不良反应及用药监护。
2. 了解心律失常的电生理基础及抗心律失常药的分类。

心律失常是由于心肌细胞电生理活动异常引起的心脏搏动起源或冲动传导障碍，产生心脏节律和频率的异常性疾病。心律失常可导致心脏泵血功能障碍，甚至危及生命。心律失常按其发作时心率的快慢分为缓慢型和快速型两大类。本章主要介绍治疗快速型心律失常的药物。

第一节　抗心律失常药的基本作用及分类

一、抗心律失常药的基本作用

抗心律失常药物主要作用于心肌电生理过程（图 18-1），其基本作用是影响心肌细胞膜的离子通道，干扰 Na^+、Ca^{2+}、K^+ 等离子的转运，而改变细胞膜电生理特性，抑制异常冲动的形成或传导。

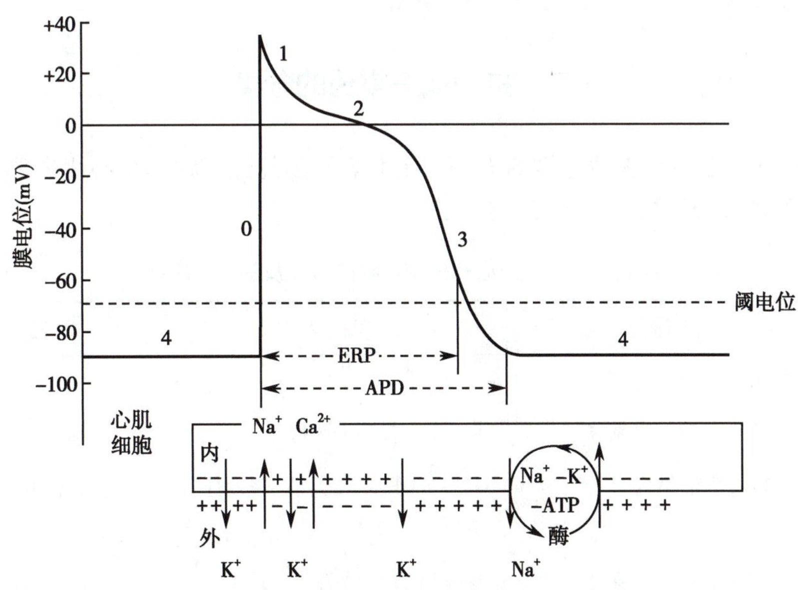

图 18-1　心肌细胞的电生理过程示意图

APD：动作电位时程　ERP：有效不应期

0 相：除极期，Na^+ 迅速内流；1 相：快速复极初期，K^+ 短暂外流；2 相：缓慢复极期，主要为 Ca^{2+} 内流；3 相：快速复极末期，由 K^+ 外流；4 相：静息期，非自律细胞膜电位维持在静息水平，自律细胞则为自发性舒张期除极，快反应细胞 4 相除极 Na^+ 内流大于 K^+ 外流，慢反应自律细胞 4 相除极是 Ca^{2+} 内流大于 K^+ 外流。

（一）消除异常冲动的形成

1. 降低自律性　窦房结、房室结等细胞具有自律性，当交感神经活性增高、低血钾时，4相自发除极速率加快，引起快速型心律失常。此外，心室肌细胞等非自律细胞，在缺血缺氧时可产生异位自律性，并向周围组织扩散，也可产生快速型心律失常。

奎尼丁阻滞快反应细胞的4相Na^+内流、维拉帕米抑制慢反应细胞的4相Ca^{2+}内流，均可减慢4相除极速率，从而降低自律性。利多卡因抑制4相Na^+内流，促进4相K^+外流，增大最大舒张电位，使其离阈电位较远，也可降低自律性。

2. 减少后除极与触发活动　后除极是在一个动作电位中继0相除极后所发生的除极，其频率较快，振幅较小，呈振荡性波动，膜电位不稳定。后除极容易引起异常冲动发放，称为触发活动。

后除极主要由Ca^{2+}内流增多所引起，或因细胞内Ca^{2+}过多诱发Na^+短暂内流所引起，因此钙通道阻滞药和钠通道阻滞药可纠正这一类心律失常。

（二）抑制冲动传导障碍

1. 消除折返激动　折返激动是指冲动经传导环路折回原处而反复运行的现象。折返激动产生的条件为：①具有折返通路；②单向传导阻滞；③缓慢传导；④邻近细胞有效不应期（effective refractory period，ERP）不同步。

抗心律失常药消除折返激动的机制为：①改变膜反应性而影响传导速度。膜反应性是指细胞膜电水平与其受激发时0相最大上升速率间的关系，是决定传导速度的重要因素。增强膜反应性和减弱膜反应性均可取消折返激动。苯妥英钠可促进3相K^+外流，加大最大舒张电位，增强膜反应性而加快传导，消除单向传导阻滞而取消折返激动；奎尼丁可阻断0相Na^+内流，降低膜反应性而减慢传导，使单向传导阻滞发展成双向阻滞，也可终止折返激动。②改变ERP及动作电位时程（action potential duration，APD）。ERP对APD的比值（ERP/APD）增大时，冲动将有更多机会落入ERP中，折返易被取消。奎尼丁能阻滞0相Na^+内流，绝对延长ERP；利多卡因可促进3相K^+外流，相对延长ERP。

2. 改善单纯性传导障碍　异丙肾上腺素或阿托品可改善传导减慢、传导阻滞及单向传导阻滞等单纯性传导障碍，从而纠正缓慢型心律失常。

二、抗心律失常药的分类

缓慢型心律失常的治疗药物主要有异丙肾上腺素及阿托品。快速型心律失常的治疗药物分为四类，其中Ⅰ类药又分为Ⅰa、Ⅰb、Ⅰc三类（表18-1）。

表18-1　常用抗心律失常药物的分类及主要适应证

分类	作用机制	常用药物	主要适应证
Ⅰ类	阻滞钠通道		
Ⅰa类	适度阻滞钠内流	奎尼丁、普鲁卡因胺	房颤及房扑的转律
Ⅰb类	轻度阻滞钠内流	利多卡因、苯妥英钠、美西律、妥卡尼	室性心律失常
Ⅰc类	明显阻滞钠内流	氟卡尼、普罗帕酮	广谱抗心律失常
Ⅱ类	阻断心脏β受体	普萘洛尔	室上性心律失常
Ⅲ类	阻滞钾通道，延长APD	胺碘酮	广谱抗心律失常
Ⅳ类	阻滞钙通道	维拉帕米、地尔硫草	室上性心动过速

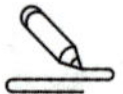

第二节　常用抗快速型心律失常药

一、I类——钠通道阻滞药

奎尼丁（quinidine）

奎尼丁为Ⅰa 类药物，适度阻滞 Na^+ 内流，是广谱抗心律失常药，主要用于纠正心房纤颤及心房扑动。纠正房颤或房扑时，首先联用强心苷类药物和 β 受体阻断药，以减慢过快的心室频率，随后应用奎尼丁，每次给药前应测血压与心电图，约 80% 患者能转为窦性频率。不能转律者采用电转律术可取得较好疗效，转律后需用奎尼丁维持窦性节律，预防心房纤颤复发。本药安全范围小，应用受限。除胃肠道反应外，心脏抑制作用明显，还可出现金鸡纳反应、奎尼丁晕厥等特有的不良反应，变态反应也较常见。

普鲁卡因胺（procainamide）

普鲁卡因胺属于广谱抗心律失常药，与奎尼丁相比，其特点为：①降低自律性、减慢传导速度的作用较弱；②静脉注射或静脉滴注用于室上性和室性心律失常急性发作的抢救。长期口服不良反应多，可引起红斑狼疮样综合征，现已少用。

利多卡因（lidocaine）

利多卡因口服吸收良好，但首过消除明显，须静脉滴注给药。作用时间短，注射一次约维持 20 分钟。大多数在肝中代谢，仅 10% 以原形经肾排泄。

【药理作用】利多卡因为Ⅰb 类，作用于浦肯野纤维，抑制 0 相 Na^+ 内流，显著地减慢传导，抑制 4 相 Na^+ 内流，使除极速率下降，促进 3 相 K^+ 外流，加快复极，缩短浦肯野纤维及心室肌的 APD、ERP，且缩短 APD 更为显著，相对延长 ERP。

【临床应用】利多卡因系窄谱抗心律失常药，能有效防治急性心肌梗死、心胸手术及强心苷类药物等所致的室性期前收缩、室性心动过速及心室纤颤，是室性心律失常的首选药，特别适用于危急病例。但对室上性心律失常无效。

【不良反应及用药监护】

1. 静脉注射后可出现嗜睡、眩晕等中枢神经系统症状。与维拉帕米、西咪替丁合用时需减慢静脉滴注速度。
2. 大剂量可引起语言障碍、惊厥，甚至呼吸抑制。
3. 偶见窦性过缓、房室传导阻滞、血压下降等心脏毒性。

苯妥英钠（phenytoin sodium，大仑丁）

苯妥英钠具有抗癫痫及抗中枢疼痛综合征作用，抗心律失常作用与利多卡因相似，可抑制 Na^+ 内流，降低浦肯野纤维自律性，可促进 K^+ 外流，加快传导速度。苯妥英钠还能与强心苷竞争结合 Na^+-K^+-ATP 酶，因此，对强心苷中毒引起的室性心律失常效果好，为首选药。对其他原因如心肌梗死、心脏手术、心导管术、电转律术、麻醉等所引发的室性心律失常也有效。

Ⅰb 类药物还有美西律（mexiletine，慢心律）及妥卡尼（tocainide，室安卡因）等，具有口服有效，作用持久等特点。主要用于治疗各种室性心律失常。美西律的不良反应多见，妥卡尼的不良反应较少见。

氟卡尼（flecainide）

氟卡尼为Ⅰc 类药物。吸收迅速完全，$t_{1/2}$ 约 20 小时。主要影响希氏 - 浦肯野系统，显著阻滞

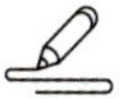

钠通道，能明显降低 0 相最大上升速率而减慢传导速度，延长其 ERP、APD；也抑制 4 相 Na^+ 内流，降低心房肌和心室肌的自律性，尚有一定的局部麻醉作用。主要用于治疗快速型室性心动过速。但有提高病死率的报告，充血性心力衰竭患者应慎用，心肌梗死患者禁用。

普罗帕酮（propafenone）

普罗帕酮药理作用与氟卡尼相似，也有局部麻醉作用，还有一定的 β 受体阻断作用及钙通道阻滞作用。用于治疗室性、室上性期前收缩及心动过速。有胃肠道症状、头痛、头晕、口腔金属气味、低血压、房室传导阻滞等不良反应，还可引起药物热、粒细胞减少及红斑狼疮样综合征。应避免与奎尼丁、普萘洛尔，胺碘酮及维拉帕米等药物合用，以免加重不良反应。心力衰竭、休克、窦房结病变及Ⅱ度以上房室传导阻滞者禁用。

二、Ⅱ类——β 受体阻断药

普萘洛尔（propranolol）

普萘洛尔阻断心脏 $β_1$ 受体而产生抗心律失常作用，主要对室上性心律失常效果好，尤其是对情绪激动、甲状腺功能亢进等交感神经兴奋引起的心动过速疗效好，为首选药。常与强心苷合用，可抑制房室结传导，控制心室频率。对由运动或情绪变动所引发的室性期前收缩及缺血性心脏病患者的室性心律失常亦有良好效果。

选择性 $β_1$ 受体阻断药物如美托洛尔（metoprolol）、阿替洛尔（atenolol）、醋丁洛尔（acebutolol）等，对治疗室上性心律失常也有良好疗效。

三、Ⅲ类——延长动作电位时程药

胺碘酮（amiodarone）

胺碘酮口服吸收缓慢不完全，因血浆蛋白结合率达 95%，作用持续时间长，$t_{1/2}$ 约 40 天，全部清除需 4 个月。广泛分布于组织中，尤以脂肪组织及血流量较高的器官为多。几乎全部在肝中代谢，主要经胆汁由肠道排泄。

【药理作用】阻滞钾通道及钠、钙通道，还有一定的 α 和 β 受体阻断作用，明显地抑制复极过程，显著延长 APD 和 ERP。

【临床应用】胺碘酮为广谱抗心律失常药，小剂量的胺碘酮即可纠正心房纤颤，有效维持窦性节律，不良反应较低、患者顺应性好。用于治疗各种室上性和室性心律失常。对危及生命的室性心动过速及心室颤动可静脉给药。

【不良反应及用药监护】与剂量大小及疗程有关。长期大剂量应用可出现：①胃肠道反应；②甲状腺功能亢进或低下；③肝功能损害；④角膜色素沉着，一般不影响视力，停药后可自行恢复；⑤光敏性皮炎；⑥间质性肺炎，可能引起肺纤维化。另外，该药静脉注射可引起低血压、心律失常或加重心功能不全，与其他类型的抗快速型心律失常药合用可产生协同作用，可引起窦性心动过缓，甚至心脏停搏。

四、Ⅳ类——钙通道阻滞药

常用的钙通道阻滞药减慢心率的作用程度有差异。硝苯地平减慢心率作用较差，甚至可反射性兴奋交感神经，加快心率，因此不用于治疗心律失常，维拉帕米和地尔硫䓬减慢心率作用较明显，常用于治疗快速型心律失常。

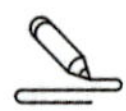

维拉帕米（verapamil，异搏定）

维拉帕米口服吸收迅速而完全，首过消除高，生物利用度仅 10%～20%，口服后 2 小时起效，维持时间约为 6 小时，约 70% 经肾脏排泄。

【药理作用】钙通道阻滞药能阻断 Ca^{2+} 内流，降低窦房结起搏细胞的自律性，减慢窦房结和房室结的传导速度，延长复极时间，延长慢反应动作电位的 ERP。治疗室上性心动过速有良好效果。

【临床应用】维拉帕米的负性频率、负性传导和负性肌力作用是所有钙通道阻滞药最显著的，是预防和治疗阵发性室上性心动过速的首选药。

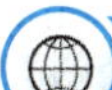

知识链接

阵发性室上性心动过速

阵发性室上性心动过速是指起源于心房或房室交界区的心动过速，大多数是由于折返激动所致，少数由自律性增加和触发活动引起。心电图连续 3 次以上室上性过早搏动称为阵发性室上性心动过速，包括房性和交界区性心动过速，有时二者心电图上难以鉴别，则统称为阵发性室上性心动过速。

阵发性室上性心动过速常见于冠心病、心肌梗死、缺氧血症、低血钾症、预激综合征、心力衰竭、慢性阻塞性肺疾病、其他各种器质性心脏病或伴有心房扩大者、洋地黄或其他药物毒性反应、甲状腺功能亢进等，亦可见于无任何病因，或由于情绪激动、过度疲劳、吸烟、饮酒诱发。

【不良反应及用药监护】

1. 胃肠道症状　可出现恶心、呕吐、上腹痛等，最常见。

2. 心血管症状　静脉注射可致血压下降、心动过缓等。房室传导阻滞是本类药物最严重的不良反应，还可引起心肌收缩力下降。静脉给药须进行持续心电监测和血压监测，静脉注射时须缓慢，每次注射时间不少于 2 分钟。

3. 药物相互作用　本药与其他抗高血压药合用时，应调整剂量以免血压过低；静脉给药时不宜与 β 受体阻断药同时应用，须相隔数小时，否则对心肌收缩和传导功能均会造成抑制作用；洋地黄中毒时不宜静脉注射本药，否则可致严重房室传导阻滞，维拉帕米可降低地高辛的肾清除率，两者合用须减低剂量；与胺碘酮合用可能增加心脏毒性；与血浆蛋白结合率高的药物合用可发生竞争置换现象，使游离型血药浓度增高，须严密监护。

4. 禁忌证　禁用于严重心衰、重度低血压（收缩压 <90mmHg）、病态窦房结综合征（安装心脏起搏器除外）、Ⅱ度房室传导阻滞、Ⅲ度房室传导阻滞。本药可通过胎盘并可分泌入乳汁，孕妇、哺乳期妇女也应禁用。肝肾功能损害者慎用。

5. 其他　因本药抑制乙醇的消除，服药期间应避免饮酒。

地尔硫䓬（diltiazem，硫氮䓬酮）

地尔硫䓬对心脏电生理作用和维拉帕米相似，也用于治疗阵发性室上性心动过速，合用地高辛控制房颤时的心室频率效果最好。不良反应较少，注射给药可引起房室传导阻滞及低血压。

本药和 β 受体阻断药合用耐受性良好，但在左心功能不全及传导功能障碍患者应该慎用此药。

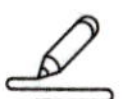

五、其他抗心律失常药

腺苷(adenosine)

腺苷为内源性嘌呤核苷酸，作用于G蛋白偶联的腺苷受体，激活心房、窦房结、房室结的乙酰胆碱敏感性钾通道，引起动作电位时程缩短和自律性降低。也抑制L型钙电流并延长房室结的有效不应期，抑制交感神经兴奋所致迟后除极。静脉注射后迅速降低窦性频率、减慢房室结传导、延长房室结有效不应期。临床需静脉快速给药，主要用于迅速终止折返性室上性心律失常。治疗剂量时多数患者会出现胸闷、呼吸困难。

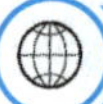

知识链接

心律失常的非药物治疗方法

心律失常的非药物治疗包括：

①心导管射频消融术(radiofrequency catheter ablation，RFCA)：作为快速型心律失常的一种根治性手术，目前已成为治疗阵发性心动过速的首选方法；②植入式永久心脏起搏器：用于高度房室传导阻滞、心动过缓、病态窦房结综合征等；③埋藏式心脏复律除颤器(implantable cardioverter-defibrillator，ICD)：用于治疗恶性室性心律失常即心室颤动、室性心动过速伴血流动力学障碍，此类心律失常药物治疗效果不理想，是心脏性猝死的主要原因，ICD可明显降低患者病死率，目前已成为治疗恶性室性心律失常，预防心脏性猝死的首选方法。

第三节 抗快速型心律失常药的应用原则

抗快速型心律失常药物种类较多，安全范围较窄，临床应依据心律失常的类别选择适宜的药物。

1. 窦性心动过速 针对病因进行治疗，可选用β受体阻断药、维拉帕米。

2. 心房纤颤或心房扑动 转律用奎尼丁，预防复发可加用或单用胺碘酮，控制心室频率用强心苷类。

3. 阵发性室上性心动过速 先采用兴奋迷走神经的方法，若不奏效，首选维拉帕米，也可用普萘洛尔、胺碘酮等。

4. 室性心律失常(包括室性期前收缩、阵发室性心动过速、心室纤颤)首选利多卡因，也可用胺碘酮等。

5. 强心苷中毒引起的室上性及室性心律失常 首选苯妥英钠，室性心律失常也可用利多卡因。

选择药物时还应考虑患者病情的轻重、心肝肾的功能状态及药物的特点。用药期间应特别注意：抗心律失常药也能导致心律失常，应尽量少用。先单独用药，用药剂量要小，不轻易联合用药，单用药物效果不佳时再联合药物，同时需密切监测患者的心电图、血压及肝肾功能。

案例分析

患者，男，32岁，阵发性心悸2年余，每次突然发作，持续约30～60分钟不等，发作会突然终止。查体：HR 160次/min，律齐。心电图示QRS波形正常，P波不能明确查见。初步诊

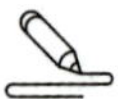

断为：阵发性室上性心动过速。讨论：

1. 该患者可选用哪些药物治疗？

2. 该种类型的心律失常一般首选何药？该药的主要不良反应有哪些？应如何进行用药监护？

附　常用制剂及其用法

硫酸奎尼丁　片剂：0.2g。口服，纠正心房纤颤或心房扑动时，第1天0.2g，每2小时一次，共5次。如无效且未发生毒性反应，第2天可增至0.3g，每2小时一次，连续5次，剂量不宜超过2g/d。恢复正常心律后，即给维持量，一般为有效量减去0.2g，2～3次/d。极量：0.6g/次，3g/d。

盐酸普鲁卡因胺　片剂：0.125g、0.25g。口服，首次剂量0.5～1g/次，以后0.25～0.5g/次，4次/d，心律正常后逐渐减至0.25g/次，2～3次/d。注射剂：0.1g/1ml、0.2g/2ml、0.5g/5ml。肌内注射，0.5g/次；静脉滴注，0.5～1g/次，用5%葡萄糖注射液200ml稀释，1～2ml/min，应注意心电图变化，无效可重复一次。极量：口服，1g/次，3g/d。

盐酸利多卡因　注射剂：100mg/5ml。静脉注射，每次1～2mg/kg，见效后可改为100mg以5%葡萄糖注射液100～200ml稀释后静脉滴注，滴速为1～2ml/min。

苯妥英钠　片剂：50mg、100mg。口服，0.1～0.2g/次，2～3次/d。粉针剂：0.1g、0.25g。肌内注射，0.1～0.25g/次，4～6小时用药1次；静脉注射，以注射用水20～40ml稀释，于6～10分钟注完，静脉注射速度以小于25mg/min为宜，必要时5～10分钟后再静脉注射0.1g，直至心律失常得以纠正或总量达0.5g为止。

美西律　片剂：50mg、100mg、250mg。口服，首剂为50～250mg，维持量150～300mg，每6～8小时用药1次。注射剂：100mg/2ml。静脉注射，首剂100mg加入5%葡萄糖注射液20ml中缓慢注射，然后以1.5～2mg/min的速度静脉滴注维持。

盐酸妥卡尼　片剂（或胶囊剂）：0.2g。口服，0.4～0.6g/次，3次/d。

氟卡尼　片剂：0.1g。口服，0.1～0.2g/次，2次/d。注射剂：0.05g/5ml，0.1g/10ml。静脉注射，1～2mg/kg，缓慢注射。

普罗帕酮　片剂（或胶囊剂）：50mg、0.1g、0.15g。口服，0.1～0.2g/次，3～4次/d，维持量0.15g/次，2次/d。不宜超过350mg/次，900mg/d。注射剂：17.5mg/5ml、35mg/10ml。静脉注射，70mg/次，缓慢推注，每8小时用药1次。必要时，隔20分钟后可再重复1次，以后每分钟以0.5～1mg/kg静脉滴注维持。总量不超过350mg/d。

盐酸普萘洛尔　片剂：10mg。抗心律失常：口服，10～20mg/次，3次/d。注射剂：5mg/5ml。静脉滴注，1～3mg/次，以5%葡萄糖注射液100ml稀释，按需要调整滴注速度。

盐酸胺碘酮　片剂：0.1g、0.2g。口服，开始时0.2g/次，3次/d，维持量为0.1g/次，3次/d。注射剂：0.15g/3ml。静脉注射，0.3～0.45g/d；静脉滴注，0.3g加至250ml生理盐水中，于30分钟内滴完。

（梁　枫）

复习思考题

1. 抗快速型心律失常药物分哪几类？每类各举一代表药物。
2. 不同类型心律失常的选药原则是什么？
3. 维拉帕米的不良反应及用药监护要点有哪些？

扫一扫，测一测

PPT课件

知识导览

第十九章 抗充血性心力衰竭药

学习目标

1. 掌握强心苷类药物的药理作用、临床应用、毒性反应及用药监护。

2. 熟悉肾素 - 血管紧张素 - 醛固酮系统抑制药、利尿药、β受体阻断药、血管扩张药及非强心苷类正性肌力药在治疗充血性心力衰竭方面的应用。

3. 了解充血性心力衰竭的治疗原则。

第一节 概 述

充血性心力衰竭(congestive heart failure，CHF)又称慢性心功能不全，是由多种原因引起的心脏收缩功能和 / 或舒张功能障碍，使心排血量不能满足机体代谢需要，组织、器官血液灌注不足，肺循环和 / 或体循环淤血的临床综合征。慢性心功能不全的主要病理生理基础是由心肌收缩力降低或心脏负荷加重引起的心排血量不足。各种原因的心肌病变，如心肌炎、心肌病、心肌缺血或坏死、心肌代谢障碍等均可使心肌收缩力降低，终致心功能不全。心脏负荷加重主要见于高血压、主动脉瓣狭窄、肺动脉瓣狭窄、二尖瓣关闭不全等疾病。

充血性心力衰竭时可出现神经内分泌系统的激活，在心衰早期起到一定的代偿作用，但其长期存在又是导致心血管重构和心衰恶化的重要原因。充血性心力衰竭时可出现如下变化：①心脏收缩功能减弱及心排出量不足，反射性地引起交感神经活性增高，血中 NA 浓度升高，从而使心肌收缩力增高，心率加快，血管收缩以维持血压，起到一定的代偿作用，但也增加了心肌耗氧量，使后负荷加重，心脏做功增加，反使病情恶化；②心排出量不足造成肾血流量减少，肾素 - 血管紧张素 - 醛固酮系统(RAAS)被激活，使肾素分泌增加，血中血管紧张素Ⅱ(AngⅡ)含量升高，AngⅡ强烈收缩血管，促进醛固酮分泌、水钠潴留增加，久之增加心脏的负荷而加重心力衰竭(图 19-1)。

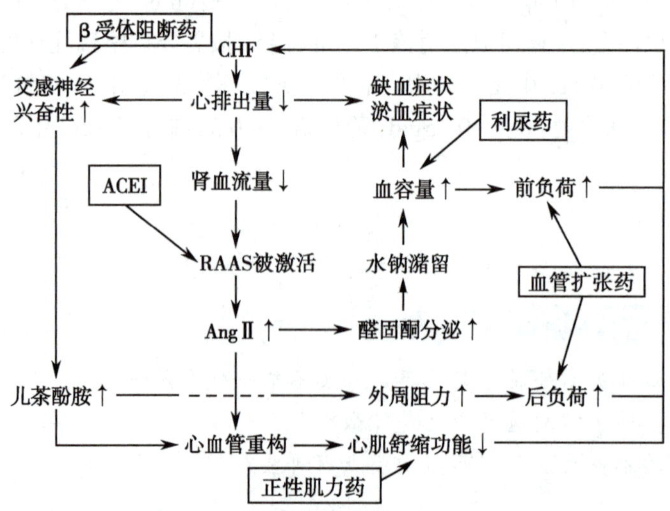

图 19-1 充血性心力衰竭的病理生理学变化及药物的作用环节

治疗充血性心力衰竭的药物主要包括以下几类。①正性肌力药：包括强心苷及非强心苷类正性肌力药；②肾素-血管紧张素-醛固酮系统（RAAS）抑制药：包括ACEI、ARB和醛固酮拮抗药；③β受体阻断药：如美托洛尔、比索洛尔、卡维地洛等；④利尿药：如氢氯噻嗪、呋塞米等；⑤扩血管药：如硝普钠、哌唑嗪等。⑥钙增敏药：如匹莫苯、左西孟旦、噻唑嗪酮等。

充血性心力衰竭患者除合理选择药物外，还应加强休息、减轻体力活动量，做好心理调节，减轻精神压力，限制饮食中钠盐的摄入等。

第二节 常用抗充血性心力衰竭药

一、正性肌力药

（一）强心苷类正性肌力药

常用的强心苷类药物有洋地黄毒苷（digitoxin）、地高辛（digoxin）和去乙酰毛花苷（cedilanide，西地兰）、毒毛花苷K（strophanthin K）等。本类药物药理作用基本相同，但药动学差异较显著（表19-1）。

表19-1 强心苷类药物的药动学特点

药物	口服吸收率/%	蛋白结合率/%	肝肠循环/%	生物转化/%	原形肾排泄/%	半衰期
洋地黄毒苷	90～100	97	26	70	10	5～7d
地高辛	62～85	25	7	20	60～90	36h
毒毛花苷K	2～5	5	少	0	100	19h

【药理作用】

1. 正性肌力作用 强心苷的正性肌力作用是其治疗充血性心力衰竭的重要药理学基础。强心苷对心脏具有高度的选择性，能增强正常和衰竭心脏的收缩力，对衰竭心脏更有效。其特点为：

（1）使心脏收缩敏捷有力：强心苷可提高心肌收缩的张力、加快心肌纤维的缩短速率，相对延长舒张期，使冠脉供血时间延长，心脏休息时间延长。

（2）降低衰竭心脏的耗氧量：决定心肌耗氧量的因素主要有心室壁张力、心肌收缩力和心率。对正常心脏，因强心苷加强其收缩力，可增加耗氧量；而对衰竭心脏，可减少耗氧量，因为充血性心力衰竭患者已有心肌增生肥厚，室壁张力显著提高，使耗氧量增加，强心苷加强心肌的收缩力可增加心排出量、减少残余血量，使心脏体积缩小、室壁张力下降、耗氧量降低，加之用药后心率减慢，也可降低心脏耗氧量，降低部分超过收缩力增强所致的耗氧量增加部分，因此总耗氧量降低。

（3）增加衰竭心脏的心排出量：心排出量主要取决于心肌收缩力和外周阻力。强心苷只增加衰竭心脏的输出量而不增加正常心脏的输出量，因为强心苷对正常人有收缩血管作用，使外周阻力升高，心排出量无明显增加；而对充血性心力衰竭患者，一方面，强心苷的心肌正性肌力作用更显著，另一方面，反射性降低了过高的交感神经兴奋性，使血管舒张、外周阻力减少，从而增加了心排出量。

2. 负性频率作用 治疗量的强心苷对正常心率影响小，而对心率较快及伴有房颤的充血性心力衰竭患者可明显减慢心率。强心苷减慢心率的作用是由于正性肌力作用增加了心排血量，反射性兴奋迷走神经，抑制窦房结，使心率减慢；本药还可直接兴奋迷走神经、增敏压力感受器、提高窦房结对乙酰胆碱的反应性，使心率减慢，这一作用对充血性心力衰竭患者是有利的，使衰竭心脏得到较好休息、获得较多的冠状动脉血液供应，同时使静脉回心血量增多，以保证心排血量提高。

3. 对心肌电生理及心电图的影响 强心苷对心肌电生理的影响比较复杂，主要有五个方面：降低窦房结的自律性、缩短心房的有效不应期、减慢房室结传导速率（负性传导）、提高浦肯野纤维的自律性并缩短其有效不应期（表 19-2）。

表 19-2 强心苷对心肌电生理的影响

电生理特性	窦房结	心房	房室结	浦肯野纤维
自律性	↓			↑
传导性		↑	↓	
有效不应期		↓		↓

注：↑提高；↓降低

治疗量强心苷最早引起 T 波变化，其幅度减小、波形压低甚至倒置，S-T 段降低呈鱼钩状；随后还由于减慢房室传导，可见 P-R 间期延长；浦肯野纤维和心室肌 ERP 和 APD 缩短，可出现 Q-T 间期缩短；窦性频率减慢，表现为 P-P 间期延长。中毒量强心苷可引起各种心律失常，心电图也会出现相应变化。

4. 其他 ①利尿作用：强心苷使心排出量增加，增加了肾血流量，降低血浆中肾素的活性，还可减少肾小管对 Na^+ 的再吸收，充血性心力衰竭患者用药后尿量明显增加；②催吐：中毒量可兴奋延髓催吐化学感受区而引起呕吐。

强心苷的作用机制和中毒机制为：心肌细胞膜上存在 Na^+-K^+-ATP 酶，即强心苷受体。治疗量的强心苷适度抑制的 Na^+-K^+-ATP 酶（20%～40%），使细胞内 K^+ 减少，Na^+ 增多，进而 Na^+-Ca^{2+} 交换增加，细胞内 Ca^{2+} 量增加，使心肌收缩力加强。中毒量强心苷严重抑制 Na^+-K^+-ATP 酶，使细胞内 Na^+、Ca^{2+} 大量增加，K^+ 量明显减少，导致心肌细胞自律性增高、传导减慢，引起心律失常。

知识链接

Na^+-K^+-ATP 酶

Na^+-K^+-ATP 酶，又称钠泵（sodium pump），是镶嵌在细胞膜磷脂双分子层之间的一种特殊蛋白质，它是一种大分子蛋白，具有 ATP 酶的活性，当细胞内 Na^+ 增加或细胞膜外 K^+ 增加时被激活。钠泵由 α、β 两亚基组成。α 亚基为分子量约 120kD 的跨膜蛋白，既有 Na^+、K^+ 结合位点，又具 ATP 酶活性；β 亚基为小亚基，是分子量约 50kD 的糖蛋白。

一般认为，钠泵首先在膜内侧与细胞内的 Na^+ 结合，ATP 酶活性被激活后，由 ATP 水解释放的能量使“泵”本身构象改变，将 Na^+ 泵出细胞；与此同时，“泵”与细胞膜外侧的 K^+ 结合，发生去磷酸化后构象再次改变，将 K^+ 泵入细胞内。研究表明，每消耗 1 个 ATP 分子，逆电化学梯度泵出 3 个 Na^+ 和泵入 2 个 K^+，保持膜内高钾，膜外高钠的不均匀离子分布，维持细胞的静息电位。

【临床应用】强心苷主要用于治疗充血性心力衰竭和某些快速型心律失常。

1. 治疗充血性心力衰竭 对不同原因引起的充血性心力衰竭疗效有明显差异：①对心室率快或伴有心房纤颤的充血性心力衰竭疗效最好；②对风湿性心脏病（高度二尖瓣狭窄的病例除外）、高血压心脏病、先天性心脏病及冠心病等引起的充血性心力衰竭疗效较好；③对继发于严重贫血、甲状腺功能亢进症及维生素 B_1 缺乏症等能量代谢障碍的充血性心力衰竭疗效较差；④对肺源性心脏病、严重心肌损伤或活动性心肌炎如风湿活动期的充血性心力衰竭不但疗效较差，还易发生强心苷中毒；⑤对严重二尖瓣狭窄及缩窄性心包炎等机械因素引起的充血性心力衰竭疗效更差，甚至无效。

2. 纠正某些快速型心律失常 强心苷抑制房室间的传导，使较多冲动不能穿透房室结下传至心室，进而降低过快的心室率，增加心排血量，改善循环障碍，可用于心房纤颤和心房扑动的治疗，也可治疗阵发性室上性心动过速，包括房性、房室交界区的阵发性心动过速。一般采用增强迷走神经张力的措施(如压迫颈动脉窦等方法)常能使发作停止。如无效或频发时可选用地高辛，通过兴奋迷走神经、减慢房室传导而控制发作。

【不良反应及用药监护】强心苷的安全范围小，一般治疗量相当于中毒量的60%，接近中毒量，且个体差异大，毒性反应发生率高。

1. 强心苷中毒的临床表现

(1) 心脏毒性：最严重。中毒时各种快速型和缓慢型心律失常均可发生。室性期前收缩出现较早、最常见，房室传导阻滞也较常见，还可发生窦性心动过缓、窦性停搏。严重时发生室性心动过速和室颤，一旦出现应立即停药并进行抢救。

(2) 胃肠道反应：是最常见的早期中毒症状，患者可出现厌食、恶心、呕吐、腹泻等症状。强心苷因用量不足而使心衰未得到控制时，也有胃肠道症状，应注意与之鉴别。

(3) 中枢神经系统反应：有眩晕、头痛、疲倦、失眠、谵妄等症状，严重中毒时还引起中枢神经兴奋症状，如行为失常、精神失常、惊厥甚至谵妄。视物模糊、黄视症、绿视症等色视障碍是本类药的特殊不良反应，通常是强心苷中毒的先兆，可作为停药指征。

2. 强心苷中毒的防治

(1) 中毒的预防：应警惕诱发因素如低血钾、低血镁、高血钙、心肌缺氧、肾功能低下及老年患者等。其中预防低血钾最为重要，强心苷应用期间，特别是与排钾利尿药合用时，或患者有严重呕吐、腹泻时，极易引起低钾血症而致心律失常，尤应监测血钾水平，及时补钾或合用留钾利尿药。补钾以口服为主，对严重快速型心律失常患者，一般采用氯化钾1g(10%氯化钾注射液10ml)溶于5%葡萄糖注射液500ml中静脉滴注，且1分钟不超过30滴。与此同时，应教会患者识别低钾血症的早期表现，如肌无力、嗜睡、感觉异常、食欲不振等。强心苷应用期间及停药两周内禁止静脉注射钙盐。

(2) 中毒的诊断：须密切观察用药前后患者的反应，警惕中毒先兆的出现，如一定次数的室性期前收缩、窦性心动过缓(心率低于60次/min)、色视障碍等，同时注意心电图的变化与血浆电解质水平。要注意鉴别患者出现的症状和体征是药物过量中毒引起的，还是药物用量不足、病情未能有效控制造成的。

(3) 中毒的解救：首先应停药，包括停用强心苷和排钾利尿药。补充钾盐是治疗强心苷中毒的重要措施，可以稳定心肌细胞膜，减少心律失常的发生。苯妥英钠能与强心苷竞争性结合Na^+-K^+-ATP酶，还有抗心律失常作用，是强心苷中毒所致快速型心律失常的首选药，也可选用利多卡因。中毒时的心动过缓或房室传导阻滞宜用阿托品解救。抢救危及生命的严重地高辛中毒，地高辛抗体的Fab片段有确切疗效。

案例分析

患者，男，65岁，患有风湿性心脏病二尖瓣狭窄伴关闭不全十余年，最近十余天患者感觉活动后喘促，咳嗽，心慌，上腹胀闷，食欲下降，小便少，双下肢水肿，近2日咳嗽后偶有整口鲜血咯出，遂来院就诊，以“风湿性心脏病，心功能不全”收住院治疗。医生予低盐半流质饮食，医嘱用地高辛(0.25mg，口服，一日两次)；呋塞米(20mg，口服，一日三次)等药物治疗。用药一周后，患者尿量增多，下肢水肿消退，咯血减轻，心率由治疗前130次/min减慢到70次/min，心电图检查出现室性期前收缩，二联律。讨论：

1. 该患者心电图及心率变化的原因可能是什么？
2. 洋地黄类药物中毒可能出现哪些表现？应如何防治？

3. 强心苷的给药方法

(1) 每日维持量法：对病情不急或两周内用过强心苷的患者，每日给予小剂量地高辛维持，经

4～5个$t_{1/2}$后（约1周）就能达到稳态血药浓度，与传统方法疗效相当，且可明显降低中毒发生率。

（2）全效量后改用维持量：这是强心苷传统的给药方法，分为两步，先用全效量，即先在短期内给予能充分发挥疗效而又不致中毒的最大耐受剂量，即“洋地黄化”量，而后逐日给予维持量。此法显效快，但易导致中毒，现已少用。

4. 药物相互作用 奎尼丁、维拉帕米可增强强心苷的毒性，应尽量避免联合应用。抗酸药、降血脂药考来烯胺及抗肿瘤药环磷酰胺可减少地高辛的吸收，合用时需调节剂量。

5. 禁忌证 强心苷禁用于房室传导阻滞、室性心动过速、肥厚型梗阻性心肌病。

（二）非强心苷类正性肌力药

1. 儿茶酚胺类 多巴酚丁胺（dobutamine）、异布帕明（ibopamine）、多培沙明（dopexamine）等药物能激动心脏β_1受体，加强心肌收缩力，降低外周血管阻力，使心排血量增加。主要用于强心苷疗效不佳的严重左心衰竭、急性心肌梗死后及施行心脏手术的充血性心力衰竭，短期用药疗效显著，但血压过低者不宜应用。仅供注射用药，不能与碳酸氢钠等碱性药物混合使用。在使用期间应观察心率、血压、心电图，并根据病情调节剂量。

2. 磷酸二酯酶抑制药 磷酸二酯酶抑制药（phosphodiesterase inhibitor，PDEI）通过抑制PDE-Ⅲ而明显提高心肌细胞内cAMP含量，增加细胞内钙浓度，发挥正性肌力和血管舒张双重作用，缓解心衰症状，常用药物如氨力农（amrinone）、米力农（milrinone）、维司力农（vesnarinone）等，可用于难治性充血性心力衰竭的治疗。短期应用不良反应较少，但久用后疗效并不优于地高辛，反易引起心律失常，且病死率较高。也仅供短期静脉给药。

二、肾素-血管紧张素-醛固酮系统抑制药

（一）血管紧张素Ⅰ转化酶抑制药

本类药物抑制血管紧张素Ⅰ转化酶，使AngⅡ的生成减少，缓激肽的降解减少，缓解血管紧张，降低外周阻力，并能逆转左室肥厚及血管重构。ACEI能改善充血性心力衰竭引起的血流动力学变化及左室功能，缓解或消除充血性心力衰竭患者的临床症状，提高运动耐力，更为突出的是ACEI能明显降低病死率，现已是临床上治疗充血性心力衰竭的重要药物，常与利尿药、地高辛合用。常用药物有卡托普利、依那普利、雷米普利、赖诺普利及培哚普利等。

（二）血管紧张素Ⅱ受体（AT_1）阻断药

氯沙坦、缬沙坦、厄贝沙坦等药物可直接阻断AngⅡ受体，拮抗AngⅡ的缩血管作用和促进心血管生长作用，短期内表现为血管舒张，外周阻力下降，长期应用可预防和逆转心血管的重构，治疗充血性心力衰竭的疗效与ACEI相似。且不良反应少，不易引起咳嗽、血管神经性水肿等，临床可作为对ACEI不能耐受的替代品。

（三）醛固酮受体拮抗药

充血性心力衰竭时血中醛固酮水平高至正常20倍以上。醛固酮具有保钠排钾，维持渗透压作用，还能促进心血管重构，阻止心肌细胞对NA的摄取，使NA游离浓度增高，加速心衰进展。充血性心力衰竭时血浆中醛固酮浓度的升高增加了室性心律失常和猝死的发生率。醛固酮受体拮抗药螺内酯单用作用较弱，与ACEI合用可同时降低AngⅡ和醛固酮水平，改善心脏功能，减少室性心律失常的发生，降低病死率，治疗效果更好。应注意该药单用可引起高钾血症。

三、β受体阻断药

过去认为β受体阻断药减弱心肌的收缩力，可加重充血性心力衰竭。但自20世纪70年代中期临床应用β受体阻断药治疗心力衰竭后，认为应用β受体阻断药可改善某些充血性心力衰

竭的症状，提高患者的生活质量，减少不良反应的发生率，降低病死率。β受体阻断药目前已成为治疗慢性心力衰竭的常规药物。

其治疗充血性心力衰竭的机制为：①阻断 β_1 受体，减慢心率，降低心肌耗氧量；②使肾素分泌减少，减弱 RAAS 的作用，心脏功能得到改善；③阻断 NA 的作用，减少心肌细胞的损伤及凋亡。β受体阻断药不仅可以拮抗交感活性，还具有明确的抗心律失常和抗心肌缺血作用，也是降低充血性心力衰竭病死率的主要机制。

本类药物适用于缺血性心肌病、高血压心脏病及扩张型心肌病所致的充血性心力衰竭，与 ACEI 合用可增强疗效。现多选用对 β_1 受体具有选择性阻断作用的药物，如美托洛尔（倍他乐克）、阿替洛尔（氨酰心安）或α、β受体阻断药卡维地洛、拉贝洛尔（柳胺苄心定）。对严重心动过缓、严重房室传导阻滞、严重左室功能减退、支气管哮喘等患者仍应慎用或禁用。

四、利 尿 药

利尿药在心力衰竭的治疗中起着重要作用，目前仍是抗心衰的一线药物，广泛用于各种心力衰竭的治疗。

利尿药短期应用可促进水钠的排出，减少血容量和回心血量，降低心脏前、后负荷，消除水肿；长期应用可减少血管壁中 Na^+ 含量，使 Na^+-Ca^{2+} 交换减少，血管壁 Ca^{2+} 减少，而使血管扩张，外周阻力下降。

利尿药容易引起电解质紊乱，尤其排钾利尿药易引起低钾血症，是充血性心力衰竭时诱发心律失常的常见原因，与强心苷类药物合用时更易发生。因此，排钾利尿药多与留钾利尿药联合使用。

五、扩 血 管 药

强心苷及利尿药治疗无效的重度和难治性心功能不全，若合用扩血管药，往往能取得较好疗效。扩血管药治疗充血性心力衰竭的机制为：①扩张静脉，减少回心血量，降低心脏的前负荷，缓解肺循环淤血；②扩张小动脉，降低外周阻力，降低后负荷，增加心排出量、组织供血量及肾血流量。

常用于充血性心力衰竭的扩血管药有硝酸酯类（如硝酸甘油）、钙通道阻滞药（如硝苯地平、氨氯地平）、哌唑嗪、硝普钠、肼屈嗪等。应用时应注意调整药物剂量，血压以维持在（90～100）/（50～60）mmHg 为宜，避免血压过度下降，否则可引起冠脉灌注压下降，使心肌供血减少，反而加重充血性心力衰竭。维拉帕米对心脏抑制作用显著，不能用于治疗充血性心力衰竭。

六、钙 增 敏 药

钙增敏药是近年研究发现的新一代用于治疗充血性心力衰竭的药物，可作用于收缩蛋白水平，增加肌钙蛋白 C 对 Ca^{2+} 的亲和力，在不增加细胞内 Ca^{2+} 浓度的条件下，增加心肌收缩力。此外，还能激活 ATP 敏感的钾通道，使血管扩张，改善心脏的供血供氧，减轻心脏负荷，降低心肌耗氧量，在充血性心力衰竭治疗中具有正性肌力作用和血管扩张作用，可增加充血性心力衰竭患者的运动耐量并改善充血性心力衰竭症状，但具有舒张延缓和提高舒张期张力的副作用。主要药物有匹莫苯（pimobendan）、左西孟旦（levosimendan）、噻唑嗪酮（thiadizinone）等。

附 常用制剂及其用法

洋地黄毒苷 片剂：0.1mg。口服，全效量 0.7～1.2mg，维持量 0.05～0.1mg/d。极量：0.4mg/

次，1mg/d。

地高辛 片剂：0.25mg。口服，维持量 0.25～0.5mg/d。

去乙酰毛花苷 注射剂：0.4mg/2ml。维持量：0.2～0.4mg/次，用 5% 葡萄糖注射液稀释后缓慢静脉注射，每 12 小时注射一次。

毒毛花苷 K 注射剂：0.25mg/1ml。静脉注射，首剂：0.125～0.25mg，加入等渗葡萄糖注射液 20～40ml 中缓慢注射，时间不少于 5 分钟，2 小时后按需要重复一次。总量：0.25～0.5mg/d。极量：0.5mg/次，1.0mg/d。

多巴酚丁胺 注射液：250mg/5ml。加入 5% 葡萄糖注射液或 0.9% 氯化钠注射液中稀释后静脉滴注，250mg/d，滴速视心率、血压、心排出量和排尿量而定。

异布帕明 片剂：50mg。口服，50～100mg/次，2～3 次/d。

（陈　林）

扫一扫，测一测

复习思考题

1. 治疗充血性心力衰竭有哪些类型的药物？每类各举一个代表药物。
2. 简述强心苷类药物的药理作用。
3. 强心苷类药物中毒的临床表现有哪些？其中毒的解救方法有哪些？

第二十章　调血脂药及抗动脉粥样硬化药

PPT 课件

知识导览

学习目标

1. 熟悉他汀类和贝特类调血脂药的药理作用、临床应用、主要不良反应及用药监护。

2. 了解血脂的组成、高脂蛋白血症的分型及抗动脉粥样硬化药的类型；了解其他类抗动脉粥样硬化药的作用特点。

第一节　概　　述

动脉粥样硬化（atherosclerosis，AS）是缺血性心脑血管疾病的病理基础，动脉粥样硬化的病理特点为大、中血管内膜有黄色粥样斑块的脂质沉着，导致管壁增厚、失去弹性而管腔缩小的非炎症性、退行性和增生性血管病变，防治动脉粥样硬化是防治心脑血管病的重要措施之一。促进动脉粥样硬化发生和发展的因素有很多，如脂质代谢紊乱、肥胖、高血压、糖尿病、氧自由基增加及血小板功能亢进等，因此，防治的药物类型众多，通过作用于不同的环节而发挥作用。对血脂代谢紊乱，首先采用饮食控制以避免和纠正其他的心血管危险因子。如血脂水平仍不正常，或有动脉粥样硬化症状，或患者有其他心血管疾病危险因素存在，则可采用药物防治动脉粥样硬化。目前临床上常用的防治动脉粥样硬化的药物分为调血脂药和抗动脉粥样硬化药两类。

血脂包括胆固醇、甘油三酯（triglyceride，TG）、磷脂和游离脂肪酸。胆固醇又分为胆固醇酯和游离胆固醇，总称为总胆固醇（total cholesterol，TC）。血脂与不同类型的载脂蛋白相结合，形成脂蛋白（lipoprotein，LP），溶于血浆并进行转运与代谢。LP 可分为乳糜微粒（chylomicron，CM）、极低密度脂蛋白（very low density lipoprotein，VLDL）、中密度脂蛋白（intermediate density lipoprotein，IDL）、低密度脂蛋白（low density lipoprotein，LDL）和高密度脂蛋白（high density lipoprotein，HDL）等。其中 VLDL、IDL 和 LDL 促进动脉粥样硬化的形成，而 HDL 则有防止动脉粥样硬化的作用。

知识链接

高脂血症的分型

各种脂蛋白在血浆中的浓度基本恒定，相互间维持动态平衡，如果比例失调则为脂代谢失常或紊乱。某些血脂或脂蛋白高出正常范围则称为高脂血症或高脂蛋白血症。按血浆脂蛋白异常类型，可将高脂血症分为以 TC 升高为主、TG 升高为主和混合型。高脂血症按病因分为原发性和继发性，原发性者为遗传性脂代谢紊乱疾病，按脂蛋白升高的类型不同分为 6 种类型（表 20-1）。继发性者常见于糖尿病、酒精中毒、肾病综合征、慢性肾衰竭、甲状腺功能低下、肝脏疾病和药物因素（如应用β受体阻断药、利尿药）等。

表 20-1 高脂血症的分型

分型	疾病	脂蛋白变化	脂质变化	动脉粥样硬化风险
Ⅰ	家族性高甘油三酯血症	CM↑	TC↑ TG↑↑↑	—
Ⅱa	家族性高胆固醇血症	LDL↑	TC↑↑	高度
Ⅱb		VLDL、LDL↑	TC↑↑ TG↑↑	高度
Ⅲ	家族性异常β脂蛋白血症	IDL↑	TC↑↑ TG↑↑	中度
Ⅳ	高前β脂蛋白血症	VLDL↑	TC↑ TG↑↑	中度
Ⅴ	混合型高脂血症	CM、VLDL↑	TC↑ TG↑↑	—

第二节 调血脂药

一、主要降低TC和LDL的药物

胆固醇与动脉粥样硬化的关系密切，TC和LDL-C（LDL-胆固醇）是导致动脉粥样硬化病变的主要脂质，TC和LDL-C降低，能相应减少冠心病及脑血管病的发病率及死亡率。

（一）他汀类

常用的药物有洛伐他汀（lovastatin）、普伐他汀（pravastatin）、辛伐他汀（simvastatin）、氟伐他汀（fluvastatin）、阿伐他汀（atorvastatin）等。

洛伐他汀口服吸收较差，辛伐他汀和氟伐他汀口服吸收好。除洛伐他汀外，其他药物受食物影响小。洛伐他汀和辛伐他汀须在肝脏内转化成活性物质才可发挥作用。他汀类用药后0.6～4小时血药浓度达到高峰。除普伐他汀外，其他药物的原形和代谢活性物质与血浆蛋白结合率高。大部分药物分布于肝脏，随胆汁排出，肾脏排泄率低。

【药理作用】他汀类药物为β-羟基-β-甲戊二酸单酰辅酶A（β-hydroxy-β-methylglutaryl-CoA，HMG-CoA）还原酶抑制剂，HMG-CoA还原酶是肝细胞合成胆固醇过程中的限速酶，抑制该酶则能减少肝内胆固醇合成，明显降低血浆TC，进而使VLDL合成明显减少，降低TG作用较弱，但可使HDL上升。本类药物还可改善血管内皮功能，抑制血管平滑肌细胞的增殖，缩小动脉硬化斑块，抑制血小板聚集，这些作用均有助于防治动脉粥样硬化。

【临床应用】适用于高胆固醇血症为主的高脂血症，是Ⅱ、Ⅲ型高脂血症，2型糖尿病及肾性高脂血症的首选药物。如与胆汁酸结合树脂合用，疗效更好。本类药物通过降低血脂，增加HDL含量，能有效延缓冠状动脉硬化的速度，提高其消退率，可用于心脑血管急性事件的预防。

【不良反应及用药监护】不良反应少而轻。

1. 大剂量应用有轻度胃肠症状、头痛或皮疹。

2. 少数患者有血清谷丙转氨酶（glutamic-pyruvic transaminase，GPT）、碱性磷酸酶、肌酸磷酸激酶升高。

3. 用药期间需定期检查肝功能。孕妇及活动性肝炎患者禁用。

4. 如出现肌肉触痛、僵硬、无力，应检查肌酸磷酸激酶，警惕肌病（横纹肌溶解）的发生。与贝特类、大环内酯类抗生素合用，有增加肌病的危险。

（二）胆汁酸结合树脂

考来烯胺（cholestyramine，消胆胺）、考来替泊（colestipol，降胆宁）均为碱性阴离子交换树脂，不溶于水，不易被消化酶破坏。

【药理作用】能明显降低血浆 TC 和 LDL-C 浓度，轻度增高 HDL-C 浓度。其主要作用机制为：①在肠道与胆汁酸形成络合物随粪排出，因胆汁酸是肠道吸收胆固醇的必需物质，故影响胆固醇吸收；②促进肝中胆固醇转化为胆汁酸，使肝中胆固醇水平下降。

【临床应用】适用于胆固醇升高的Ⅱ型高脂血症。4～7 天生效，2 周内血浆 LDL-C、胆固醇浓度明显降低。本类药物可使 HMG-CoA 还原酶活性增加，故不宜单用，须与他汀类合用。

【不良反应及用药监护】

1. 考来烯胺有特殊性臭味，较大剂量可致恶心，还可引起腹胀、便秘等。
2. 本类药物妨碍噻嗪类、香豆素类、洋地黄类、脂溶性维生素、叶酸及铁剂等的吸收，应在本类药物用前 1 小时或用后 4 小时服用这些药物。
3. 考来烯胺制剂为氯化物，应注意大量应用可引起高氯性酸血症。

二、主要降低 TG 和 VLDL 的药物

血浆中 TG 和 VLDL 的浓度升高基本一致，TG 升高可能是冠心病及心肌梗死的危险因素。

（一）贝特类

贝特类又称苯氧酸类。最早应用的是氯贝丁酯（clofibrate，安妥明），因肝胆系统并发症多而严重，已很少应用。新型贝特类药物作用强、毒性低，常用的有吉非罗齐（gemfibrozil）、苯扎贝特（bezafibrate）、非诺贝特（fenofibrate）、环丙贝特（ciprofibrate）等。口服吸收均迅速而完全，数小时即达血药浓度高峰。部分有肝肠循环，主要以葡糖醛酸结合物形式从肾脏排出。

【药理作用】贝特类能明显降低患者血浆中 TG、VLDL 及 IDL 含量，升高 HDL 含量。作用机制为：增强脂蛋白脂酶的活性，该酶可促进 TG 和 VLDL 的代谢；VLDL 中的甘油三酯与 HDL 中的胆固醇酯有相互交换作用，VLDL 减少，使交换减弱，胆固醇酯留于 HDL 中，使 HDL 升高。贝特类药物还有抗血小板聚集等作用。

【临床应用】本类药物以降低 TG、VLDL 及 IDL 为主，所以临床应用于Ⅱb、Ⅲ、Ⅳ型高脂血症。对 HDL-C 下降的轻度高胆固醇血症也有较好疗效。

【不良反应及用药监护】贝特类药物不良反应较轻。常见轻度腹痛、腹泻、恶心等。偶有皮疹、脱发、视物模糊、血常规异常及肝、肾功能异常等，有促进胆结石形成的可能性。肝肾功能异常者、孕妇、哺乳期妇女禁用。该类药物可增强口服抗凝血药的抗凝作用，与他汀类合用可增加肌病的危险。

案例分析

患者，男，52 岁，有高血压、痛风病史十余年。近日体检发现：TC 6.3mmol/L（参考值：2.8～5.7mmol/L），LDL 4.16 mmol/L（参考值：1.68～4.53mmol/L），TG 2.28mmol/L（参考值：0.56～1.70mmol/L）。初步诊断：混合性高脂血症。医生予低脂饮食，医嘱予阿伐他汀 20mg/d，非诺贝特 300mg/d，连续用药 1 个月后患者出现双下肢无力，腰肩部肌痛，茶色尿。谷草转氨酶（glutamic-oxaloacetic transaminase，GOT）128U/L（参考值：0～37U/L），肌酸磷酸激酶 182U/L（参考值：38～174U/L），肌红蛋白 420ng/ml（参考值：0～90ng/ml）。

讨论：

1. 该患者突然出现的症状可能是什么原因引起？
2. 他汀类和贝特类药物应用时可导致哪些不良反应？应如何进行用药监护？

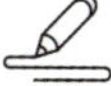

（二）烟酸类

烟酸（nicotinic acid，维生素PP）

【药理作用】烟酸属B族维生素，大剂量应用能使VLDL和TG、LDL-C浓度下降，并能升高血浆HDL。降脂作用机制可能是减少脂肪组织中游离脂肪酸的释放，使肝脏中合成TG的原料不足，进而使VLDL的合成及释放减少，也可使LDL来源减少。本药还有抑制血小板聚集和扩张血管作用。

【临床应用】为广谱调血脂药，对多种高脂血症有效。也可用于心肌梗死。与考来烯胺及他汀类药物合用，作用更显著。

【不良反应及用药监护】有皮肤潮红、瘙痒等不良反应，服药前30分钟服用阿司匹林可以减轻皮肤潮红；胃肠刺激症状如恶心、呕吐、腹泻较常见，餐时或餐后服可减轻胃肠刺激症状，消化道溃疡及糖尿病患者禁用；大剂量可引起血糖升高；长期应用可引起皮肤干燥、色素沉着；偶有尿酸增加，肝功能异常，肝功能异常者慎用。

阿昔莫司（acipimox）

阿昔莫司药理作用与烟酸相似，作用较强而持久。口服吸收迅速，经2小时可达血药浓度高峰，$t_{1/2}$为2小时。可明显降低血浆中的TG，且升高HDL。与胆汁酸结合树脂合用可加强其降低LDL-C的作用。用于Ⅱ、Ⅲ、Ⅳ型高脂血症及伴有高脂血症的糖尿病。不良反应少而轻。

第三节　抗动脉粥样硬化药

一、抗 氧 化 剂

氧自由基可使血管内皮损伤，在动脉粥样硬化形成及发展中起重要作用。抗氧化剂对动脉粥样硬化形成可产生抑制作用。普罗布考（probucol，丙丁酚）降脂作用较弱，而抗氧化作用较强，对动脉粥样硬化呈现良好防治效应，对LDL升高的高胆固醇血症（Ⅱa型）效果好，对血浆中TG和VLDL无影响，与他汀类及胆汁酸结合树脂合用可增强其调血脂作用；维生素E（vitamine E，生育酚）也具有较强的抗氧化作用，可清除氧自由基，还有抑制血小板聚集和预防血栓栓塞的作用，用于冠心病、脂质代谢紊乱等的防治。

二、多烯脂肪酸类

多烯脂肪酸也称多不饱和脂肪酸（polyunsaturated fatty acid，PUFA），根据其不饱和键在脂肪酸链中开始出现位置的不同，可分n-3PUFA、n-6PUFA两大类。n-3PUFA主要含于海洋生物藻、鱼及贝壳类中，长期服用可使血浆TG、VLDL明显下降，TC和LDL也下降，HDL有所升高，并能抑制血小板聚集，能预防动脉粥样硬化斑块形成，并使斑块消退。n-6PUFA主要存在于玉米油、葵花子油、红花油、亚麻子油等植物油中，常用制剂有月见草油、亚油酸丸、复方心脑康胶囊（红花油、维生素E等组成的复方制剂）等，降脂作用较弱，疗效可疑。

三、糖胺聚糖和多糖类

肝素（heparin）是糖胺聚糖的典型代表，具有降低TC、LDL、TG、VLDL，升高HDL，保护动

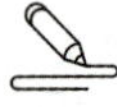

脉内皮细胞及抗血栓形成等多方面的作用，但口服无效，抗凝血作用过强。低分子量肝素制剂依诺肝素（enoxaparin）、替地肝素（tedelparin）等分子量低、生物利用度高，具有抗凝血作用弱、抗血栓形成作用强的特点。冠心舒（脑心舒）是猪小肠黏膜提取物，藻酸双酯钠（polysaccharide sulfate，PSS）为海洋酸性糖脂类物质，均属于天然类肝素制剂，具有调血脂、抗血小板聚集、保护血管内皮及防止动脉粥样硬化斑块形成的作用。临床用于缺血性心脑血管病。

附　常用制剂及其用法

洛伐他汀　片剂（或胶囊剂）：10mg、20mg、40mg。口服，20～40mg/ 次，晚餐时服，必要时 4 周内可增至 80mg/ 次，1 次 /d。

普伐他汀　片剂：5mg、10mg。口服，开始剂量为 10～20mg，1 次 /d，临睡前服用，一日最高剂量 40mg/d。

辛伐他汀　片剂：10mg、20mg。口服，10mg/ 次，晚餐时服，必要时 4 周内可增至 40mg/ 次，1 次 /d。

氟伐他汀　片剂（或胶囊剂）：20mg、40mg。口服，20～40mg/ 次，晚餐时服，必要时可增至 80mg/d，早餐或晚餐时服用，1 次 /d。

阿伐他汀　片剂：10mg。口服，10mg/ 次，1 次 /d。

考来烯胺　粉剂：9g。4～5g/ 次，3～4 次 /d，进餐时加入饮料中服用。

考来替泊　散剂：5g。口服，4～5g/ 次，3～4 次 /d，服用方法同考来烯胺。

吉非罗齐　片剂：0.6g；胶囊剂：0.3g、0.6g。口服，0.3g～0.6g/ 次，2 次 /d，早餐或晚餐前 30 分钟服用。

苯扎贝特　片剂：0.2g。口服，0.2g/ 次，3 次 /d，餐后服；缓释片：0.4g。口服，0.4g/ 次，1 次 /d。

非诺贝特　片剂（或胶囊剂）：0.1g、0.2g。口服，0.2g/ 次，维持量 0.1g/ 次，1 次 /d。

环丙贝特　胶囊剂：0.1g。口服，开始时 0.1g/ 次，可增至 0.2g/ 次，1 次 /d。

烟酸　片剂：50mg，100mg。口服，开始时 0.1g/ 次，逐渐增至 0.2g/ 次，3 次 /d，饭后服。

阿昔莫司　片剂（或胶囊剂）：0.25g。口服，0.25g/ 次，2～3 次 /d。

普罗布考　片剂：0.25g。0.25～0.5g/ 次，2 次 /d，早餐或晚餐时服用。

维生素 E　片剂：10mg、50mg、100mg。口服，10～100mg/ 次，2～3 次 /d。

月见草油酸　软胶囊剂：0.3g、0.35g、0.5g。口服，1.5～2g/ 次，3 次 /d。

复方心脑康胶囊　软胶囊剂：0.415g。口服，2～3 粒 / 次，3 次 /d，饭后服。

多烯康胶丸（含 n-3PUFA 制剂）　软胶囊剂：0.3g、0.45g。口服，0.9～1.8g/ 次，3 次 /d。

冠心舒（脑心舒）　片剂：10mg。口服，10～30mg/ 次，3 次 /d，连服 1～3 个月。

藻酸双酯钠　片剂：50mg。口服：50～100mg/ 次，2～3 次 /d。注射剂：50mg/ml、100mg/2ml。静脉滴注，按体重一次 1～3mg/kg 或 50～100mg/ 次，最多不超过 150mg，溶于生理盐水或 5% 葡萄糖注射液 500～1 000ml 中稀释后，缓慢滴注，1 次 /d，10～14 天为 1 个疗程。

（陈　林）

复习思考题

1. 主要降低 TC 和 LDL 的药物、主要降低 TG 和 VLDL 的药物各有哪些？
2. 他汀类药物的作用机制是什么？
3. 抗动脉粥样硬化药有哪些类型？

扫一扫，测一测

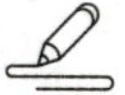

PPT 课件

知识导览

第二十一章　利尿药与脱水药

学习目标

1. 掌握利尿药与脱水药的药理作用、临床应用、不良反应及用药监护。
2. 熟悉各类利尿药与脱水药的作用机制，联合用药的意义。
3. 了解利尿药的分类。

第一节　利　尿　药

利尿药是作用于肾脏，促进电解质及水的排泄，使尿量增多的药物。常用利尿药按其作用强度和作用部位可以分为以下三类：

1. 高效能利尿药　主要作用于髓袢升支粗段髓质部和皮质部，利尿作用强大，又称为袢利尿药，如呋塞米、依他尼酸、布美他尼及托拉塞米等。

2. 中效能利尿药　主要作用于远曲小管近端，利尿作用中等，如噻嗪类。

3. 低效能利尿药　主要作用于远曲小管远端和集合管，利尿作用较弱，又称为保钾利尿药，如螺内酯、氨苯蝶啶、阿米洛利等。作用于近曲小管的碳酸酐酶抑制药乙酰唑胺因利尿作用弱，也归为此类。

一、利尿药作用的生理学基础

尿液的生成是通过肾小球滤过、肾小管和集合管的重吸收及分泌三个环节而实现的，利尿药通过作用于不同环节而产生利尿作用。

（一）肾小球滤过

正常人每日原尿量约 180L，但排出的终尿每日仅 1～2L，约 99% 的原尿在肾小管被重吸收。因此，仅增加肾小球滤过率的药物，其利尿作用甚微。目前临床常用的利尿药主要作用于肾小管，通过减少对电解质及水的重吸收而发挥利尿作用（图 21-1）。

（二）肾小管和集合管重吸收及分泌

1. 近曲小管　原尿中 60%～70% 的 Na^+ 在此段被重吸收。与利尿作用关系密切的是抑制 $NaHCO_3$、NaCl 的重吸收。Na^+ 在近曲小管可通过与 H^+ 进行交换而重吸收。H^+ 的产生来自 CO_2 与 H_2O 生成的 H_2CO_3，这一反应由上皮细胞内碳酸酐酶催化。碳酸酐酶抑制药乙酰唑胺能使 H^+ 的生成减少，从而抑制 Na^+-H^+ 交换，Na^+ 重吸收减少而发挥利尿作用，但作用较弱，原因是该药抑制近曲小管 Na^+ 的重吸收后，近曲小管本身及以下各段肾小管可出现代偿性重吸收增多现象，且长期服用易致耐受性，现已少用。

2. 髓袢　原尿中约 20% 的 Na^+ 在此段被重吸收。髓袢升支粗段对 Na^+ 的重吸收主要由该段管腔膜上存在的 K^+-Na^+-$2Cl^-$ 共转运子完成，这也是高效利尿药的作用部位。该转运子可将 1

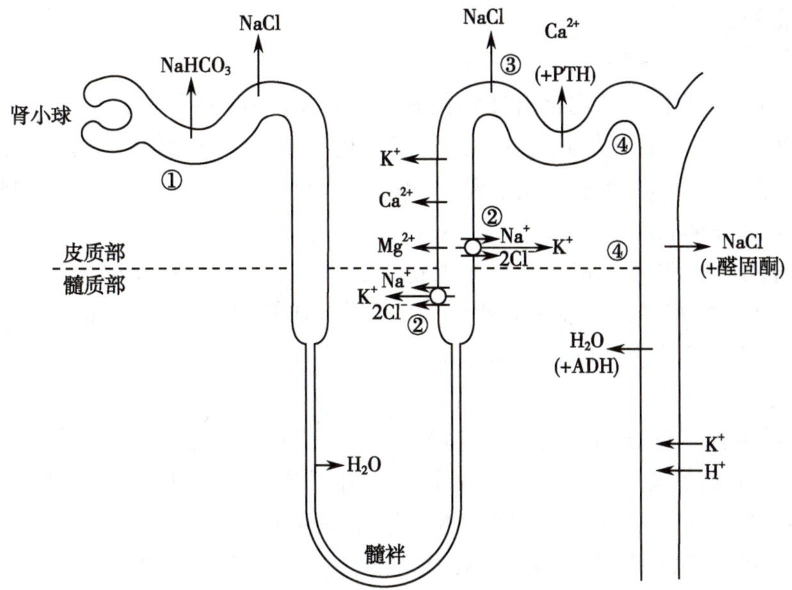

图 21-1　肾小管转运系统及利尿药作用部位

①乙酰唑胺；②袢利尿药；③噻嗪类；④醛固酮拮抗药

PTH：甲状旁腺激素　ADH：抗利尿激素

分子 K^+，1 分子 Na^+ 和 2 分子 Cl^- 同向转运到细胞内，K^+ 还驱动 Ca^{2+}、Mg^{2+} 的重吸收，因此，作用于髓袢升支粗段的利尿药不仅增加 NaCl 的排泄，还增加 K^+、Ca^{2+}、Mg^{2+} 的排泄。当原尿流经髓袢升支粗段时，由于此段不通透水，随着 NaCl 的重吸收，管腔内液的渗透压逐步降低，因而形成低渗尿，这就是肾脏对尿液的稀释功能。同时重吸收的 Na^+ 与尿素一起维持此段髓质间液的高渗，当低渗尿液流经高渗髓质中的集合管时，由于管腔内液体与高渗髓质间存在着渗透压差，并经抗利尿激素（antidiuretic hormone，ADH）的调节，水被重吸收，这就是肾脏对尿液的浓缩功能。

综上所述，当髓袢升支粗段髓质部和皮质部对 NaCl 的重吸收被抑制时，肾脏的浓缩和稀释功能均降低，从而产生强大的利尿作用，如高效能利尿药呋塞米等。

3. 远曲小管　原尿中约 10% 的 Na^+ 在远曲小管近端被重吸收。此段重吸收原尿中的 Na^+ 主要通过 Na^+-Cl^- 共同转运子。远曲小管相对不通透水，NaCl 的重吸收进一步稀释了管腔内液体。噻嗪类利尿药就是通过阻断 Na^+-Cl^- 共同转运子而发挥利尿作用的。

4. 集合管　原尿中约 2%～5% 的 Na^+ 在集合管被重吸收。此段重吸收原尿中的 Na^+ 主要通过 Na^+-K^+ 交换过程，这是在醛固酮调节下进行的。如能拮抗醛固酮或直接抑制 Na^+-K^+ 交换，就会造成排钠保钾而发挥利尿作用。醛固酮拮抗药螺内酯、直接抑制 Na^+-K^+ 交换药物氨苯蝶啶等均作用于此部位。

二、常用利尿药

（一）高效能利尿药

呋塞米（furosemide，呋喃苯胺酸、速尿）

呋塞米吸收迅速，口服 30 分钟起效，静脉注射 5 分钟显效，1 小时作用达峰值，作用维持 2～3 小时。肌内注射易引起局部刺激，应深部注射；静脉注射前宜用氯化钠注射液稀释，缓慢注入，注射过快易致心律失常；不宜加入酸性液体中静脉滴注。大部分药物以原形从尿中排出，反复给

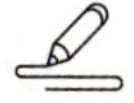

药不易在体内蓄积。

【药理作用】

1. 利尿作用 主要作用于髓袢升支粗段髓质部和皮质部，抑制 Na^+-K^+-2Cl^- 共转运子，抑制肾脏的稀释与浓缩功能，排出大量近等渗的尿液。利尿作用迅速、强大而短暂。由于 K^+ 重吸收减少，间接减少了 Ca^{2+}、Mg^{2+} 重吸收的驱动力，使 Ca^{2+}、Mg^{2+} 的排出增多。Cl^- 的排出量往往超过 Na^+，故可出现低氯性碱血症。

2. 扩张血管作用 呋塞米能直接扩张血管，迅速增加全身静脉血容量，使回心血量减少，左室充盈压降低，肺淤血减轻。还能扩张小动脉，降低肾血管阻力，增加肾血流量，此作用与利尿无明显关系，可能与该药促进 PGE_2 合成有关。

【临床应用】

1. 治疗严重水肿 对心、肝、肾性水肿均有效。主要用于其他利尿药无效的严重水肿。

2. 缓解急性肺水肿及脑水肿 呋塞米静脉注射可迅速缓解急性左心衰竭引起的急性肺水肿。因利尿作用强大，使血液浓缩，血浆渗透压升高，还有助于消除脑水肿。

3. 防治急、慢性肾衰竭 呋塞米静脉注射能改善急性肾衰竭的少尿和肾缺血；强大的利尿作用可使尿量增加，冲洗肾小管，防止肾小管的萎缩和坏死，可用于急性肾衰竭的防治。大剂量呋塞米还可以治疗慢性肾衰竭，在其他药物无效时仍能产生利尿作用。

4. 治疗高钙血症 呋塞米可以抑制 Ca^{2+} 的重吸收，降低血钙。通过联合静脉输入生理盐水而大大增加 Ca^{2+} 的排泄。

5. 抢救药物、毒物中毒 呋塞米配合大量输液，可使尿量增加，加速药物、毒物从尿中排泄。主要用于某些经肾排泄的药物中毒的抢救，如长效巴比妥类、水杨酸类、溴剂、氟化物及碘化物等。

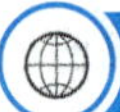

知识链接

水肿的分类和特点

水肿是指过多液体积聚在组织间隙或体腔中。水肿按所波及的范围可分为全身性与局部性水肿。较常见的全身性水肿的包括：①心源性水肿，由右心衰竭引起。首先出现于身体下垂部位，为对称性，凹陷性。②肾性水肿，原发于肾功能障碍。疾病早期晨间起床时有眼睑与颜面水肿，以后发展为全身水肿。③肝性水肿，原发于肝脏疾病，常以腹水为主要表现。首先出现踝部水肿，逐渐向上蔓延，而头、面部及上肢常无水肿，伴有肝功能减退和门静脉高压两方面表现。④营养不良性水肿，发生前常伴有消瘦、体重减轻等表现。局部性水肿常为局部静脉、淋巴回流受阻或毛细血管通透性增加所致，如肢体血栓形成致血栓性静脉炎、丝虫病致象皮肿、局部炎症、创伤或过敏等。

【不良反应及用药监护】

1. 水、电解质紊乱 多为过度利尿所引起，表现为低血容量、低血钾、低血钠、低氯性碱血症等，长期应用还可引起低血镁。其中低钾血症最常见。用药期间要做好出入水量、血液中钠和钾等电解质的监测。如有恶心、呕吐、腹胀、肌无力及心律失常等，提示可能血钾过低，故应注意及时补充钾盐，与保钾利尿药合用可避免或减少低血钾的发生。老年患者脱水易引发血栓，如患者出现头痛、胸闷、下肢痛等，应立即向医生报告。

2. 耳毒性 可能与药物引起内耳淋巴液电解质成分改变有关，表现为眩晕、耳鸣、听力减退或暂时性耳聋。肾功能不全者尤易发生；与其他耳毒性药物如氨基糖苷类抗生素及第一、二代头孢菌素等联用时毒性加强，应避免联用。

3. 高尿酸血症 与利尿后血容量降低、细胞外液容积减少、导致尿酸经近曲小管的重吸收增加有关；另外，本类药和尿酸竞争排泌。长期用药可出现高尿酸血症，并诱发痛风。用药过程中应做好血液中尿酸的监测。

4. 其他　可引起高血糖，升高 LDH- 胆固醇和甘油三酯、降低 HDL- 胆固醇。胃肠道反应表现为恶心、呕吐、上腹部不适，重者可出现胃肠出血。偶见变态反应，磺胺药过敏者对呋塞米（为磺胺的衍生物）可发生交叉过敏。用药过程中做好血糖、血脂的监测。

本类药物依他尼酸、布美他尼等的药理作用及作用机制、临床应用、不良反应与呋塞米相似。其中依他尼酸的耳毒性最强，布美他尼最轻。磺胺药过敏者对布美他尼（亦为磺胺的衍生物）同样可发生交叉过敏，而非磺胺衍生物的依他尼酸则较少引起变态反应。托拉塞米是呋塞米的活性代谢产物，是新一代高效髓袢利尿药，其 $t_{1/2}$ 较长，利尿作用迅速、强大且持久，不良反应发生率低。

（二）中效能利尿药

噻　嗪　类

噻嗪类是临床常用的一类口服利尿药。包括氢氯噻嗪（hydrochlorothiazide，双氢克尿噻）、吲达帕胺（indapamide）、氢氟噻嗪（hydroflumethiazide）、苄氟噻嗪（bendroflumethiazide）、环戊噻嗪（cyclopenthiazide），其中以氢氯噻嗪最常用。

【药理作用】

1. 利尿作用　主要作用于远曲小管近端 Na^+-Cl^- 共同转运子，抑制 NaCl 的重吸收。因转运至远曲小管的 Na^+ 增加，促进此处 Na^+-K^+ 交换，故尿中除排出 Na^+、Cl^- 增多外，K^+ 的排出也增加，长期服用可致低血钾。本类药物对碳酸酐酶尚有轻度抑制作用。利尿作用温和、持久。

此外，与高效能利尿药相反，本类药物促进远曲小管由甲状旁腺激素（parathyroid hormone，PTH）调节的 Ca^{2+} 重吸收过程，减少尿 Ca^{2+} 含量，减少 Ca^{2+} 在管腔中的沉积。

2. 抗利尿作用　噻嗪类能明显减少尿崩症患者的尿量，减轻口渴感。其抗利尿机制目前尚未完全探明，可能是噻嗪类药物增加 NaCl 的排泄，降低血浆渗透压，减轻口渴感，减少饮水量，故尿量减少。

3. 降压作用　本类药物是常用的基础降压药。用药早期通过利尿、减少细胞外液容量而降压；长期用药还能扩张外周血管而降压。

【临床应用】

1. 水肿　可用于消除各种原因引起的水肿。对轻、中度心源性水肿疗效较好；对肾性水肿的疗效与肾损害程度有关，损害轻者效果好，损害重者效果差；对慢性肝病引起的水肿应用时应注意防止低血钾诱发肝性脑病。

2. 高血压　为常用的基础降压药。宜从小剂量开始给药，逐渐增加剂量，降压效果满意后逐渐减至维持量（详见第十六章）。

3. 其他　可用于肾性尿崩症及加压素无效的中枢性尿崩症。也可用于高尿钙伴有肾结石者。

【不良反应及用药监护】

1. 电解质紊乱　如低血钾、低血钠、低血镁、低氯碱血症等。其中以低血钾最为常见。服药期间应定期检查电解质，不可过分限制食盐的摄入。注意补充钾盐，如建议服药者多食深色蔬菜、海带、香蕉等含钾丰富的食物，或补充钾盐，与 ACEI 或保钾利尿药合用也可减少失钾。

2. 代谢异常　如高尿酸血症、高血糖、高脂血症。本类药物可抑制胰岛素的分泌和减少组织利用葡萄糖，使血糖升高，长期应用可诱发或加重糖尿病。糖尿病、痛风、高脂血症患

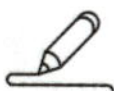

者慎用。本类药物可降低肾小球滤过率，导致肾功能不全，故当肾小球滤过率 <25ml/min 时慎用。

3. 变态反应 与磺胺类药物有交叉过敏反应，可见发热、皮疹等，偶见血小板减少等。

案例分析

患者，男，67 岁，因“少尿、全身水肿 3 天”入院，既往有慢性肾炎，慢性肾功能不全病史十余年。医生应用氢氯噻嗪等，两周后患者水肿减轻，同时感四肢麻木，继而乏力，不能站立、行走困难，食欲缺乏、腹胀、恶心和便秘。心电图提示有窦性心动过速。生化检测：血清钾浓度 3.0mmol/L（参考值：3.5～5.5mmol/L）。讨论：

1. 请说明患者应用氢氯噻嗪的药理学依据。
2. 患者应用利尿药后出现上述症状的原因可能是什么？可采取哪些措施防治？

（三）低效能利尿药

螺内酯（spironolactone，安体舒通）

螺内酯化学结构与醛固酮相似，是醛固酮的竞争性拮抗药，通过抑制醛固酮调节的 Na^+-K^+ 交换，表现出排钠保钾作用。利尿作用较弱，起效慢而持久，临床主要用于与醛固酮增多有关的顽固性水肿，如肝硬化及肾病综合征水肿。还用于充血性心力衰竭的治疗，通过利尿消肿、抑制心肌纤维化等多方面的作用而改善病情。常与排钾利尿药合用，可增加利尿效果并预防低钾血症。

不良反应较轻，久用可致高血钾，肾功能不全时更易发生，故肾功能不全者禁用。还有性激素样副作用，可引起男子乳房女性化发育、性功能障碍和妇女多毛症等，停药可消失。

氨苯蝶啶（triamterene）、阿米洛利（amiloride）

两药均作用于远曲小管远端和集合管，阻滞 Na^+ 通道，抑制 Na^+-K^+ 交换，减少 Na^+ 的重吸收，从而产生排钠保钾作用。此两药的作用机制并非竞争性拮抗醛固酮。与其他利尿药合用时，其保钾作用更为明显。因利尿作用弱，常与中效或高效能利尿药合用治疗各种顽固性水肿，并能对抗其他利尿药的低血钾等不良反应。

两药不良反应较少，长期单独服用可引起高钾血症，肾功能不全、糖尿病及老人较易发生。高钾血症者禁用。

第二节 脱 水 药

脱水药又称渗透性利尿药。静脉注射给药后可提高血浆渗透压，产生组织脱水作用，这类药物不易被肾脏重吸收，可通过增加水和部分离子的排泄，产生渗透性利尿作用。其特点为：①不易从血管进入组织液中；②在体内不易被代谢；③易经肾小球滤过；④不易被肾小管重吸收。常用药物有甘露醇、山梨醇、高渗葡萄糖等。

甘露醇（mannitol）

甘露醇为白色结晶粉末，临床常用 20% 的高渗水溶液静脉注射或静脉滴注。

【药理作用】

1. 脱水作用 静脉注射后能迅速提高血浆渗透压，使组织间液向血浆转移而产生组织脱水

作用。

2. 利尿作用　静脉注射甘露醇后，血浆渗透压升高，血容量增加，使肾小球滤过率增加，而该药从肾小球滤过后，几乎不被肾小管重吸收，由于渗透压升高，阻止水的重吸收，产生利尿作用。

【临床应用】

1. 脑水肿　甘露醇是治疗脑水肿、降低颅内压的首选药，对脑肿瘤、脑外伤、脑组织炎症及缺氧引起的脑水肿均有效。

2. 青光眼　甘露醇能降低青光眼患者的眼内压，短期用于急性青光眼或术前使用以降低眼内压。

3. 预防急性肾衰竭　甘露醇能在肾小管液中发生渗透效应，减少水分的重吸收，增加尿量，稀释肾小管内有害物质，从而保护肾小管，使其免于坏死。

【不良反应及用药监护】

1. 注射过快可引起一过性头痛、眩晕和视力模糊。活动性颅内出血者禁用；慢性心功能不全者禁用，因可增加循环血量而增加心脏负荷。

2. 20% 甘露醇在低温下易析出结晶，用前必须严格检查。如已析出结晶，则应置于 80℃左右热水中振摇，使结晶全部溶解。静脉滴注时应使用有终端滤器的输液管，且必须冷至接近体温后静脉滴注，以免造成血管损伤及引起变态反应。

3. 本品为高渗溶液，刺激性强，只能静脉给药，不可肌内注射或皮下注射。一旦漏出皮下，立即给予 50% 硫酸镁湿敷，0.5% 普鲁卡因局部封闭。

4. 用药期间应密切注意患者尿常规、肾功能及血电解质浓度、血压等变化情况，以避免发生肾功能损害和电解质紊乱。

山梨醇（sorbitol）

本品是甘露醇的同分异构体，药理作用与临床应用同甘露醇，进入体内后可在肝内部分转化为果糖，故疗效比甘露醇弱。本品易溶于水，一般制成 25% 的高渗溶液使用。

高渗葡萄糖（hypertonic glucose）

50% 的高渗葡萄糖有脱水及渗透性利尿作用，作用较弱，持续时间短。因其易被代谢，并能部分从血管弥散到组织中，故单独用于脑水肿停药后可有“反跳”现象，常与甘露醇合用治疗脑水肿和急性肺水肿。

附　常用制剂及其用法

呋塞米　片剂：20mg。口服，20～40mg/ 次，3 次 /d，应从小剂量开始，间歇给药，即服药 1～3 天后，停药 2～4 天。注射剂：20mg/2ml。20mg/ 次，肌内注射或稀释后缓慢静脉注射，1 次 /d 或隔日 1 次。

氢氯噻嗪　片剂：25mg。口服，25～50mg/ 次，2 次 /d。针对不同疾病，用药次数可不同。

螺内酯　胶囊：20mg。口服，20mg/ 次，3～4 次 /d。

氨苯蝶啶　片剂：50mg。口服，50～100mg/ 次，2～3 次 /d。

乙酰唑胺　片剂：0.25g。治疗青光眼：口服，0.25g/ 次，2～3 次 /d。利尿：口服，0.25g/ 次，1 次 /d 或隔日 1 次。

甘露醇　注射剂：20g/100ml、50g/250ml。静脉滴注，一次 1～2g/kg。

山梨醇　注射剂：20% 溶液 250ml、25% 溶液 100ml。静脉滴注，一次 1～2g/kg。

葡萄糖　注射剂：50% 溶液 20ml。静脉注射，40～60ml/ 次。

（文　雯）

扫一扫，测一测

复习思考题

1. 利尿药按其作用强度可分为哪些类别？请每类各列举1～2个代表药物名称。
2. 呋塞米所致的水、电解质紊乱主要原因和表现是什么？应如何进行用药监护？
3. 简述氢氯噻嗪的临床应用。
4. 甘露醇能否用于心衰患者减轻水肿？说明理由。

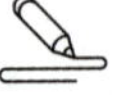

第二十二章　抗变态反应药

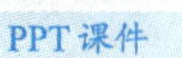
PPT 课件

知识导览

学习目标

1. 掌握常用的 H_1 受体阻断药、钙剂的药理作用、临床应用、不良反应及用药监护。
2. 熟悉组胺受体的分布及其效应、抗组胺药的分类。

变态反应也称超敏反应，是指已产生免疫的机体受到相同抗原再次刺激后引起的组织损伤或生理功能紊乱，是异常的或病理性的免疫反应，属于免疫功能失调症。抗变态反应药包括组胺受体阻断药、过敏反应介质阻释剂、钙剂及脱敏制剂。

第一节　组胺受体阻断药

组胺（histamine）是由体内肥大细胞和嗜碱性粒细胞释放的具有生理活性的物质，与靶细胞上的组胺受体结合后可产生多种生物效应，如扩张血管，引起血压下降甚至休克；兴奋支气管和胃肠平滑肌，引起支气管哮喘和胃肠绞痛；刺激胃壁细胞，引起胃酸分泌增多等。目前已发现组胺受体有 H_1、H_2、H_3、H_4 四个亚型。组胺本身无治疗作用，但其阻断药却被广泛应用于临床，目前常用的有 H_1 受体阻断药和 H_2 受体阻断药。

一、H_1 受体阻断药

本类药物对 H_1 受体有较强的亲和力而无内在活性，能竞争性阻断 H_1 受体。常用的第一代药物如苯海拉明（diphenhydramine，苯那君）、异丙嗪（promethazine，非那根）、氯苯那敏（chlorpheniramine，扑尔敏）、曲吡那敏（pyribenzamine，扑敏宁）、赛庚啶（cyproheptadine）等。具有中枢作用强、受体特异性差的特点，易致镇静和阿托品样作用，因此第一代药物有困倦、口干、短效、易耐受等缺点；第二代药物如西替利嗪（cetirizine，仙特敏）、氯雷他定（loratadine，开瑞坦）、美克洛嗪（meclozine）、阿司咪唑（astemizole，息斯敏）、特非那定（terfenadine，敏迪）、阿伐斯汀（acrivastine，新敏乐）、咪唑斯汀（mizolastine）等。第二代药物大多长效，对中枢的活性弱，无镇静和阿托品样副作用。常用 H_1 受体阻断药的作用比较见表 22-1。

表 22-1　常用 H_1 受体阻断药的作用比较

药物	维持时间 /h	镇静催眠	抗晕止吐	抗胆碱	主要临床应用
苯海拉明	4～6	+++	++	+++	皮肤黏膜变态反应性疾病、晕动病
茶苯海明	4～6	+++	+++	+	晕动病

续表

药物	维持时间/h	镇静催眠	抗晕止吐	抗胆碱	主要临床应用
异丙嗪	6～12	+++	++	+++	皮肤黏膜变态反应性疾病、晕动病
氯苯那敏	4～6	+	−	++	皮肤黏膜变态反应性疾病
曲吡那敏	4～6	++	−		皮肤黏膜变态反应性疾病
赛庚啶	8	+	+	++	皮肤黏膜变态反应性疾病
西替利嗪	7～10	+	−		皮肤黏膜变态反应性疾病
阿司咪唑	24	−	−	−	皮肤黏膜变态反应性疾病
阿伐斯汀	8～16	−	−		皮肤黏膜变态反应性疾病
咪唑斯汀	>24	−	−	−	皮肤黏膜变态反应性疾病
氯雷他定	24	−	−	−	皮肤黏膜变态反应性疾病

注：+++ 强，++ 中，+ 弱，− 无

【药理作用】

1. 阻断 H_1 受体作用　本类药物能完全拮抗组胺引起的胃肠道、支气管平滑肌兴奋，对组胺所致的毛细血管通透性增加引起水肿的抑制作用较强，能部分拮抗组胺引起的降压作用和反射性心率加快作用，对胃酸分泌无影响。

2. 抑制中枢作用　本类药物尤其是第一代药物多可通过血脑屏障，表现出不同程度的中枢抑制作用，主要表现为镇静、嗜睡，以苯海拉明和异丙嗪作用最强，氯苯那敏较弱。第二代药物不易通过血脑屏障，故无中枢抑制作用，均无镇静、嗜睡等副作用。

3. 抗胆碱作用　苯海拉明、异丙嗪等有抗胆碱作用，中枢抗胆碱作用表现为镇静、镇吐，外周抗胆碱作用表现为阿托品样作用。

【临床应用】

1. 变态反应性疾病　对荨麻疹、过敏性鼻炎等皮肤黏膜的变态反应性疾病疗效较好，可作为首选药；对昆虫咬伤所致的瘙痒和水肿亦有良效；对血清病、药疹和接触性皮炎有一定疗效；对支气管哮喘疗效较差；对过敏性休克无效。此外，对于血管神经性水肿、输血反应等也有一定防治效果。

2. 晕动病　苯海拉明、异丙嗪有较强的防晕止吐作用，在乘坐前 30 分钟服用对晕动病有效；对放射病呕吐也有效。

3. 其他　苯海拉明、异丙嗪抑制中枢作用明显，可用于过敏性疾病引起的失眠；对梅尼埃病亦可应用。

【不良反应及用药监护】

1. 中枢抑制症状　第一代药物常见有嗜睡、乏力、头晕等中枢抑制症状。机械操作者、驾驶员及高空作业者工作期间不宜使用。

2. 胃肠道反应　可引起口干、恶心、呕吐、便秘或腹泻等反应。阿司咪唑应在饭前 1～2 小时给药，以避免或减轻食物对药物吸收的影响，其他药物一般应采用饭后服药以减轻胃肠反应。

3. 其他　偶见粒细胞减少及溶血性贫血，长期用药过程中应注意血常规变化；特非那定、阿司咪唑可致严重的心律失常；美克洛嗪动物实验有致癌报道。

4. 禁忌证　肝肾功能不全、孕妇、哺乳期妇女慎用。青光眼、尿潴留、幽门梗阻者应避免使用抗胆碱作用较强的 H_1 受体阻断药。

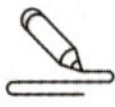

案例分析

患者，女，19 岁，学生。因皮肤红疹、瘙痒 2 小时就诊。患者于 2 小时前吃菠萝后皮肤出现皮疹并伴有明显的瘙痒，抓挠后更加明显。查体：患者面部、四肢、腹部及背部可见散在片状红色突起，大小不一，界限清楚、突出于皮肤。初步诊断：荨麻疹。医生给予氯雷他定治疗。讨论：

1. 氯雷他定属于哪类药物？其治疗荨麻疹的药理学依据是什么？
2. 该患者还可以选用哪些药物？

二、H_2 受体阻断药

本类药物如西咪替丁、雷尼替丁和法莫替丁等，可选择性阻断 H_2 受体，拮抗组胺引起的胃酸分泌增多，临床主要用于治疗消化性溃疡。详见第二十四章。

知识链接

荨　麻　疹

荨麻疹俗称风疹块，是一种常见的皮肤黏膜变态反应性疾病，是由于皮肤、黏膜小血管扩张及渗透性增加而出现的一种局限性水肿反应。本病的病因非常复杂，约 3/4 的患者找不到原因。常见原因主要包括食物、药物、吸入物、昆虫叮咬、感染、物理因素、精神因素、内分泌改变和遗传因素等。

荨麻疹的基本损害为皮肤出现风团。临床症状因人而异，有的很轻微，只有红疹和轻微瘙痒，也有的患者会伴有呼吸困难、恶心、呕吐、腹痛、腹泻、胃肠出血、关节痛、面部潮红、头痛、头胀等症状，严重者还可有胸闷、面色苍白、心动过速、脉搏细弱、血压下降、晕厥或休克。治疗需去除病因、避免诱发因素；药物治疗为内服抗组胺药物，严重者或抗组胺药无效时可用糖皮质激素。

第二节　钙　　剂

目前常用的钙剂有葡萄糖酸钙（calcium gluconate）、氯化钙（calcium chloride）和乳酸钙（calcium lactate）等。

【药理作用与临床应用】钙离子能降低毛细血管的通透性，减少血浆渗出，缓解变态反应症状。临床主要用于荨麻疹、湿疹、血管神经性水肿、接触性皮炎、皮肤瘙痒症等变态反应性疾病的辅助治疗。其中葡萄糖酸钙对组织的刺激性较小，所以应用较多。钙剂还可用于镁中毒急救及大量输血所致的低钙血症。

【不良反应及用药监护】

1. 静脉注射葡萄糖酸钙需用 10% 葡萄糖注射液稀释后缓慢注射，并注意严密观察患者的反应。

2. 钙剂为高渗溶液，对局部血管有刺激性，静脉注射时勿漏出血管外，否则易引起组织坏死。

3. 钙剂能增加强心苷对心脏的毒性反应，故在强心苷治疗期间与停药后半月内忌用钙剂静

脉注射。

附　常用制剂及其用法

盐酸苯海拉明　片剂：25mg。口服，25～50mg/次，3次/d。注射剂：20mg/1ml。肌内注射，20mg/次，1～2次/d。

茶苯海明　片剂：25mg、50mg。为苯海拉明与氨茶碱的复合物，预防晕动病，行车（船）前半小时服50mg。

盐酸异丙嗪（非那根）　片剂：12.5mg、25mg。口服，12.5～25mg/次，2～3次/d。注射剂：25mg/1ml、50mg/2ml。肌内注射或静脉注射，25～50mg/次。

马来酸氯苯那敏（扑尔敏）　片剂：4mg。口服，4mg/次，3次/d。注射剂：10mg/1ml、20mg/2ml。皮下或肌内注射，5～20mg/次。

盐酸曲吡那敏　片剂：25mg。口服，25～50mg/次，3次/d。

特非那定　片剂：60mg。口服，60mg/次，2次/d。

赛庚啶　片剂：2mg。口服，4mg/次，3次/d。

葡萄糖酸钙　片剂：0.5g。口服，0.5～2.0g/次，3次/d。注射剂：1g/10ml，每次10ml加入等量葡萄糖注射液中缓慢静脉注射。

（文　雯）

扫一扫，测一测

复习思考题

1. H_1受体阻断药中哪些药物易致中枢抑制症状？哪些人群不宜应用？
2. 临床常用的钙剂有哪些？简述其不良反应及用药监护的要点。

第二十三章　作用于呼吸系统的药物

学习目标

1. 掌握平喘药的药理作用、临床应用、不良反应及用药监护。
2. 熟悉镇咳药、祛痰药的分类及作用环节。
3. 了解其他常用呼吸系统药物的作用特点。

呼吸系统疾病的常见症状有咳嗽、咳痰、喘息等，治疗时除了针对病因外，还应配合使用镇咳药、祛痰药及平喘药，以缓解症状，减少并发症的发生。

第一节　镇　咳　药

咳嗽是呼吸系统疾病的一种常见症状，是机体一种保护性反射，可以促进痰液和呼吸道异物的排出，故一般情况下，咳嗽不必应用镇咳药。但剧烈咳嗽不仅增加患者痛苦，还可能加重病情，引起并发症，应在结合对因治疗的同时适当应用镇咳药。目前常用的镇咳药，根据其药物作用部位不同可分为中枢性镇咳药和外周性镇咳药两类。

一、中枢性镇咳药

中枢性镇咳药是直接抑制延髓咳嗽中枢而发挥镇咳作用的一类药物。包括成瘾性镇咳药（如可待因）和非成瘾性镇咳药（如右美沙芬、喷托维林）两类。

可待因(codeine，甲基吗啡)

可待因为阿片类生物碱，能选择性地抑制延髓咳嗽中枢，镇咳作用强而迅速，并有镇痛作用。其呼吸抑制作用、耐受性和依赖性等均较吗啡弱。临床用于各种原因引起的剧烈干咳。对胸膜炎患者干咳伴胸痛者尤为适用。但能抑制支气管腺体分泌和纤毛运动而造成气道阻塞，痰多患者禁用，支气管哮喘性咳嗽慎用。偶见恶心、呕吐、便秘等，长期应用可产生耐受性和依赖性，大剂量可抑制呼吸。

右美沙芬(dextromethorphan)

本品系人工合成的吗啡衍生物。镇咳作用与可待因相似或略强，起效快。无镇痛作用亦无成瘾性，治疗量不抑制呼吸，临床用于各种原因引起的干咳。偶有头晕、恶心、口干、便秘等副作用。痰多患者慎用，妊娠3个月内妇女禁用。

喷托维林(pentoxyverine，维静宁)

喷托维林对延髓咳嗽中枢有直接抑制作用，兼具末梢性镇咳作用，并有局部麻醉作用和轻度阿托品样作用。其镇咳作用较可待因弱，无成瘾性及呼吸抑制作用。用于各种原因引起的干咳。偶见头晕、恶心、口干、便秘等。青光眼、心功能不全伴有肺淤血、前列腺肥大患者慎用。痰多患者宜与祛痰药合用。

二、外周性镇咳药

外周性镇咳药是通过抑制咳嗽反射弧中的感受器、传入神经或传出神经的传导而发挥镇咳作用的一类药物。

苯佐那酯（benzonatate，退嗽）

苯佐那酯为丁卡因的衍生物，具有较强的局部麻醉作用，能抑制肺牵张感受器，从而减少咳嗽冲动的传入而镇咳。其镇咳作用弱于可待因，临床用于刺激性干咳或阵咳，也可用于支气管镜检查前预防咳嗽。不良反应轻，有嗜睡、头晕，偶见过敏性皮炎。口服时勿咬碎以免引起口腔麻木。

苯丙哌林（benproperine，咳快好）

本品系非依赖性强效镇咳药，既抑制咳嗽中枢，又能抑制肺及胸膜的牵张感受器，且有松弛平滑肌作用。其镇咳作用约为可待因的2～4倍，不抑制呼吸。临床用于各种原因引起的刺激性干咳。偶见口干、头晕、乏力、食欲不振和药疹等。口服药片要整片吞服，不可咬碎。孕妇慎用。

第二节 祛 痰 药

祛痰药是一类能稀释痰液、降低痰液黏度，使痰液易于咳出，或加速呼吸道黏膜纤毛运动，改善痰液转运功能的药物。根据药物作用机制的不同，可分为痰液稀释药和黏痰溶解药。

一、痰液稀释药

氯化铵（ammonium chloride）

氯化铵口服后可刺激胃黏膜，兴奋迷走神经，反射性地引起呼吸道腺体分泌增加，使痰液变稀；少量氯化铵经呼吸道黏膜排出，由于盐类渗透压作用可带出水分，使黏痰进一步稀释而易于咳出。本品很少单独应用，常与其他药物配伍制成复方制剂应用。此外，氯化铵为酸性盐，可酸化体液、尿液，用于治疗代谢性碱中毒。大量服用易引起恶心、呕吐、胃痛，宜饭后服用。过量可引起酸中毒。

二、黏痰溶解药

乙酰半胱氨酸（acetylcysteine，痰易净）

乙酰半胱氨酸为巯基化合物，能使黏痰中二硫键断裂，从而降低痰的黏滞性而使其易于咳出。用于黏痰阻塞气道、咳痰困难者，可雾化吸入给药，也可口服。紧急情况下可气管内滴入，迅速使痰液变稀，便于吸引排痰。本品有特殊的蒜臭味，可引起恶心、呕吐等，且对呼吸道有刺激性，可致支气管痉挛，多与异丙肾上腺素合用以提高疗效、减少不良反应。哮喘患者禁用。不

宜与青霉素、头孢菌素等合用，以免降低抗生素活性。本品应现用现配，用剩的溶液密封贮存于冰箱中，48 小时内用完。

溴己新（bromhexine，必嗽平）、氨溴索（ambroxol）

溴己新能裂解黏痰中的黏性成分，使痰液变稀，易于咳出，并兼有恶心性祛痰作用和促进呼吸道纤毛运动作用，有利于黏痰咳出。临床用于痰液黏稠不易咳出者。咳脓痰者宜加用抗菌药。不良反应少，偶有恶心、胃部不适及血清转氨酶升高等。氨溴索是溴己新的体内活性代谢产物，口服吸收迅速完全，有改善排痰功能，尚能提高抗生素疗效，延长其作用时间。临床用于急慢性呼吸道疾病，尤其是慢性支气管炎的祛痰治疗。不良反应少，偶有恶心。

第三节　平　喘　药

目前治疗哮喘的药物按照作用方式可分为支气管扩张药，抗炎平喘药和抗过敏平喘药。

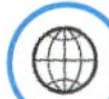

知识链接

支气管哮喘

支气管哮喘是由多种炎症细胞、结构细胞和细胞组分参与的气道慢性炎症性疾病，在我国约有 3 000 万患者，是一种常见病、多发病。此种炎症常引起气道高反应性，导致反复发作的胸闷、气促、喘息和咳嗽等症状，多在夜间和 / 或凌晨发生，多数患者可以自行缓解或通过治疗而缓解。该病的发病原因与遗传因素和环境因素有关，发病机制还不完全清楚，认为与变态反应、气道慢性炎症、气道反应性增高及气道神经调节失常等因素相互作用有关。目前主要采取综合治疗手段，避免接触过敏原及可触发哮喘发作的因素，规范化的药物治疗，特异性免疫治疗和患者教育。

一、支气管扩张药

支气管扩张药又称解痉平喘药，本类药物通过解除支气管平滑肌痉挛而产生平喘作用，是目前临床常用的一类平喘药物，包括 β_2 肾上腺素受体激动药、茶碱类和抗胆碱药。

（一）β_2 肾上腺素受体激动药

β_2 受体广泛分布于人体气道细胞内，当激动支气管平滑肌上的 β_2 受体，支气管平滑肌扩张，产生平喘作用；还可以抑制炎症介质的释放，降低血管通透性，减轻气道黏膜下水肿，有利于缓解喘息症状。β_2 受体激动药对 β_2 受体亲和力高，对 β_1 受体亲和力低，故较少引起心脏反应，是目前临床控制哮喘急性发作的首选药。

非选择性 β 受体激动药如肾上腺素、麻黄碱等，因对 β_1 和 β_2 受体无选择性，虽平喘作用强大，但因易致严重的心脏不良反应，现已少用。

沙丁胺醇（salbutamol，舒喘灵）

沙丁胺醇对支气管有强大而持久的松弛作用。口服 30 分钟起效，气雾吸入 5～15 分钟起效，维持时间 3～6 小时。临床主要用于控制支气管哮喘、肺气肿伴有支气管痉挛者的急性发作。有普通片剂、缓释剂、气雾剂和粉雾剂等多种剂型。主要不良反应有震颤、恶心、心动过速等。久用易产生耐受性，不仅疗效降低，且有加重哮喘的可能。心衰、高血压、糖尿病、甲状腺功能亢

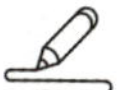

进者慎用。使用气雾吸入剂者应正确使用气雾吸入剂的方法。

特布他林(terbutaline,间羟舒喘灵、博利康尼)

特布他林平喘作用与沙丁胺醇相当,作用持续时间略长,对心脏的不良反应更少。不良反应有震颤、强直性痉挛、心悸等。冠心病、高血压和甲状腺功能亢进症患者慎用。

克仑特罗(clenbuterol,氨哮素)、福莫特罗(formoterol)

两药均为长效选择性 β_2 受体激动药。克仑特罗的平喘作用较沙丁胺醇强 100 倍,尚能增强纤毛运动和促进痰液排出,用于治疗支气管哮喘。口服 15 分钟起效,维持 6~8 小时。气雾吸入 5 分钟起效,维持 2~4 小时。不良反应较少。福莫特罗除扩张支气管平滑肌外,尚具有抗气道炎症作用。用于急性哮喘发作、夜间发作性哮喘等的治疗,不主张单独应用,多与吸入型激素联合应用。吸入 2~5 分钟起效,维持 10~12 小时,口服作用维持 24 小时。不良反应较少,主要有心悸、头痛、肌肉震颤等。

(二)茶碱类

茶碱类对气道平滑肌有直接松弛作用,是目前治疗哮喘的有效药物。与糖皮质激素合用有协同作用。

氨茶碱(aminophylline)

氨茶碱是茶碱和乙二胺的复合物。口服易吸收,但该药碱性较强,对胃有刺激性。静脉注射 10~15 分钟可达最大疗效。

【药理作用】

1. 平喘作用 主要从多个环节松弛支气管平滑肌,尤其对痉挛状态的平滑肌作用更强。平喘机制主要有:①抑制磷酸二酯酶,增加细胞内 cAMP;②阻断腺苷受体,对抗腺苷引起的气道收缩;③增加内源性儿茶酚胺的释放,松弛支气管平滑肌;④抑制气道平滑肌 Ca^{2+} 转运,抑制细胞外 Ca^{2+} 内流,降低细胞内 Ca^{2+} 浓度,从而松弛气道平滑肌;⑤免疫调节与抗炎作用,减少炎症介质释放,降低气道炎症反应;⑥增加膈肌收缩力,减轻膈肌疲劳,增强气体交换功能。

2. 其他作用 ①强心利尿作用:增强心肌收缩力,增加心排出量,增加肾血流量、提高肾小球滤过率,抑制肾小管对钠水的重吸收;②扩张血管和松弛胆道平滑肌;③中枢兴奋作用。

【临床应用】

1. 支气管哮喘 平喘作用不及 β_2 受体激动剂,起效慢,主要用于哮喘的维持治疗,重症哮喘患者可采用本药静脉滴注或静脉注射给药。

2. 慢性阻塞性肺疾病 可明显改善患者气促症状。

3. 心源性哮喘 用于心源性哮喘及心源性水肿的辅助治疗。

4. 中枢性睡眠呼吸暂停综合征 增强通气功能,改善症状,有较好疗效。

【不良反应及用药监护】安全范围较窄,不良反应较多见。

1. 局部刺激性 本品属碱性,口服对胃有刺激性,可致恶心、呕吐、胃痛等。宜饭后服用。

2. 中枢兴奋 少数人出现失眠、烦躁等,可用镇静催眠药对抗。

3. 急性中毒 静脉注射过量或过速,可致心悸、心律失常、血压骤降、谵妄、惊厥和昏迷等,甚至猝死。静脉注射时要充分稀释并缓慢注射。为安全起见,氨茶碱现多采用维持量静脉滴注。

4. 药物相互作用 注射剂忌与酸性药物配伍,否则易形成茶碱沉淀;不可与维生素 C、促皮质素、四环素等配伍。普萘洛尔、西咪替丁等肝药酶抑制剂可减慢茶碱代谢,易致血药浓度升高而中毒;苯妥英钠、利福平等肝药酶诱导剂可促进茶碱代谢,与上述药物合用时注意调整茶碱剂量。

5. 禁忌证 急性心肌梗死、低血压休克、严重冠状动脉硬化患者禁用。

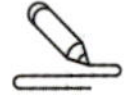

案例分析

患者，女，65岁。3天前出现发热，咳黄黏痰，咳嗽无力，痰不易咳出，呼吸急促，喘息，夜间更剧烈，不能平卧，活动后加剧，自服阿莫西林、氨茶碱片效果不佳。既往有慢性支气管炎5年。入院诊断：慢性支气管炎并肺部感染。给予氨茶碱注射液0.25g加入5%葡萄糖注射液250ml中静脉滴注，约30分钟后患者突然出现胸闷、心悸、意识模糊、烦躁不安、抽搐、面部潮红，心率125次/min，双肺呼吸音粗。疑为氨茶碱所致不良反应，立即停药。患者取半卧位，给予持续低流量吸氧、心电监测，静脉注射地西泮注射液10mg，抽搐、烦躁不安缓解；苯巴比妥10mg肌内注射维持镇静；以5%葡萄糖注射液500ml缓慢静脉滴注维持静脉通路，促进药物排泄，密切观察患者生命体征及意识变化，4小时后患者恢复正常。讨论：

1. 患者使用氨茶碱的药理性依据是什么？
2. 氨茶碱在应用过程中可产生哪些不良反应？应如何进行用药监护？

（三）M受体阻断药

异丙托溴铵（ipratropium bromide，异丙托品）

异丙托溴铵可选择性阻断支气管平滑肌上的M受体，使支气管松弛，产生平喘作用。常采用雾化吸入给药，5～10分钟起效，维持5～6小时，不良反应少。单独或与β_2受体激动药合用均可奏效，对老年性哮喘尤为适用。

噻托溴铵（tiotropium bromide）

本品是一种新型长效M受体阻断药，平喘作用强，维持时间长（24小时），不良反应较少。

二、抗炎平喘药

（一）糖皮质激素类

糖皮质激素类药（glucocorticoid，GC）具有较强的抗炎、抗过敏和提高β受体对儿茶酚胺类反应性的作用，用于治疗支气管哮喘已有50余年历史，对支气管哮喘疗效较好，但全身应用时不良反应较多。现常用剂型为吸入型，在气道局部充分发挥抗炎作用，并可减少全身用药的不良反应，是目前推荐长期抗炎治疗的最常用药物。常用药物有丙酸倍氯米松（beclomethasone dipropionate，BDP），丙酸氟替卡松（fluticasone propionate，FP），可与长效β_2受体激动药联合使用。对于支气管哮喘患者，长期应用可以减少发作，减轻病情严重程度。口服剂有泼尼松和泼尼松龙，用于吸入剂无效或需短期加强患者，症状缓解后即逐渐减量，改用吸入剂。静脉给药用于重度哮喘发作，常用药物有琥珀酸氢化可的松、甲泼尼龙，短期使用，症状缓解后即应逐渐减量，改口服剂或吸入剂维持。

部分使用糖皮质激素类平喘药的患者，可发生咽部念珠菌感染，应告知患者每日气雾吸入后及时用清水漱口，清除咽喉部残留药物；对长期用药者，切勿突然停药。

（二）磷酸二酯酶-4（PDE-4）抑制剂

罗氟司特（roflumilast）

罗氟司特是第一个被欧盟和美国批准上市用于慢性阻塞性肺疾病（chronic obstructive pulmonary disease，COPD）治疗的药物，也是第一个用于临床的选择性PDE-4抑制剂。

PDE-4抑制剂可抑制PDE-4活性，增加细胞内cAMP水平，从而抑制炎症细胞聚集和活

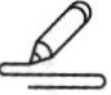

化、扩张气道平滑肌和缓解气道重塑而发挥治疗作用。用于治疗反复发作并加重的成人重症COPD，常与长效支气管扩张药联合应用。对于慢性喘息性支气管炎和COPD伴有喘息患者亦有较好的疗效。常见的不良反应包括腹泻、体重减轻、恶心、背痛、头痛、头晕和食欲减退，少数患者出现精神症状如失眠、焦虑、抑郁等，甚至有自杀倾向。18岁以下不宜应用，中、重度肝功能损害者禁用。

三、抗过敏平喘药

本类药物通过抗过敏和轻度的抗炎而发挥平喘作用，平喘作用起效较慢，主要用于预防哮喘的发作。

（一）肥大细胞膜稳定药

色甘酸钠（sodium cromoglicate，咽泰）

本品作用机制是稳定肥大细胞膜，抑制组胺、慢反应物质等炎症介质的释放。对速发型过敏反应有明显抑制作用，但对支气管平滑肌无直接松弛作用，故对正在发作的哮喘无效，主要用于预防支气管哮喘，对过敏性鼻炎、春季角膜炎等也有效。口服吸收少，临床常采用粉剂定量雾化器方式吸入。起效慢，用药数日至数周后显效。不良反应少，偶有咽喉刺痛等。

奈多罗米钠（nedocromil sodium）

奈多罗米钠作用与色甘酸钠相似，可以抑制肥大细胞释放炎症介质，作用强于色甘酸钠。还有明显的抗炎作用，但较糖皮质激素弱。能降低呼吸道的高反应性。可作为长期预防性平喘药，吸入给药，用于哮喘早期的维持治疗。

（二）H_1受体阻断药

酮替芬（ketotifen，噻哌酮）

酮替芬与色甘酸钠作用相似，还兼有较强的H_1受体阻断作用。主要用于轻、中度哮喘的防治，可增强β_2受体激动药的平喘作用。不良反应少，偶有嗜睡、疲倦、口干等。

（三）白三烯受体阻断药

白三烯（leukotriene，LT）是哮喘发病中重要的炎症介质。肺组织受抗原攻击时，多种炎症细胞（嗜酸性粒细胞、巨噬细胞、肥大细胞等）能释放白三烯，引起气道炎症反应。白三烯受体阻断药通过阻断白三烯受体而发挥抗炎作用。常用药物有孟鲁司特（montelukast）和扎鲁司特（zafirlukast），用于哮喘的长期治疗和预防。不良反应轻，有轻微头痛或胃肠反应，大剂量可致肝功能损害。

附　常用制剂及其用法

磷酸可待因　片剂：15mg、30mg。注射剂：15mg/1ml、30mg/2ml。15～30mg/次，3次/d，口服或皮下注射。极量：0.1g/次，0.25g/d。

枸橼酸喷托维林　片剂：25mg。口服，25mg/次，3～4次/d。

磷酸苯丙哌林　片剂：20mg。口服，20～40mg/次，3次/d。

氢溴酸右美沙芬　片剂：10mg。口服，10～20mg/次，3～4次/d。

苯佐那酯　片剂：25mg、50mg。口服，25～50mg/次，3次/d。

乙酰半胱氨酸　粉剂：0.5g、1g。喷雾用：用时配成10%溶液，1～3ml/次，2～3次/d，喷雾吸入。气管滴入用：急救时以5%溶液，1～2ml/次，气管滴入。

盐酸溴己新　片剂：8mg。口服，8～16mg/次，3次/d。

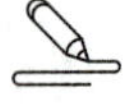

盐酸氨溴索 片剂：30mg。口服，30～60mg/次，3次/d。溶液剂：10mg/支。口服，10mg/次，2次/d。

硫酸沙丁胺醇 片剂：2mg。口服，2～4mg/次，3次/d。粉雾剂：20mg、28mg。0.2～0.4mg/次，4次/d。长效喘乐宁片（缓释制剂）：8mg。口服，8mg/次，早、晚各1次。

硫酸特布他林 片剂：2.5mg。口服，2.5～5mg/次，2～3次/d。气雾剂：50mg（200喷）、100mg（400喷）。1～2揿/次（相当于0.25～0.5mg），2～3次/d，吸入。注射剂：0.25mg。0.25mg/次，静脉注射，15～30分钟疗效不显，可重复注射1次，但4小时内不能超过0.5mg。

盐酸克仑特罗 片剂：20μg。口服，30μg/次，3次/d。气雾剂：2mg。吸入，10～20μg/次，3次/d。

富马酸福莫特罗 粉吸入剂：4.5～9μg/次，2次/d。口服：40～80μg/次，2次/d。

氨茶碱 片剂：0.1g。口服，0.1～0.2g/次，3次/d。极量1g/d。缓释片：0.1g。口服，0.2～0.3g/次，2次/d。注射剂：0.25g/2ml、0.5g/2ml。0.25～0.5g/次，肌内注射或静脉注射，静脉注射时用5%葡萄糖注射液20～40ml稀释，注射时间不得少于10分钟。

异丙托溴铵 定量雾化吸入：40～80μg/次，3～4次/d。溶液雾化吸入：50～125μg/次，雾化器给药。

丙酸倍氯米松 成人和12岁以上儿童起始吸入剂量：①轻度持续，一日总量<500μg，分2次给予。②中度持续，一日总量200～1 000μg，分2次给予。③重度持续，一日总量>1 000μg，分4次给予。

布地奈德 成人和6岁以上儿童起始吸入剂量：①轻度持续，200～400μg/d，1～2次/d；②中度持续，400μg/d，分1～2次给予；③重度持续，800μg/d，1～2次/d。

色甘酸钠 气雾剂：0.7g。吸入，1～2揿/次（相当于3.5～7mg），4次/d。滴眼剂：2%（0.16g/8ml）。滴眼，1～2滴/次，4次/d。

（曲震理）

复习思考题

1. 常用的平喘药有哪几类？每类各列举一代表药。
2. 氨茶碱急性中毒的主要原因是什么？应如何避免？
3. 镇咳药根据作用部位可分为哪几类？每类各列举一代表药。

扫一扫，测一测

PPT 课件

知识导览

第二十四章　作用于消化系统的药物

学习目标

1. 掌握抗消化性溃疡药、容积性泻药的药理作用、临床应用、不良反应及用药监护。
2. 熟悉泻药的分类、作用机制。
3. 了解助消化药、胃肠动力药、止泻药、利胆药的作用特点。

第一节　抗消化性溃疡药

消化性溃疡主要包括胃溃疡和十二指肠溃疡，其临床表现为慢性规律性上腹部疼痛、反酸和嗳气等。目前认为，胃、十二指肠黏膜的防御机制足以抵抗胃酸的侵蚀，消化性溃疡的发生是“损害因素”（幽门螺杆菌、胃酸、非甾体抗炎药等）作用增强，而“防御因素”（黏液 - 黏膜屏障等）作用减弱所引起。治疗消化性溃疡的药物有：①中和胃酸药；②胃酸分泌抑制药；③胃黏膜保护药；④抗幽门螺杆菌药。

一、中和胃酸药

中和胃酸药是一类弱碱性化合物，口服后在胃内能中和胃酸，减少胃酸对溃疡的刺激，有利于缓解疼痛，促进溃疡愈合。服用中和胃酸药片剂，应在每餐后 1 小时及睡前嚼碎后咽下。由于中和胃酸药不良反应较多，现很少单独使用，多制成复方制剂，如胃舒平（氢氧化铝和三硅酸镁），以增强抗酸作用，减少不良反应。常用中和胃酸药及其作用特点见表 24-1。

表 24-1　常用中和胃酸药及其作用特点

药物	抗酸特点	保护作用	收敛作用	影响排便	产生 CO_2	碱血症
碳酸氢钠	强、快、短	–	–	–	+	+
碳酸钙	强、快、久	–	+	便秘	+	–
氢氧化铝	较强、缓慢、持久	+	+	便秘	–	–
氧化镁	强、慢、久	–	–	轻泻	–	–
三硅酸镁	弱、慢、久	+	–	轻泻	–	–

二、胃酸分泌抑制药

胃酸是由胃体部壁细胞分泌的，壁细胞膜上有 H_2 受体、M_1 受体和胃泌素（G）受体，组胺、乙酰胆碱和胃泌素可分别激动相应受体，继而通过激活 H^+-K^+-ATP 酶（质子泵，H^+ 泵），将 H^+ 从壁

细胞内转运至胃腔，增加胃酸分泌。本类药物通过阻断以上受体和抑制质子泵，达到抑制胃酸分泌的作用（图 24-1）。

在促进胃酸分泌的因素中，H^+-K^+-ATP 酶是最关键的环节，组胺是最重要的调节途径，因此质子泵抑制药的抗酸作用最强，H_2 受体阻断药也有显著效果，而 M_1 受体阻断药和胃泌素受体阻断药的疗效欠佳。

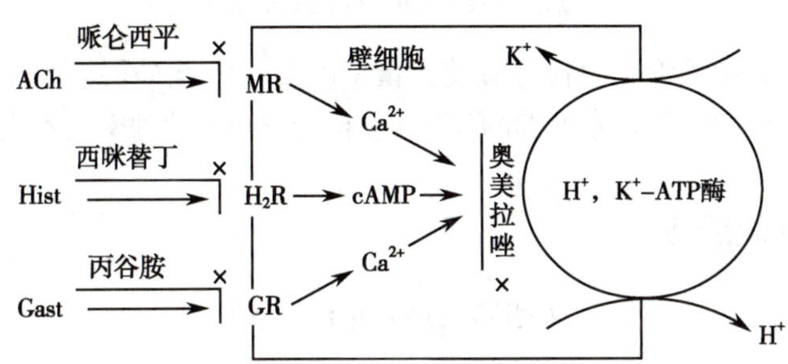

图 24-1　胃酸分泌抑制药的作用机制

ACh：乙酰胆碱　Hist：组胺　Gast：胃泌素　MR：M 胆碱受体

H_2R：H_2 受体　GR：胃泌素受体　×：阻断

（一）质子泵抑制药

胃酸的分泌是由胃黏膜壁细胞的 H^+-K^+-ATP 酶（质子泵）转运的。它将 H^+ 泵出，使之进入胃黏膜腔，同时进行 H^+-K^+ 交换，将胃内的 K^+ 转运到胃壁细胞，从而使胃内 H^+ 不断升高。质子泵抑制药抑制 H^+-K^+-ATP 酶活性而使胃酸生成减少。抑制质子泵是抑制胃酸分泌最直接和最有效的途径，此类药物因疗效显著，目前已成为世界上应用最广泛的胃酸分泌抑制药。

奥美拉唑（omeprazole，洛赛克）

奥美拉唑为第一代质子泵抑制药，能选择性抑制胃壁细胞上的 H^+-K^+-ATP 酶，抑制基础胃酸和因各种刺激引起的胃酸分泌，作用强大而持久。此外，此类药物尚可抑制幽门螺杆菌生长以及增加胃黏膜血流量，用于溃疡愈合率高，复发率低。临床用于胃及十二指肠溃疡、反流性食管炎和卓-艾综合征等。

不良反应发生率低，症状有头晕、恶心、腹胀、皮疹等。长期应用要定期检查胃黏膜有无肿瘤样增生。婴幼儿，对本品过敏者、严重肾功能不全者禁用，慢性肝病有肝功能减退者，用量要酌减。

此类药物还有第二代兰索拉唑（lansoprazole），抑制胃酸分泌及抗幽门螺杆菌作用较奥美拉唑强，第三代泮托拉唑（pantoprazole）、雷贝拉唑（rabeprazole）和埃索美拉唑（esomeprazole）等在抗胃酸分泌能力和缓解症状、治愈黏膜损害方面的疗效尤佳，且更加安全，不良反应轻微。

（二）H_2 受体阻断药

本类药物选择性阻断 H_2 受体，拮抗组胺引起的胃酸分泌增多。常用药物有西咪替丁（cimetidine，甲氰咪胍）、雷尼替丁（ranitidine，呋喃硝胺）、法莫替丁（famotidine）等。

【药理作用和临床应用】本类药物竞争性地拮抗 H_2 受体，显著抑制基础胃酸分泌，也能抑制食物、五肽胃泌素和咖啡因等诱导的胃酸分泌。在临床主要应用于消化性溃疡的治疗，能缓解症状，促进溃疡愈合，对十二指肠溃疡疗效尤好；对胃酸过多症和上消化道出血等也有一定疗效。

【不良反应及用药监护】不良反应发生率较低，雷尼替丁、法莫替丁的不良反应较西咪替丁少。一般表现为头晕、乏力、便秘、腹泻等；本品能通过血脑屏障，出现头痛、幻觉等中枢症状，但较少见；长期服用西咪替丁，可有抗雄激素作用，引起男性乳腺发育、阳痿。

本类药物与中和胃酸药同服，可使血药浓度降低，如必须合用，两者应间隔 1 小时以上；本

类药物能抑制肝药酶，可使苯二氮䓬类、华法林、苯妥英钠、普萘洛尔、茶碱类等体内转化受抑制，血药浓度升高，同服注意减量。服用 H_2 受体阻断药需连续用药至少一个疗程，不能随意中断治疗。妊娠期和哺乳期妇女、老人、幼儿以及肝肾功能不全者慎用。

（三）M_1 受体阻断药

哌仑西平（pirenzepine）

本品能选择性阻断 M_1 受体，抑制胃酸及胃蛋白酶分泌。此外，这类药物还有解痉作用。临床可用于胃、十二指肠溃疡，胃酸分泌抑制作用较 H_2 受体阻断药弱，且不良反应也较多，故目前少用。

（四）胃泌素受体阻断药

丙谷胺（proglumide）

丙谷胺能阻断胃泌素受体，抑制胃酸和胃蛋白酶的分泌，同时可促进胃黏膜黏液的合成，增强胃黏膜屏障的作用，促进溃疡愈合。临床可用于胃、十二指肠溃疡。偶有口干、失眠、腹胀等不良反应。因胃酸分泌抑制作用较弱，现已少用。

三、胃黏膜保护药

（一）胶体铋剂

枸橼酸铋钾（bismuth potassium citrate，胶体次枸橼酸铋）

本品口服后在胃液酸性条件下，形成氧化铋胶体沉着于溃疡表面或溃疡基底部肉芽组织，形成保护膜，减轻胃酸、胃蛋白酶及食物对溃疡面的刺激，促进溃疡的修复和愈合。此外，还有抑制胃蛋白酶活性，增加胃黏液分泌和抑制幽门螺杆菌生长等作用。临床用于胃及十二指肠溃疡，疗效与 H_2 受体阻断药相似。不良反应较少，偶有恶心、呕吐等。孕妇、肾功能不全者禁用。不宜与中和胃酸药和牛奶同服，以免影响疗效。

（二）前列腺素及其衍生物

米索前列醇（misoprostol）

米索前列醇是一种合成前列腺素衍生物，能抑制胃酸及胃蛋白酶分泌。此外，可使胃和十二指肠黏膜的黏液层增厚，黏膜血流量增加，故本品具有抑制胃酸分泌和保护胃黏膜的双重作用。临床主要用于胃、十二指肠溃疡，还可用于防治非甾体抗炎药引起的胃溃疡。不良反应有恶心、腹泻、腹痛等。能兴奋子宫，故孕妇禁用，前列腺素类过敏者、过敏体质者、哮喘、青光眼患者禁用。

（三）其他胃黏膜保护药

硫糖铝（sucralfate，胃溃宁）

硫糖铝口服后能黏附于胃、十二指肠黏膜表面，与溃疡面的亲和力为正常黏膜的 6 倍，在溃疡表面形成保护屏障，阻止胃酸及胃蛋白酶对胃黏膜的刺激和腐蚀作用；能与胃蛋白酶结合，抑制其活性；能增强胃黏液和碳酸氢盐分泌，促进溃疡愈合。临床用于胃及十二指肠溃疡、反流性食管炎等。本药在酸性环境中对黏膜保护作用增强，故不宜与中和胃酸药、胃酸分泌抑制药合用，以免影响疗效。不良反应较轻，偶有胃肠道反应、皮疹及头晕等。慢性肾衰竭者禁用。

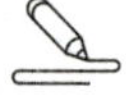

四、抗幽门螺杆菌药

幽门螺杆菌（*helicobacter pylori*，Hp）能分解黏液，破坏黏膜屏障的保护作用，与消化性溃疡的发生和复发都有密切关系。因此，根除幽门螺杆菌是治疗消化性溃疡、减少复发的重要方法。

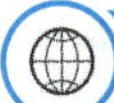

知识链接

幽门螺杆菌

幽门螺杆菌（Hp）是一种螺旋形弯曲、革兰氏染色阴性的细菌，是目前所知能在人胃中生存的唯一一种微生物。据统计，67%～80% 的胃溃疡和 95% 的十二指肠溃疡是由幽门螺杆菌引起的。1983 年澳洲学者 Warren 和 Marshall 从人胃黏膜中分离出幽门螺杆菌，使消化性溃疡的病因及发病机制发生了根本性变化，从“无酸无溃疡”的认识进展到“无 Hp 无溃疡”的概念。流行病学研究表明 Hp 在世界不同种族、不同地区的人群中均有感染。Hp 是后天传染的，预防同其他消化道传染病一样，关键是把好“病从口入”这一关。Hp 感染后若不进行治疗，患者几乎终生处于持续感染中，不良预后可能进展为胃癌。

体外实验表明，幽门螺杆菌对多种抗菌药物都非常敏感。但体内单一药物很难达到根除目的，临床多使用联合用药。常用药物有：①抗菌药物，如阿莫西林、甲硝唑、氨苄西林、呋喃唑酮、左氧氟沙星等；②含铋制剂；③质子泵抑制药。目前临床最常用的方案是以质子泵抑制药或铋剂为基础加两种抗菌药的三联治疗方案。典型治疗方案由奥美拉唑、克拉霉素、阿莫西林或甲硝唑联用，根除率最高。

案例分析

患者，男，37 岁，司机。因“间断性上腹部疼痛伴反酸 2 年，加重 2 天”就诊。患者近 2 年反复发作上腹部节律性疼痛伴反酸，常在餐后及夜间发作，进食后可缓解。就诊前 2 天餐后 2 小时无明显诱因出现上腹部疼痛，伴反酸，无呕吐、无腹泻、无黑便。化验：大便常规正常。胃镜检查：十二指肠球部溃疡。初步诊断：十二指肠溃疡。医生给予奥美拉唑、阿莫西林、甲硝唑治疗。讨论：

1. 奥美拉唑治疗消化性溃疡的药理学依据是什么？简述药物的不良反应及用药监护。
2. 该患者应用抗菌药物的目的是什么？

第二节　消化功能调节药

本类药物包括助消化药、止吐药与增强胃肠动力药、泻药、止泻药和利胆药等。

一、助消化药

助消化药多数为消化液中的成分，药物通过促进消化液的分泌或阻止肠道内食物过度发酵来发挥助消化作用。主要用于消化不良或消化液分泌不足引起的消化功能减弱。常用药物的药

理作用及临床应用等见表 24-2。

表 24-2 常用助消化药的作用及临床应用

药名	药理作用	临床应用	用药监护
稀盐酸(dilute hydrochloric acid)	增加胃内酸度，提高胃蛋白酶活性，促进胰液分泌	胃酸缺乏症，如慢性萎缩性胃炎	宜饭前或水稀释后服用，以免刺激胃黏膜。可有腹胀、嗳气等
胃蛋白酶(pepsin)	分解蛋白质，亦水解多肽	胃蛋白酶缺乏症及食用蛋白质过多引起的消化不良	常与稀盐酸同服
胰酶(pancreatin)	含胰脂肪酶、胰蛋白酶及胰淀粉酶。能消化脂肪、蛋白质及淀粉等	消化不良、食欲不振，特别适合胰腺炎引起的消化不良	在酸性溶液中易被破坏，服用肠溶片
乳酶生(biofermin)	在肠内分解糖类产生乳酸，降低 pH、抑制腐败菌的繁殖，减少发酵和产气量	消化不良、肠胀气及小儿消化不良引起的腹泻	不宜与抗酸药、抑菌药、吸附剂等合用；送服水温不宜超过 40℃
干酵母(dried yeast)	含多种 B 族维生素	食欲不振、消化不良和维生素 B 族缺乏症	嚼碎服。用量过大可致腹泻

二、止吐药与增强胃肠动力药

呕吐是一种由多种因素引起的反射性保护反应，但剧烈而持久的呕吐易导致水、电解质紊乱，可给予止吐药缓解症状。对呕吐患者，应针对其病因选择不同的药物。临床常用的止吐药有多种，如 H_1 受体阻断药、M 受体阻断药(详见各有关章节)、多巴胺(dopamine，DA)受体阻断药和 5- 羟色胺(5-hydroxytryptamin，5-HT)受体阻断药。本节主要介绍 5- 羟色胺(5-HT)受体阻断药。

多潘立酮(domperidone，吗丁啉)

多潘立酮是 DA 受体阻断药，不易透过血屏障，主要阻断外周 DA 受体，具有促进胃肠蠕动和止吐作用。临床用于偏头痛、颅脑外伤、放疗、化疗引起的恶心、呕吐。也用于治疗胃肠运动障碍性疾病。偶有头痛、轻度腹部痉挛等不良反应，严重者可出现心律失常、心搏骤停、猝死。注射给药可引起过敏。哺乳期妇女慎用。

甲氧氯普胺(metoclopramide，胃复安)

甲氧氯普胺通过阻断中枢和外周 DA 受体，产生止吐作用，并能增强胃肠蠕动，加速胃排空，改善胃肠功能。临床主要用于胃肠运动障碍所致的呕吐，对放疗、手术及药物引起的呕吐也有效。注射给药可引起直立性低血压。不良反应有嗜睡、疲倦等，偶有锥体外系反应。孕妇、癫痫、因放疗或化疗而呕吐的乳癌患者、对普鲁卡因或普鲁卡因胺过敏者禁用。

昂丹司琼(ondansetron)

昂丹司琼是 5-HT 受体阻断药。能选择性抑制 5-HT 受体，产生强大的止吐作用，临床用于放疗、化疗引起的恶心、呕吐。不良反应有疲劳、头痛、便秘等。

西沙必利(cisapride)

西沙必利属苯甲酰类药物，为 5-HT_4 受体激动药。对胃和小肠作用类似甲氧氯普胺，但它也增加结肠运动，能引起腹泻。临床用于胃肠反流性疾病、功能性消化不良、胃轻瘫等。不良反应较少，主要为一过性腹部痉挛、腹痛、腹泻，偶见恶心、头痛。心动过缓、Q-T 间期延长者、婴幼儿、孕妇、对本品过敏者禁用。

知识链接

反流性食管炎

反流性食管炎是由胃、十二指肠内容物反流入食管引起食管黏膜发生的炎症性病变，本病病因和发病机制未明，与食管 - 胃连接区高压带的抗反流功能失调或局部机械性抗反流机制障碍、胃十二指肠功能失常、裂孔疝等因素有关。因胃、十二指肠内容物反流到食管，导致胃酸、胃蛋白酶、胰酶和胆盐等物质损伤食管黏膜，引起食管炎症、糜烂、溃疡或狭窄。本病可单独存在，也可与慢性胃炎、消化性溃疡或食管裂孔疝等病并存。

本病可发生于任何年龄，成人发病率随年龄增大而升高，吸烟、饮酒、肥胖、中老年人及精神压力大者是该病的高发人群。病情的严重程度与反流症状无相关性。主要症状为反酸、胸骨后烧灼不适感或灼痛等。并发症包括食管狭窄、出血、溃疡、Delahunty 综合征等。内科治疗以降低胃酸、促进食管和胃的排空为主，多采用联合用药。

三、泻　药

泻药是一类能促进肠内容物排出的药物。按作用机制可分为三类：渗透性泻药、接触性泻药和润滑性泻药。

(一)渗透性泻药(容积性泻药)

硫酸镁(magnesium sulfate)

【药理作用和临床应用】

1. 导泻 口服硫酸镁后，由于镁离子和硫酸根离子不易被肠道吸收，使肠内渗透压升高而抑制肠内水分的吸收，增加肠容积，刺激肠壁蠕动增加而导泻。作用迅速而强大。临床主要用于外科术前或结肠镜检查前清洁肠道，也可用于急性便秘和辅助排出肠内毒物及肠道寄生虫。

2. 利胆 高浓度硫酸镁(33%)口服或用导管灌入十二指肠，能刺激肠黏膜，反射性松弛胆总管括约肌，胆囊收缩，促进胆汁和小胆石的排出，产生利胆作用。临床用于慢性胆囊炎、胆石症和阻塞性黄疸。

3. 降压 静脉注射给药后，镁离子可直接松弛血管平滑肌，降低外周阻力，使血压迅速下降。用于治疗妊娠高血压综合征、高血压脑病及高血压危象。

4. 抗惊厥 静脉注射硫酸镁后，血中镁离子可抑制中枢神经系统，抑制神经 - 肌肉接头处乙酰胆碱的释放，松弛骨骼肌，产生抗惊厥作用。临床多用于妊娠子痫和破伤风所致的惊厥。

【不良反应及用药监护】

1. 静脉注射过量或过快，可引起镁中毒，表现为肌腱反射消失、血压急剧下降、呼吸抑制等症状。应稀释后缓慢静脉滴注并严密观察患者的呼吸、血压、肌腱反射等，在使用前准备好钙

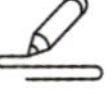

剂。一旦发生中毒反应，应立即静脉注射钙盐、进行人工呼吸等。

2. 硫酸镁导泻时，因刺激肠壁可引起盆腔充血。急腹症、肠道出血患者、孕妇、月经期妇女禁用。大约 20% 镁离子可能被肠道吸收，肾功能障碍或中枢抑制的患者可能发生中毒反应，肾功能不全或老年患者禁用或慎用。

3. 中枢抑制药中毒应选用硫酸钠导泻，因硫酸镁能增强中枢抑制药的作用。

4. 用硫酸镁导泻，空腹服药可提高导泻效果，大量饮水可防止脱水等不良反应。

（二）接触性泻药（刺激性泻药）

比沙可啶（bisacodyl）

口服或直肠给药后转化成有活性的代谢产物，可在结肠产生较强刺激作用。一般口服 6 小时内，直肠给药 15～60 分钟可排出软便。本药刺激性较强，可引起胃肠痉挛等。

（三）润滑性泻药

液状石蜡（liquid paraffin）

液状石蜡为一种矿物油，在肠内不被吸收，对粪便起润滑作用，并阻止肠内水分吸收，有利于排便。适用于慢性便秘。久用影响脂溶性维生素和钙磷的吸收。

开塞露（enema glycerine）

开塞露为 50% 甘油制剂。注入肛门后，因高渗压刺激肠壁引起排便，并有局部润滑作用。作用快而温和，适用于儿童及老人便秘者。

四、止 泻 药

腹泻是消化系统疾病的常见症状，对腹泻患者的治疗应以病因治疗为主，但剧烈而持久的腹泻，可引起水、电解质紊乱，需适当予止泻药缓解症状。

地芬诺酯（diphenoxylate）

地芬诺酯为人工合成的哌替啶衍生物，能直接作用于肠道平滑肌，抑制肠蠕动和产生收敛作用。临床用于急、慢性功能性腹泻。不良反应较少，长期大剂量服用可产生成瘾性。

洛哌丁胺（loperamide，苯丁哌胺、易蒙停）

洛哌丁胺是氟哌啶醇衍生物，止泻作用强大、迅速、持久。临床用于急、慢性腹泻。不良反应较少。

双八面体蒙脱石（dioctahedral smectite，思密达）

本品是天然蒙脱石提取物。对消化道内的病毒、细菌及其产生的毒素具有极强的固定、抑制作用；覆盖于消化道黏膜，增强黏膜屏障的防御功能。临床主要用于：①成人及儿童的急、慢性腹泻，对儿童急性腹泻效果尤佳；②胃、食管反流性疾病及结肠炎；③功能性结肠病的症状治疗；④肠道菌群失调症。本品安全性好，不良反应较少，偶见便秘。治疗急性腹泻应注意纠正脱水。本品可影响其他药物的吸收，如需服用其他药物，应间隔一段时间。

药用炭（medicinal charcoal，活性炭、白陶土）

药用炭为吸附剂，能吸附肠内气体、毒物等，具有止泻及阻止毒物吸收作用。

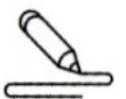

五、利　胆　药

是指具有促进胆汁分泌或胆囊排空的药物。

去氢胆酸（dehydrocholic acid）

去氢胆酸能增加胆汁中水分总量，使胆汁变稀，对脂肪的消化吸收也有一定的促进作用。临床用于胆囊炎及胆石症等。不良反应有口干、皮肤瘙痒等。

熊去氧胆酸（ursodeoxycholic acid）

熊去氧胆酸能促进胆汁酸分泌，降低胆固醇含量，防止胆固醇结石的形成。临床用于胆固醇型胆结石症、胆囊炎等。不良反应少，偶有腹泻、头痛等。

附　常用制剂及其用法

碳酸氢钠　片剂：0.3g。口服，0.3～1g/次，4次/d。

氢氧化铝　片剂：0.3g。口服，0.6～0.9g/次，4次/d。凝胶：4g/100ml。口服，4～8ml/次，4次/d。

三硅酸镁　片剂：0.3g。口服，0.3～0.9g/次，4次/d。

西咪替丁　片剂（或胶囊剂）：0.2g。口服，0.2～0.4g/次，三餐饭后和睡前各服一次，疗程一般4～6周。

雷尼替丁　片剂：150mg。早、晚饭后服，150mg/次，2次/d，连用4～8周。预防溃疡病复发：睡前服，150mg/d。

法莫替丁　片剂：20mg。早、晚饭后服，20mg/次，2次/d，连用4～8周。注射剂：20mg/2ml。一次20mg加入0.9%氯化钠注射液或5%葡萄糖注射液20ml中缓慢静脉注射或静脉滴注，2次/d。

哌仑西平　片剂：50mg。于早、晚饭前1.5小时服，50mg/次，2次/d，连用4～6周。注射剂：10mg。肌内注射或静脉注射，10mg/次，2次/d。

丙谷胺　片剂：0.2g。饭前服，0.4g/次，3次/d，连用4～6周。

奥美拉唑　片剂：20mg。口服，20mg/次，2次/d或20～40mg/d，1次/d。

兰索拉唑　胶囊剂：15mg、30mg。口服，30mg/次，1次/d。

硫糖铝　片剂：0.5g。于饭前1小时嚼碎服，1.0g/次，3次/d。

枸橼酸铋钾　片剂：120mg。于餐前30分钟和睡前各服1次，120mg/次，4次/d，连用4～8周。

米索前列醇　片剂：200μg。口服，200μg/次，1次/d。

甲氧氯普胺　片剂：5mg。饭前30分钟服，5～10mg/次，3次/d。注射剂：10mg。肌内注射，10～20mg/次。

多潘立酮　片剂：10mg。饭前15分钟服，10mg/次，3次/d。注射剂：10mg/2ml。肌内注射，10mg/次。

昂丹司琼　片剂：4mg、8mg。口服，8mg/次。1次/d。注射剂：4mg/2ml、8mg/2ml。0.15mg/kg，于化疗前30分钟静脉注射，以后每4小时一次，共2次，再改口服给药。

西沙必利　片剂：5mg、10mg。饭前0.5小时服，5～10mg/次，3次/d。

硫酸镁　粉剂：导泻，5～20g/次，大量饮水200～500ml，清晨空腹服。利胆，饭前服，2～5g/次，3次/d。十二指肠引流，33%溶液30～50ml导入十二指肠。

液状石蜡　液体：5～30ml/次，15～60ml/d。

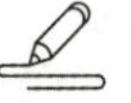

开塞露 10ml/支、20ml/支，含甘油量50%。成人20ml/次，小儿10ml/次，注入直肠内。

复方地芬诺酯 片剂：每片含地芬诺酯2.5mg、硫酸阿托品0.025mg。口服，1～2片/次，3次/d。

蒙脱石散 粉剂：3g/袋。1岁以下1袋/d，2岁以上2～3袋/d，分3次服。成人1袋/次，3次/d。结肠炎、功能性结肠病：1～3袋/次，倒入50～100ml温水中，1～3次/d，保留灌肠。

药用炭 粉剂：肠道疾患，口服，1～3g/次，3次/d。解毒，口服，10～30g/次。

去氢胆酸 片剂：0.25g。口服，0.25～0.5g/次，3次/d。

熊去氧胆酸 片剂：50mg。利胆：口服，150mg/次，3次/d。溶解胆结石：口服，300mg/次，2次/d，于早、晚饭后服。

（曲震理）

扫一扫，测一测

复习思考题

1. 抗消化性溃疡药有哪几类药物？每类各列举1个代表药。
2. 常用质子泵抑制药有哪些？简述其药理作用和临床应用。
3. 硫酸镁不良反应及用药监护的要点有哪些？

第二十五章　作用于血液及造血器官的药物

学习目标

1. 掌握各类抗贫血药、促凝血药、抗凝血药的药理作用、临床应用、不良反应及用药监护。
2. 熟悉右旋糖酐的药理作用、临床应用、不良反应及用药监护。
3. 了解促进白细胞增生药的作用特点。

第一节　抗贫血药及造血细胞生长因子

一、抗贫血药

贫血是指循环血液中红细胞和血红蛋白低于正常，常见类型有：①缺铁性贫血，是由于体内贮存铁缺乏所致，可用铁剂治疗；②巨幼红细胞性贫血，系叶酸或维生素 B_{12} 缺乏所致，可用叶酸和维生素 B_{12} 治疗；③再生障碍性贫血，因骨髓造血功能障碍所致，治疗较困难，可使用造血细胞生长因子等治疗。

铁　剂

常用的铁剂有硫酸亚铁(ferrous sulfate)、枸橼酸铁铵(ferric ammonium citrate)和右旋糖酐铁(iron dextran)等。

【药理作用】铁是合成血红蛋白的重要原料，当铁缺乏时，血红蛋白合成减少，红细胞的体积缩小，故缺铁性贫血又称为小细胞低色素性贫血。

【临床应用】用于治疗慢性失血(如痔疮出血、月经过多、钩虫病等)、红细胞大量破坏(如溶血、疟疾等)以及机体需要量增加而摄入不足(儿童生长发育、妊娠等)引起的缺铁性贫血。用药后一般症状和食欲迅速改善。

【不良反应及用药监护】

1. 口服铁剂可引起胃肠道刺激，如恶心、腹痛、腹泻等，应在饭后30分钟服用，肠溶片不宜研碎或嚼服。肌内注射铁剂部位要深；静脉注射铁剂，注意勿漏出血管而致局部坏死。

2. 小儿误服1g以上铁剂即可引起急性中毒，表现为坏死性胃肠炎，出现呕吐、腹痛、血性腹泻、休克、呼吸困难，甚至死亡。抢救可用磷酸盐或碳酸盐溶液洗胃，并用特殊解毒剂去铁胺注入胃内以结合残存的铁。

3. 同服维生素C可促进铁的吸收，避免与抗酸药、四环素及含鞣酸较多的植物药、浓茶，高钙高磷食物及水果等同服，以免抑制铁吸收。

4. 铁剂能与肠内的硫化氢结合成黑色的硫化铁沉淀，所以应事先告诉患者服药后会排出黑色粪便，以免患者产生不必要的紧张。

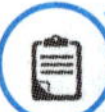

案例分析

患者，女，28岁。因心慌、乏力1年余就诊。患者于1年前无明显诱因出现心慌、乏力，并伴有头晕、耳鸣、记忆力减退、食欲不振等，曾在当地医院做心电图检查未见异常，既往有月经过多史。查体：红细胞3.3×10^{12}/L和血红蛋白89g/L。神志清，形体消瘦，面色苍白，唇、甲色淡。结合实验室检查，初步诊断：缺铁性贫血。医生给予硫酸亚铁和维生素C治疗，并要求患者进一步做妇科检查。讨论：

1. 硫酸亚铁治疗缺铁性贫血的药理学依据是什么？为什么同时给予维生素C？
2. 该患者缺铁性贫血的原因可能是什么？为什么要求患者做妇科检查？
3. 对该患者应如何进行用药监护？

叶酸（folic acid）

叶酸属于水溶性B族维生素。广泛存在于动植物食品中，肝脏、酵母和绿叶蔬菜中含量较高。

【药理作用】叶酸进入体内后，被还原和甲基化为具有活性的5-甲基四氢叶酸，后者能与多种一碳单位结合成四氢叶酸类辅酶，传递一碳单位，参与体内多种生化代谢，从而进一步参与核酸和蛋白质的合成。当叶酸缺乏时，上述代谢障碍，其中最为明显的是DNA合成障碍，细胞有丝分裂减少。增殖旺盛的骨髓最易受到影响，出现巨幼红细胞性贫血。

【临床应用】

1. 巨幼红细胞性贫血 用于治疗各种原因引起的巨幼红细胞性贫血。由于营养不良或婴儿期、妊娠期叶酸需求量增加所致的营养性巨幼红细胞性贫血，用叶酸治疗的同时合用维生素B_{12}效果更好。对叶酸拮抗药甲氨蝶呤、乙胺嘧啶、甲氧苄啶等所致的巨幼红细胞性贫血，由于二氢叶酸还原酶被抑制，叶酸治疗无效，可选用亚叶酸钙。

2. 恶性贫血 对缺乏维生素B_{12}所致的"恶性贫血"，治疗以维生素B_{12}为主，叶酸仅能纠正血常规检测结果，不能改善神经症状。

【不良反应及用药监护】偶可见变态反应，如皮疹、瘙痒，甚至头晕、呼吸困难。个别患者长期大量服用叶酸可出现厌食，恶心，腹胀等胃肠道症状。

维生素B_{12}（vitamin B_{12}）

维生素B_{12}为含钴复合物，广泛存在于动物内脏、牛奶、蛋黄中。口服维生素B_{12}必须与胃壁细胞分泌的糖蛋白即"内因子"结合才能免受胃液消化而进入空肠吸收，因此，治疗"恶性贫血"时维生素B_{12}必须注射给药。

【药理作用】本品为细胞分裂和维持神经组织髓鞘完整所必需。维生素B_{12}参与叶酸的循环利用，故维生素B_{12}缺乏会引起叶酸缺乏症状；维生素B_{12}促进脂肪代谢，如缺乏，可导致合成异常脂肪酸，影响正常神经髓鞘脂质合成，出现神经损害症状。

【临床应用】主要用于恶性贫血及巨幼红细胞性贫血。也可用于神经系统疾病、肝脏疾病的辅助治疗。

【不良反应及用药监护】偶见变态反应，极少数患者可出现过敏性休克。不宜滥用，不可静脉给药。

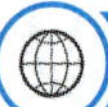

知识链接

恶性贫血

恶性贫血是因胃黏膜萎缩、胃液中缺乏内因子，使维生素B_{12}吸收出现障碍而发生的巨

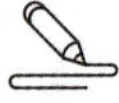

幼红细胞贫血，其病因为胃黏膜萎缩，内因子缺乏，导致维生素 B_{12} 吸收障碍。发病机制尚不清楚，与种族和遗传有关，国内有少数报道。多数患者的血清、胃液中可检查出抗胃壁细胞抗体，故认为恶性贫血是一种自身免疫性疾病。恶性贫血的发生是遗传和自身免疫等因素复杂相互作用的结果。也有人认为这些抗胃壁细胞的抗体仅是不明原因引起胃黏膜破坏后对释放的抗原的附带现象。恶性贫血的治疗为补充维生素 B_{12}，需要终生维持治疗。

二、造血细胞生长因子

红细胞生成素（erythropoietin，EPO）

红细胞生成素是由肾近曲小管管周细胞分泌的糖蛋白激素。现用基因工程重组合成。EPO 能促进红系干细胞增殖和分化，促进红细胞成熟，并能稳定红细胞膜，增强红细胞抗氧化能力。临床主要用于慢性肾衰竭、肿瘤化疗、骨髓造血功能低下及艾滋病药物治疗等引起的贫血。不良反应有血压升高，可能与红细胞快速增加致血黏度增高有关。高血压患者禁用。有血栓史、过敏史者慎用。

非格司亭（filgrastim）

粒细胞集落刺激因子（granulocyte colony stimulating factor，G-CSF），是血管内皮细胞、单核细胞和成纤维细胞合成的糖蛋白。非格司亭为重组人 G-CSF，主要作用是刺激粒细胞集落形成单位；促进骨髓中性粒细胞的成熟和释出；增强中性粒细胞趋化及吞噬功能。用于自体骨髓移植，以及肿瘤化疗后严重中性粒细胞缺乏症。对某些骨髓发育不良或骨髓损害而导致中性粒细胞数量下降的患者也适用。非格司亭的主要不良反应为轻、中度骨痛。

沙格司亭（sargramostim）

粒细胞 - 巨噬细胞集落刺激因子（granulocyte-macrophage colony stimulating factor，GM-CSF），在 T 淋巴细胞、单核细胞、成纤维细胞和血管内皮细胞均有合成。沙格司亭为重组人 GM-CSF，与天然 GM-CSF 一样，可刺激粒细胞、单核细胞、巨噬细胞和巨核细胞的集落形成和增生。主要用于骨髓移植、肿瘤化疗、再生障碍性贫血及艾滋病等有关的中性粒细胞缺乏症。主要不良反应为骨痛、发热、腹泻、呼吸困难、皮疹等。

第二节　促 凝 血 药

血液凝固是由一系列凝血因子参与的复杂的蛋白质水解活化过程，最终使可溶性的纤维蛋白原变成难溶的纤维蛋白，形成血凝块。正常生理情况下，机体内凝血与抗凝血、纤溶与抗纤溶维持动态平衡，使血液在血管内循环流动，又不会发生出血，当各种原因破坏上述的平衡状态，都可能引起出血性疾病或血栓形成。

促凝血药是指能加速血液凝固而使出血停止的药物。临床主要用于出血性疾病，发挥止血作用。

一、促进凝血因子生成药

维生素 K（vitamin K）

维生素 K 广泛存在于自然界，基本结构为甲萘醌。维生素 K_1 存在于植物性食物（如菠菜、苜蓿、番茄）中，维生素 K_2 由肠道细菌合成，两者均为脂溶性，需胆汁协助吸收。人工合成的维

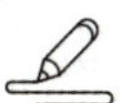

生素 K_3 和维生素 K_4 均为水溶性，不需胆汁协助吸收。

【药理作用】维生素 K 作为羧化酶的辅酶参与凝血因子Ⅱ、Ⅶ、Ⅸ、Ⅹ的合成。维生素 K 缺乏会导致上述凝血因子合成减少，即发生凝血障碍，引起出血。

【临床应用】

1. 维生素 K 缺乏所致的出血性疾病 如新生儿、早产儿出血、阻塞性黄疸、胆瘘和慢性腹泻等所致的出血。

2. 维生素 K 拮抗药过量所致的出血 如香豆素类、水杨酸钠等所致的出血。

3. 缓解平滑肌痉挛 维生素 K_1 和维生素 K_3 肌内注射有缓解内脏平滑肌痉挛的作用，可用于缓解胃肠绞痛和胆绞痛。

【不良反应及用药监护】维生素 K_3、维生素 K_4 刺激性强，口服可引起恶心、呕吐等反应；较大剂量维生素 K_3、维生素 K_4 对新生儿、早产儿可引起溶血性贫血；静脉注射维生素 K_1 速度过快可引起面部潮红、呼吸困难、胸痛、虚脱，因此一般以肌内注射为宜。

二、抗纤维蛋白溶解药

常用药物有氨甲苯酸（para-aminomethylbenzoic acid，PAMBA。止血芳酸）、氨甲环酸（tranexamic acid，AMCHA。凝血酸）等。

本类药物能竞争性抑制纤溶酶原激活因子，使纤溶酶原不能转化为纤溶酶，从而抑制纤维蛋白溶解，产生止血作用。临床主要用于纤维蛋白溶解所致的出血，如肺、肝、胰、脾、前列腺、甲状腺、肾上腺等手术时出血及产后出血；也可用于链激酶和尿激酶过量所致的出血。对癌症出血、创伤出血和非纤维蛋白溶解所致的出血无效。不良反应少，但用量过大可致血栓形成，诱发心肌梗死。

三、促进血小板生成药

酚磺乙胺（etamsylate，止血敏）

酚磺乙胺静脉注射后 1 小时血药浓度达高峰，维持 4～6 小时，止血作用迅速，但作用较弱，对严重出血者疗效不佳。其作用机制有：①促进血小板增生，增强血小板的黏附性和聚集性；②促进血小板释放凝血活性物质，缩短凝血时间，加速破损血管处的血液凝固；③提高毛细血管抵抗力，降低毛细血管通透性，减少渗出。临床用于预防手术出血，防治血小板减少性紫癜及过敏性紫癜等。本品不良反应较少，静脉注射偶有变态反应。

四、作用于血管的促凝药

垂体后叶素（pituitrin）

垂体后叶素直接作用于血管平滑肌，增强小动脉、小静脉和毛细血管收缩力，降低毛细血管通透性，从而产生止血效果，对肺血管和肠系膜血管作用更明显。临床主要用于肺咯血和上消化道出血。有冠心病、心力衰竭和高血压病史者慎用。

第三节 抗凝血药

抗凝血药是一类通过灭活凝血因子和抑制凝血因子的生成，阻止血液凝固的药物，临床主要用于血栓栓塞性疾病的预防和治疗。

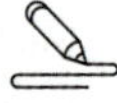

一、体内、体外抗凝血药

肝素(heparin)

肝素是N-硫酸化程度高和艾杜糖醛酸含量较多的一种糖胺聚糖，具有强酸性，因最初得自肝脏而得名，现药用多从猪肠黏膜和猪、牛肺脏中提取而得。口服无效，常静脉给药。

【药理作用】

1. 抗凝血作用 在体内、体外均有强大抗凝血作用。静脉注射后，抗凝血作用起效迅速。可延长血液凝固时间和部分凝血酶时间，对凝血酶原时间影响较弱。其作用机制是：①激活抗凝血酶Ⅲ(antithrombin Ⅲ，AT-Ⅲ)，AT-Ⅲ是凝血酶及凝血因子Ⅸa、Ⅹa、Ⅺa、Ⅻa等含丝氨酸的蛋白酶的抑制剂；②抑制血小板聚集，肝素可减少血小板的黏附和聚集性，这可能是继发于抑制凝血酶的作用(凝血酶促进血小板聚集)。

2. 抗炎作用 抑制炎症介质活性和炎症细胞活动。

3. 调脂作用 促进血管内皮释放脂蛋白酯酶，水解极低密度脂蛋白和乳糜微粒。

【临床应用】

1. 血栓栓塞性疾病 用于防治血栓形成和栓塞，对深静脉血栓、肺栓塞、脑栓塞以及急性心肌梗死、脑梗死、心血管手术及外周静脉术后血栓形成等均有效。

2. 弥散性血管内凝血 早期应用，防止因纤维蛋白及其他凝血因子的耗竭而引发的继发性出血。

3. 体外抗凝 可用于心导管检查、血液透析等。

【不良反应及用药监护】

1. 自发性出血 系肝素过量所致，表现为黏膜出血、伤口出血和关节腔积血等。用药期间要定期检查血常规、凝血时间和部分活化凝血酶原时间。同时注意观察有无出血现象，一旦发生，应立即停用肝素，并缓慢注射肝素解毒药鱼精蛋白(protamine)。每1mg鱼精蛋白可使100U肝素失活，每次剂量不可超过50mg。

2. 血小板减少症 发生率可达5%。多发生在用药7～10天，与免疫反应有关。停药后约4天可恢复。

3. 其他 偶有皮疹、发热、哮喘等变态反应。长期应用可致骨质疏松和骨折。另外，肝素刺激性较大，不宜肌内注射。静脉注射要经常更换注射部位。

4. 禁忌证 对肝素过敏、有出血倾向、严重高血压、肝肾功能不全、溃疡病、活动性肺结核、孕妇、先兆流产、外伤及术后等均应禁止使用。

低分子量肝素

低分子量肝素(low molecular weight heparin，LMWH)是从肝素中分离或降解得到的分子量低于7kDa的短链制剂。与肝素相比，具有以下特点：①抗凝血因子Ⅹa活性/抗凝血因子Ⅱa活性比值明显增加，使LMWH的抗血栓作用与致出血作用分离，保持了肝素的抗血栓作用而降低了出血风险；②抗凝血因子Ⅹa活性的 $t_{1/2}$ 长。在临床应用中，LMWH具有如下优点：①抗凝剂量易掌握，个体差异性小；②出血风险低，一般不需要监测抗凝活性；③安全，毒性小；④给药方便，皮下注射，每日1～2次，可用于门诊患者。临床常用制剂有依诺肝素(enoxaparin)、替地肝素(tedelparin)等，主要用于深静脉血栓、肺栓塞、急性心肌梗死等的防治。

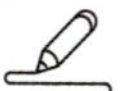

二、体内抗凝血药

香豆素类

本类常用药物有：双香豆素（dicoumarol）、华法林（warfarin，苄丙酮香豆素）和醋硝香豆素（acenocoumarol，新抗凝），口服参与体内代谢发挥抗凝作用，故又称口服抗凝药。

【药理作用】本类药物为维生素 K 拮抗药。在肝脏抑制维生素 K 由环氧化物向氢醌型转化，从而使含有谷氨酸残基的凝血因子Ⅱ、Ⅶ、Ⅸ、Ⅹ的羧化作用受阻，进而影响凝血过程。对已形成的凝血因子无抑制作用，因而抗凝作用起效较慢。口服 12～24 小时后才发挥作用，维持 3～4 天。体外应用无效。

【临床应用】

1. 血栓栓塞性疾病 可防止血栓的形成与发展，对急性血栓形成者，可先用肝素治疗后再用本类药物维持。

2. 预防术后血栓形成 用于人工置换心脏瓣膜、髋关节固定术等手术后防止静脉血栓的发生。

【不良反应及用药监护】

1. 过量易致自发性出血，常表现为皮肤瘀斑、牙龈出血、内脏出血等。可用维生素 K 对抗。华法林能通过胎盘屏障，可引起出血性疾病，影响胎儿发育。

2. 应注意可与华法林产生相互作用的药物

（1）增强其抗凝作用的药物主要有：①解热镇痛抗炎药、磺胺类药和水合氯醛等可以在血浆蛋白结合部位置换本品，增强其抗凝作用。②甲状腺素、苯乙双胍等能促进本品与受体的结合，使其作用增强。③氯丙嗪、苯海拉明等通过干扰血小板的功能增强其抗凝作用。④肝药酶抑制剂如西咪替丁、氯霉素等亦可增强其抗凝作用。⑤广谱抗生素，抑制肠道菌群，使体内维生素 K 含量下降而增强其作用。

（2）减弱华法林抗凝作用的药物：主要为肝药酶诱导剂，如巴比妥类、苯妥英钠、卡马西平、利福平等。

3. 华法林有致畸胎的危险，并能进入乳汁，因此，怀孕和哺乳期间不宜用药。

4. 应告诫患者按医嘱规律服药，不可未经医生同意增减药物的剂量或使用其他药物。

5. 定时检查凝血功能，并观察患者血栓栓塞的症状和体征的变化。

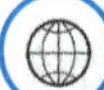

知识链接

血栓栓塞性疾病

血栓可以发生在心血管的任何部位，生理性血栓形成多发生在血管外，是对创伤的止血反应，是保护性机制；而病理性血栓形成多发生在血管内，造成组织缺血或者淤血，引起血管事件甚至血管性死亡。血栓栓塞性疾病主要包括动脉粥样血栓形成、静脉血栓栓塞和外周动脉栓塞。该病是系统性的，冠心病、脑梗死、肾动脉狭窄、下肢动脉硬化闭塞症、下肢深静脉血栓形成、肺栓塞等都是这一疾病发生在不同血管的表现。

三、体外抗凝血药

枸橼酸钠（sodium citrate）

枸橼酸钠中的枸橼酸根离子能与血浆钙结合，形成一种不易解离的可溶性络合物，使血中钙

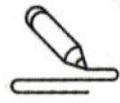

降低，血凝过程受阻。仅在体外有抗凝作用，体内无抗凝作用，因为枸橼酸根离子在体内易被氧化，无络合钙的作用。主要用于体外血液保存，防止血液凝固。每 100ml 全血中加入 2.5% 枸橼酸钠注射剂 10ml，可使血液不凝固。

输血速度过快或大量输血（>1 000ml），机体不能及时氧化枸橼酸根离子，会引起血钙降低，导致手足抽搐、心功能不全、血压降低等，应立即静脉注射钙剂解救。

第四节　纤维蛋白溶解药

纤维蛋白溶解药是一类可使纤溶酶原转变为纤溶酶，通过加速纤维蛋白降解而导致血栓溶解的药物，又称溶栓药。

链激酶（streptokinase，SK）

链激酶是从丙组 β 溶血性链球菌培养液中提取的一种蛋白质，现已通过 DNA 重组技术生产。

【药理作用】能促进纤溶酶原转变成纤溶酶，水解血栓中的纤维蛋白，导致血栓溶解。对形成已久并已机化的血栓难以发挥作用。由于本药半衰期短，需静脉滴注维持一段时间，并在停药后用肝素及阿司匹林抗凝，防止再形成血栓。

【临床应用】

1. 血栓栓塞性疾病　用于治疗肺栓塞、深静脉栓塞、眼底血管栓塞等。

2. 急性心肌梗死　可使梗死血管重建血流，缩小心肌梗死面积，挽救濒死的心肌。用于心肌梗死的早期治疗。

【不良反应及用药监护】

1. 自发性出血　多表现为皮肤、黏膜出血，偶有颅内出血。用药期间注意观察有无出血现象。一旦发现应及时停药，严重出血可静脉注射抗纤维蛋白溶解药氨甲苯酸等解救。

2. 变态反应　可引起皮疹、畏寒、发热，甚至过敏性休克。用前做皮肤过敏试验，给药前先用 H_1 受体阻断药异丙嗪或地塞米松可减少变态反应发生。

3. 心律失常　多表现为各种缓慢性心律失常或室性心律失常。常出现在给药后 2 小时内，经扩充血容量、静脉注射阿托品或静脉滴注多巴胺后可恢复正常。

4. 禁忌证　两周内有活动性出血、近期有手术史、外伤史或严重高血压的患者禁用。

尿激酶（urokinase，UK）

尿激酶是从人尿中分离而得的一种活性蛋白质，能直接激活纤溶酶原转变为纤溶酶而溶解纤维蛋白，对新鲜血栓的溶栓效果好。无抗原性，不引起变态反应。临床用于急性心肌梗死、肺栓塞、脑梗死及周围动脉或静脉血栓等。

阿替普酶（alteplase）

组织型纤溶酶原激活剂（tissue-type plasminogen activator，t-PA）为人体生理性纤溶酶原激活剂。t-PA 最初由人子宫和黑色瘤细胞培养液中提取，现已用基因工程方法生产人重组 t-PA，即阿替普酶。本品主要作用机制是激活内源性纤溶酶原转变为纤溶酶。用于治疗肺栓塞、脑栓塞和急性心肌梗死，起效快，作用强，使阻塞血管再通率比链激酶高，且不易产生出血并发症，不良反应少，是较好的第二代溶栓药。

第二代溶栓药还有西替普酶（silteplase）和那替普酶（nateplase）等。

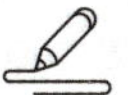

第五节 抗血小板药

阿司匹林(aspirin)

阿司匹林可使血小板环氧化酶不可逆乙酰化而灭活，从而抑制血小板激活剂 TXA_2 的合成。由于血小板不能合成补充环氧化酶，因此，小剂量阿司匹林即可有效抑制血小板聚集。阿司匹林是重要的血栓栓塞性疾病的防治药物，常用于心绞痛、心肌梗死、脑梗死的预防和治疗。

双嘧达莫(dipyridamole，潘生丁)

双嘧达莫主要通过增加血小板内 cAMP 含量而抑制血小板活化。单独使用作用较弱，常与华法林合用防止血栓栓塞性疾病，以及人工心脏瓣膜置换术后血栓形成的预防。

噻氯匹定(ticlopidine，抵克立得)

噻氯匹定是第一代 P2Y12 受体拮抗药，为强效血小板抑制药，不可逆地抑制腺苷二磷酸(adenosine diphosphate，ADP)、胶原、花生四烯酸、凝血酶和血小板活化因子等引起的血小板聚集和黏附，防止血栓形成和发展。作用缓慢，疗效优于阿司匹林，常用于预防急性心肌梗死、冠状动脉和脑血管栓塞性疾病。不良反应有骨髓抑制、腹泻等。

氯吡格雷(clopidogrel)

氯吡格雷是第二代 P2Y12 受体拮抗药，是一种前体药，通过氧化、水解形成活性代谢产物而发挥作用。药理作用与机制与噻氯匹定相似，但作用更强，不良反应少。肝肾功能不全者慎用。

第六节 血容量扩充药

血容量扩充药是指能够维持血液胶体渗透压的药物。理想的血容量扩充药要求能维持血液胶体渗透压，作用持久，无毒，无抗原性。目前常用的是右旋糖酐。

右旋糖酐(dextran)

右旋糖酐是葡萄糖的聚合物。临床常用的有中分子量(平均分子量为 70kDa)、低分子量(平均分子量为 40kDa)和小分子量(平均分子量为 10kDa)右旋糖酐，分别称为右旋糖酐 70，右旋糖酐 40 和右旋糖酐 10。

【药理作用和临床应用】

1. 扩充血容量 分子量较大，不易渗出血管，可提高血浆胶体渗透压，从而扩充血容量，维持血压。中分子右旋糖酐扩容作用强大而持久，主要用于防治低血容量性休克，如急性失血、创伤和烧伤等引起的休克。

2. 改善微循环 低分子和小分子右旋糖酐改善微循环作用较好，能抑制血小板和红细胞聚集，降低血液黏滞性，并对凝血因子Ⅱ有抑制作用。用于防治血栓性疾病，如脑血栓形成、心肌梗死、血管闭塞性脉管炎、视网膜动静脉血栓等。

3. 渗透性利尿 低分子和小分子右旋糖酐从肾脏排泄时，使肾小管腔内渗透压升高，减少肾小管对水的重吸收，产生渗透性利尿作用。用于预防休克后的急性肾衰竭。

【不良反应及用药监护】

1. 变态反应　偶有少数患者用药后出现皮肤变态反应，偶见血压下降、呼吸困难等严重反应。故首次用药前应做过敏试验。首次输用本品，开始应缓慢静滴，并严密观察 5～10 分钟，出现不正常征象（寒战、皮疹等）应马上停药。

2. 凝血障碍　用量过大（>1 000ml）或连续应用可致凝血障碍。

3. 禁忌证　血小板减少症及出血性疾病患者禁用；充血性心力衰竭、少尿或无尿者禁用；心、肝、肾功能不良患者慎用。

附　常用制剂及其用法

富马酸亚铁　肠溶片：50mg、200mg。口服，200～400mg/ 次，3 次 /d。

硫酸亚铁　片剂：0.3g。饭后服，0.3～0.6g/ 次，3 次 /d。

枸橼酸铁胺　10% 糖浆剂。供儿科用，1～2mg/（kg·d），分 3 次服。成人：饭后服，10ml/ 次，3 次 /d。

叶酸　片剂：5mg。口服，5～10mg/ 次，3 次 /d。注射剂：15mg/1ml。肌内注射，15～30mg/d。

维生素 B_{12}　注射剂：100μg/1ml。肌内注射，50～500μg/ 次，1～2 次 /d。

重组人红细胞生成素　注射剂：2 000U/1ml、4 000U/1ml、5 000U/1ml。皮下或静脉注射，50～100U/kg，3 次 / 周，2 周后视红细胞比容增减剂量。

维生素 K_1　注射剂：10mg/1ml。肌内注射或静脉滴注，10mg/ 次，1～2 次 /d。

维生素 K_3　注射剂：2mg/1ml、4mg/1ml。肌内注射，4mg/ 次，2～3 次 /d。

维生素 K_4　片剂：2mg、4mg。口服，4mg/ 次，3 次 /d。

酚磺乙胺　片剂：0.25g。口服，0.5～1.0g/ 次，3 次 /d。注射剂：0.25g/2ml、0.5g/2ml、1g/5ml。肌内注射或静脉注射，0.25～0.75g/ 次，2～3 次 /d。

氨甲苯酸　注射剂：0.05g/5ml、0.1g/10ml。0.1～0.2g/ 次，极量：0.6g/d，以 5% 葡萄糖注射液或 0.9% 氯化钠注射液 10～20ml 稀释后缓慢静脉注射。

垂体后叶素　注射剂：6U/1ml。5～10U/ 次，肌内注射，肺出血：10 U/ 次，加 5% 葡萄糖 20ml 缓慢静脉注射或 5% 葡萄糖 500ml 静脉滴注。

肝素钠　注射剂：1 000U/1ml、5 000U/2ml。5 000～10 000U/ 次，稀释后静脉注射或静脉滴注，需要时 3～4 小时一次，总量为 25 000U/d。过敏体质者应先试用 1 000U，如无反应可用足量。滴速控制在 20～30 滴 /min。

依诺肝素　注射剂：皮下注射每次 100～150U/kg，1 次 /d。

替地肝素　注射剂：皮下注射 2 500U/d。

华法林钠　片剂：2.5mg、5mg。成人开始 10～15mg/d，3 天后按凝血酶原时间决定维持量，约 2～10mg/d。

枸橼酸钠　注射剂：0.25g/10ml。用于输血、防止血液凝固：每 100 ml 全血中加入 2.5% 枸橼酸钠 10ml。

链激酶　粉针剂：10 万 U、50 万 U。先导剂量为 50 万 U，溶于 100ml 生理盐水或 5% 葡萄糖注射液中静脉滴注，30 分钟左右滴完。维持量为每小时 60 万 U，溶于葡萄糖注射液 250～500ml，另加地塞米松 2.5mg 静脉滴注，疗程 24～72 小时。

尿激酶　注射剂：1 万 U/ 支、10 万 U/ 支。急性心肌梗死：静脉滴注，50～150 万 U/ 次。

阿替普酶　粉针剂：10mg/ 支、20mg/ 支、50mg/ 支。50mg 溶于灭菌注射用水中，使浓度为 1mg/ml，静脉注射。或 100mg 溶于 0.9% 的氯化钠注射液 500ml，在 3 小时内以下列方式静脉滴注：前两分钟注入 10mg，以后 60 分钟内滴入 50mg，最后时间滴完所余 40mg。

噻氯匹定　片剂：250mg。进餐时服，250～500mg/ 次，1 次 /d。

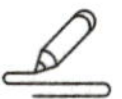

氯吡格雷 片剂：75mg。75mg/次，1次/d。

右旋糖酐 注射剂：6%、10%、12%溶液。视病情选用，静脉滴注。

（曲震理）

扫一扫，测一测

复习思考题

1. 贫血常见的类型有哪些？分别可用什么药治疗？
2. 临床可用于抗血栓的药物包括哪几类？每类列举出代表药。
3. 肝素过量可导致的主要不良反应是什么？应如何进行用药监护？

第二十六章　子宫平滑肌兴奋药与松弛药

PPT 课件

学习目标

1. 熟悉缩宫素、麦角制剂对子宫平滑肌的作用特点、临床应用、不良反应及用药监护。
2. 了解前列腺素、利托君的作用特点。

知识导览

第一节　子宫平滑肌兴奋药

子宫平滑肌兴奋药是一类选择性兴奋子宫平滑肌的药物。它们的作用可因子宫生理状态及药物的品种、剂量的不同而有明显差异。常用药物包括缩宫素、麦角生物碱和前列腺素等。

缩宫素（oxytocin，催产素）

缩宫素可自牛、猪的垂体后叶提取，也可人工合成。我国药典规定缩宫素的效价单位以U计算，1U相当于2μg纯缩宫素。口服易被消化酶破坏，故必须注射给药。

【药理作用】

1. 兴奋子宫　缩宫素直接兴奋子宫平滑肌，加强子宫收缩。其作用特点为：①收缩性质取决于剂量大小。小剂量缩宫素（2～5U）加强子宫（特别是妊娠末期子宫）的节律性收缩，其收缩的性质与正常分娩状态相似，即能使子宫底部产生节律性收缩，对子宫颈则可产生松弛作用，促进胎儿娩出；随着剂量加大（5～10U），肌张力持续增高，可引起子宫持续性强直收缩。②收缩强度受女性激素的影响。雌激素可提高其敏感性，孕激素则降低其敏感性；在妊娠早期，孕激素水平高，子宫敏感性低；在妊娠后期，雌激素水平高，子宫敏感性高；在临产时，子宫最为敏感；分娩后，子宫的敏感性又逐渐降低。③作用快，持续时间短。肌内注射3～5分钟起效，维持20～30分钟。静脉注射起效更快，持续时间更短，故需采用静脉滴注以维持疗效。

2. 其他作用　缩宫素能使乳腺腺泡周围的肌上皮细胞收缩，促进排乳，但不增加乳汁分泌量。大剂量还能短暂地松弛血管平滑肌，引起血压下降，并有轻度的抗利尿作用。

【临床应用】常用于催产、引产、产后及流产后因宫缩无力或子宫收缩不良导致的子宫出血；在哺乳前2～3分钟滴鼻可促进排乳。

知识链接

产后出血

胎儿娩出后24小时内出血量超过500ml者称为产后出血，80%发生在产后2小时内，少部分产后出血可发生在分娩24小时以后。产后出血是分娩期严重的并发症，是导致产妇死亡的重要原因。导致产后出血的原因有子宫收缩乏力、软产道裂伤、胎盘因素及凝血功能障碍等，上述病因可以同时存在，也可以互为因果。产后出血的处理原则为针对病因，迅速止血，补充血容量、纠正休克及防治感染。

【不良反应及用药监护】

1. 缩宫素过量引起子宫高频率甚至持续性强直收缩，可致胎儿窘迫或子宫破裂。偶有变态反应发生。

2. 用于催产、引产时，应严格掌握禁忌证，凡产道异常、胎位不正、头盆不称、前置胎盘，三次以上妊娠的经产妇以及有剖宫产史及其他子宫手术史者禁用，以防引起子宫破裂或胎儿窘迫。

3. 严格掌握适应证，对于胎位正常、无产道障碍而宫缩无力的难产，可用小剂量缩宫素催产。对于死胎、过期妊娠或患严重心脏病等疾病的孕妇，需提前中断妊娠者，可用缩宫素引产。

4. 用药时必须有医护人员守护，正确掌握用药剂量。静脉滴注时，缩宫素用氯化钠注射液稀释至每 1ml 中含有 0.01U。严格控制滴速，先以 8～10 滴 /min 的速度静脉滴注，以后根据子宫收缩和胎心情况调整滴注速度，最快不超过 40 滴 /min。必须密切监测血压、胎心、宫缩情况。

案例分析

产妇，女，25 岁，G_2P_1，超预产期 1 周，到县医院门诊部就诊。经医生检查，一般情况无异常，行 B 超检查提示，胎位胎心等正常。医生建议继续观察几天，但产妇及家属要求尽快分娩。该医生于当日 11:00 在门诊部给产妇予缩宫素引产，缩宫素 2.5U 加入 10% 葡萄糖注射液 250ml 中静脉滴注，10 滴 /min，至 11:15 无宫缩，调整滴速为 35 滴 /min；11:30 无宫缩，又调至 40 滴 /min。11:50 无明显宫缩及腹痛，在葡萄糖注射液中加入缩宫素 2.5U 继续静脉滴注，于 13:30 滴完，经检查宫缩弱，再次缩宫素 5U 加入 5% 葡萄糖注射液 250ml 中静脉滴注，约 14:00，患者感剧烈腹痛，经检查及随后入院行剖腹探查术证实：产妇子宫破裂，胎儿死亡。通过行子宫次全切除术及其他对症处理，产妇 13 天后痊愈出院。讨论：

1. 阐述缩宫素的药理作用与剂量关系。从此案例我们应吸取怎样的教训？
2. 缩宫素的不良反应及用药监护有哪些？

麦角生物碱

麦角中含有多种生物碱，包括麦角胺（ergotamine）、麦角毒（ergotoxine）和麦角新碱（ergometrine）等。

【药理作用】

1. 兴奋子宫 麦角新碱能选择性地兴奋子宫平滑肌，作用迅速、强大、持久，对妊娠子宫尤其是临产时和产后子宫敏感。与缩宫素的不同之处是：剂量稍大即可引起子宫强直性收缩，对子宫体和子宫颈的兴奋作用无明显差别，不宜用于催产和引产。

2. 收缩血管 麦角胺能直接作用于动、静脉血管，使其收缩；大剂量还会损伤血管内皮细胞，长期服用可导致肢端干性坏疽。

3. 阻断 α 受体 麦角毒的衍生物双氢麦角毒碱有中枢抑制作用和阻断 α 肾上腺素受体的作

用，后者可使肾上腺素的升压作用翻转。

【临床应用】常用于治疗子宫出血，产后子宫复原不全，偏头痛；双氢麦角毒碱可与异丙嗪、哌替啶配成冬眠合剂。

【不良反应及用药监护】注射麦角新碱可致恶心、呕吐、血压升高等，偶可致变态反应。如使用不当，可发生麦角中毒，表现为持久腹泻、呕吐，手足和下肢皮肤苍白发冷，心跳弱、惊厥等。应用麦角新碱时应严格掌握禁忌证，凡催产或引产、合并妊娠高血压综合征、冠状动脉疾病及对本品过敏患者禁用。

前列腺素（prostaglandin，PG）

用于产科的前列腺素有地诺前列酮（前列腺素 E_2，PGE_2）、地诺前列素（前列腺素 $F_{2\alpha}$，$PGF_{2\alpha}$）、硫前列酮及卡前列素（15- 甲基前列腺素 $F_{2\alpha}$）等。上述几种前列腺素对各期妊娠的子宫都有显著的兴奋作用，分娩前的子宫尤为敏感。能增强子宫底、体部平滑肌节律性收缩的同时，使子宫颈松弛，可用于足月或过期妊娠引产。对早期或中期妊娠子宫也能引起足以导致流产的高频率和大幅度的收缩，可用于终止早期或中期妊娠及抗早孕。

不良反应主要为恶心、呕吐、腹痛等胃肠道反应。注意调整饮食、鼓励进食、补充水和电解质，胃肠道反应严重者必要时可减量或停药。不宜用于支气管哮喘和青光眼患者。

第二节　子宫平滑肌松弛药

子宫平滑肌松弛药亦称为抗分娩药，是一类能抑制子宫平滑肌收缩的药物，临床上主要用于防治早产。

人体子宫平滑肌以 β_2 受体占优势，当 β_2 受体兴奋时表现为子宫舒张，故 β_2 受体激动药（如沙丁胺醇、特布他林等）可用于先兆流产。利托君（ritodrine）对子宫平滑肌上的 β_2 受体有选择性激动作用，对妊娠和非妊娠子宫都有松弛作用，可用于预防妊娠 20 周以后的早产。其不良反应多与 β_2 受体激动有关，有严重的心血管疾病及糖尿病患者禁用。

硫酸镁可明显抑制子宫平滑肌收缩，对于不宜应用 β_2 受体激动药的妊娠期妇女可选用其防治早产、妊娠高血压疾病以及先兆子痫和子痫。

硝苯地平等钙通道阻滞药也可拮抗缩宫素所致的子宫兴奋作用、松弛子宫平滑肌，临床上可用于防治早产。

附　常用制剂及其用法

缩宫素　注射剂：5U/1ml、10U/1ml。催产、引产：2.5～5U/ 次，用氯化钠注射液稀释为 0.01U/ml 后缓慢静脉滴注。产后止血：5～10U/ 次，肌内注射。

马来酸麦角新碱　注射剂：0.2mg/1ml、0.5mg/1ml。肌内注射，0.2～0.5mg/ 次，必要时可 2～4 小时重复注射 1 次。0.2mg 加入 5% 葡萄糖注射液静脉滴注。极量：肌内或静脉注射，0.5mg/ 次，1mg/d。

地诺前列素　注射剂：20mg/4ml、40mg/8ml。中期引产：5mg/ 次，缓慢注入羊膜腔内；足月引产：1～4mg 加入 5% 葡萄糖注射液静脉滴注。

盐酸利托君　片剂：10mg。口服，10～20mg/ 次，每 4～6 小时 1～2 片，最多不超过 120mg/d。注射剂：10mg/1ml、50mg/5ml。

（袁章林）

扫一扫，测一测

复习思考题

1. 缩宫素与麦角新碱对子宫平滑肌的作用有何异同点？
2. 简述缩宫素的不良反应及用药监护要点。

第二十七章　肾上腺皮质激素类药

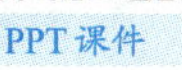

学习目标

1. 掌握糖皮质激素的药理作用、临床应用、不良反应及用药监护。
2. 熟悉糖皮质激素的用药方法。
3. 了解促肾上腺皮质激素及皮质激素抑制药的作用特点。

肾上腺皮质激素（adrenocortical hormones）简称皮质激素，是肾上腺皮质所分泌激素的总称，其基本结构为甾核，属甾体类化合物，对机体糖、蛋白质、脂肪代谢等起重要的调节作用。按其生理作用可分为：①盐皮质激素，由皮质球状带分泌，主要包括醛固酮和去氧皮质酮；②糖皮质激素，由皮质束状带分泌，主要包括可的松和氢化可的松；③性激素，由皮质网状带分泌，主要包括雌激素、孕激素和雄激素。

肾上腺皮质激素类药物是指结构和功能与内源性皮质激素相似的一类药物，临床应用的主要是糖皮质激素类药物。

第一节　糖皮质激素

糖皮质激素类药物属于类固醇化合物，脂溶性强，口服、注射给药均吸收迅速、完全。主要经肝脏代谢，其代谢产物和少量原形药物随尿排出。可的松和泼尼松须在肝内分别转化为氢化可的松和泼尼松龙方有活性，故严重肝功能不全的患者宜选用氢化可的松或泼尼松龙。

根据作用及维持时间长短的不同，可将该类药物分为短效、中效、长效及外用四类，常用糖皮质激素类药物作用的比较见表 27-1。

表 27-1　常用糖皮质激素类药物作用的比较

分类	药物	抗炎作用	水盐代谢	局部应用	等效口服剂量 /mg
短效	可的松（cortisone）	0.8	0.8	0	25
	氢化可的松（hydrocortisone）	1	1	1	20
中效	泼尼松（prednisone，强的松）	4	0.3	0	5
	泼尼松龙（prednisolone，强的松龙）	5	0.3	4	5
	曲安西龙（triamcinolone，去炎松）	5	0	5	4
长效	地塞米松（dexamethasone）	30	0	10	0.75
	倍他米松（betamethasone）	25～40	0	10	0.6
外用	氟氢可的松（fludrocortisone）	15			
	氟轻松（fluocinolone acetonide）	40			

注：与氢化可的松比较的相对强度

【药理作用】糖皮质激素的作用广泛而复杂，且随剂量的不同而有差异。在生理剂量时糖皮质激素主要影响机体的物质代谢过程，超生理剂量（药理剂量）时糖皮质激素除影响机体的代谢外还发挥其他的药理作用。

1. 对代谢的影响 ①糖代谢：促进糖原异生，减慢葡萄糖氧化，减少机体组织对葡萄糖的利用，使血糖升高；②蛋白质代谢：加速蛋白质分解，抑制蛋白质合成；③脂肪代谢：短期无明显影响，大剂量长期应用能促进脂肪分解，抑制其合成并使四肢脂肪分解，脂肪重新分布，形成向心性肥胖；④水和电解质代谢：有较弱的盐皮质激素样的作用，能促进肾远曲小管和集合管对 Na^+ 的重吸收和加速 K^+ 的排出，长期应用可减少 Ca^{2+} 在小肠的吸收，有较弱的保钠排钾、排钙等作用；同时还能减少肾小管对水的重吸收，呈现利尿作用。

2. 抗炎作用 糖皮质激素具有强大的抗炎作用，对各种原因如物理性、化学性、免疫性及病原生物性等引起的炎症和炎症病理发展过程的各阶段都有抑制作用。可减轻炎症早期炎症部位的充血、渗液和水肿，改善红、肿、热、痛等症状；在炎症后期可减少肉芽组织生成，防止粘连和瘢痕的形成，减轻炎症后遗症。但必须注意，炎症反应是机体的一种防御性反应，炎症后期的反应更是组织修复的重要过程，所以，糖皮质激素在抗炎和减轻症状时可致感染扩散、伤口创面愈合延迟。

3. 免疫抑制与抗过敏作用 糖皮质激素可对机体免疫过程的多个环节产生抑制作用。小剂量糖皮质激素主要抑制机体的细胞免疫；大剂量能抑制机体的体液免疫。其作用只能抑制免疫反应的过程，不能增强机体的防御能力，也不能消除抗原物质。此外，其抗炎作用也能减轻免疫性炎症反应。

糖皮质激素能稳定肥大细胞膜，抑制抗原 - 抗体反应引起的肥大细胞脱颗粒，减少组胺、5- 羟色胺、慢反应物质、缓激肽等过敏介质的释放，抑制因过敏反应而产生的病理变化，从而减轻过敏症状。

4. 抗内毒素作用 糖皮质激素能提高机体对内毒素的耐受力，减轻细菌内毒素对机体造成的损伤，缓解内毒素引起的感染性毒血症症状，但不能中和内毒素或使内毒素灭活，对细菌外毒素无效。对病原微生物无杀灭和抑制作用。

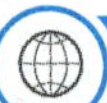

知识链接

内毒素与外毒素

内毒素是革兰氏阴性菌细胞壁中的脂多糖成分，只有细菌裂解后才释放出来。内毒素化学性质稳定；抗原性较弱；毒性较小，各种细菌产生的内毒素毒性反应基本相同，主要表现为发热、白细胞变化、微循环障碍、休克等。

外毒素是革兰氏阳性菌及部分革兰氏阴性菌分泌或溶解后释放的毒性物质，大多数外毒素的化学成分是蛋白质。外毒素稳定性较弱；抗原性强；毒性强，各种细菌外毒素对组织器官有选择性毒害作用，引起特殊临床症状。

5. 抗休克作用 大剂量糖皮质激素可对抗各种严重休克，特别是感染中毒性休克。其机制包括：①抑制某些炎性因子的产生，提高机体对细菌内毒素的耐受力，消除休克的诱发因素；②降低血管对某些缩血管物质的敏感性，解除小血管痉挛，改善微循环；③稳定溶酶体膜，减少心肌抑制因子的形成，加强心肌收缩力，增加心排血量。

6. 影响血液与造血系统 能刺激骨髓造血功能，使血液中红细胞数和血红蛋白含量增加，血小板增多，纤维蛋白原浓度提高，凝血时间缩短；促使中性粒细胞增多，但却降低其游走、吞噬等功能；可使血液中淋巴细胞、嗜酸性粒细胞减少。

7. 其他作用 ①允许作用：是指糖皮质激素对有些组织细胞无直接作用，但可给其他激素

发挥作用创造有利条件。如糖皮质激素可增强儿茶酚胺的血管收缩作用和胰高血糖素的升高血糖作用等。②退热作用：能抑制体温中枢对致热原的反应，稳定溶酶体膜，减少内源性致热原的释放，产生迅速而良好的退热作用，尤其对严重感染引起的发热具有高效退热作用。③提高中枢兴奋性：大量长期应用，可引起欣快、激动、失眠、焦虑等，偶可诱发精神失常。大剂量对儿童可致惊厥和诱发癫痫发作。④增加胃酸和胃蛋白酶的分泌：短期增强食欲，促进消化等，但大剂量长期应用则可诱发或加重消化性溃疡。⑤雄激素样作用：长期用药可引起痤疮、多毛、女性患者男性化等。⑥对骨骼的影响：糖皮质激素可抑制成骨细胞的活力，减少胶原和骨基质的分解，且大剂量时可促进钙磷排泄，影响骨质形成。故长期使用该类药物可出现骨质疏松，甚至发生压缩性骨折、股骨头坏死等。

【临床应用】

1. 替代疗法　用于急、慢性肾上腺皮质功能减退症（包括肾上腺危象和慢性肾上腺皮质功能减退症）、脑垂体前叶功能减退症及肾上腺次全切除术后的补充治疗。

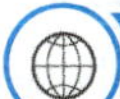

知识链接

肾上腺危象与慢性肾上腺皮质功能减退症

肾上腺危象指由各种原因导致肾上腺皮质激素分泌不足或缺如而引起的一系列临床症状，可累及多个系统。主要表现为肾上腺皮质激素缺乏所致的症状，如脱水、血压下降、直立性低血压、虚脱、厌食、呕吐、精神不振、嗜睡乃至昏迷。患者有时会被误诊为急腹症而行手术治疗或延误诊断，最终进展为全昏迷，甚至死亡。

慢性肾上腺皮质功能减退症是由肾上腺皮质本身的病变所致，1855年首先由英国医生Addison所描述。其主要病因是结核、癌瘤及特发性萎缩，近年来由于结核感染病例减少，本病的发生率随之下降。基于肾上腺储备能力很大，一般须待肾上腺组织破坏达到80%以上时，临床才出现明显的肾上腺皮质功能低下的症状。临床尚缺乏特效疗法。

2. 严重感染　主要用于中毒性感染或同时伴有休克者，如中毒性菌痢、中毒性肺炎、急性粟粒性肺结核、暴发型流行性脑炎、败血症等。因能增加机体对有害刺激的耐受性，迅速缓解症状，使患者度过危险期，可为病因治疗争取时间。但本类药物无抗菌或抗病毒作用，且会降低机体的防御功能，可能导致感染加重或扩散，因此在治疗细菌感染时，必须合用足量有效的抗菌药物。对缺乏有效抗病毒药物的一般性病毒感染，原则上不使用本类药物，但对危重症病毒感染患者可酌情使用糖皮质激素以迅速改善和缓解症状。

3. 炎症性疾病及其后遗症　对于某些重要部位的炎症，如风湿性心瓣膜炎、心包炎、结核性脑膜炎、损伤性关节炎、睾丸炎以及烧伤等，早期应用糖皮质激素可防止或减轻炎症损害，避免粘连、瘢痕等后遗症的发生。对眼科疾病如虹膜炎、角膜炎、视网膜炎和视神经炎等非特异性眼炎，糖皮质激素可以迅速消炎止痛、防止角膜混浊和粘连的发生。眼前部炎症可局部用药，眼后部炎症则需全身给药。角膜溃疡者禁用。

4. 自身免疫性疾病、过敏性疾病和器官移植排斥反应　①自身免疫性疾病：用于严重风湿热、风湿及类风湿关节炎、自身免疫性溶血性贫血、系统性红斑狼疮和肾病综合征等疾病，可缓解症状；②过敏性疾病：荨麻疹、花粉症、血清病、血管神经性水肿、过敏性鼻炎、支气管哮喘和过敏性休克等也可应用糖皮质激素辅助治疗而缓解症状；③器官移植排斥反应：肾移植、肝移植、骨髓移植及异体植皮、器官移植手术后所产生的排斥反应也可应用糖皮质激素预防，与环孢素等免疫抑制剂合用疗效更好。

5. 休克　治疗感染性休克在应用足量、有效抗菌药物的前提下，及早、短时间突击使用大剂

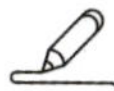

量的糖皮质激素可取得较好的抗休克作用。治疗过敏性休克首选肾上腺素，严重者可合用糖皮质激素。治疗低血容量性休克须补足血容量和电解质。治疗心源性休克需结合病因进行治疗。

6. 血液病 常与抗肿瘤药联合应用治疗儿童急性淋巴细胞性白血病，有较好的疗效；对急性非淋巴细胞性白血病疗效较差。亦可用于血小板减少症、粒细胞减少症、过敏性紫癜及再生障碍性贫血等血液病的治疗，但仅为对症治疗，停药后易复发。

7. 局部应用 可缓解某些皮肤病的症状，如接触性皮炎、湿疹、肛门瘙痒、银屑病等，多局部用药，严重者需要全身用药。

【不良反应及用药监护】

1. 长期大剂量应用糖皮质激素引起的不良反应

（1）医源性肾上腺皮质功能亢进综合征（库欣综合征）：长期大剂量使用糖皮质激素可导致机体糖、脂肪、蛋白质和水盐代谢紊乱，表现为满月脸、水牛背、向心性肥胖、皮肤变薄、肌肉萎缩、痤疮、多毛、水肿、低血钾、高血压、糖尿病、骨质疏松等。多数患者停药后症状可自行消失，可采用低盐、低糖、高蛋白饮食，并注意补充钾盐、钙盐及维生素，必要时可使用抗高血压药、降血糖药。

（2）诱发或加重感染：长期应用糖皮质激素会降低机体的免疫功能，可诱发感染或使体内潜在性病灶扩散，尤其是原有病灶已使机体抵抗力降低时，如静止的结核病、再生障碍性贫血、肾病综合征患者病情可能复发、加重等。必要时可合用抗菌药物。

（3）诱发或加重溃疡病：糖皮质激素能抑制前列腺素合成，降低胃肠黏膜的屏障功能，同时刺激胃酸、胃蛋白酶分泌，故可诱发或加重消化性溃疡，甚至造成消化道出血或穿孔，少数患者可诱发脂肪肝或胰腺炎。为预防消化道溃疡的产生，可同时服用抗酸药或胃黏膜保护药。

（4）诱发高血压和动脉硬化：与长期用药后水钠潴留、血脂升高有关。

（5）诱发糖尿病：长期大剂量应用糖皮质激素，可引起糖代谢紊乱，诱发机体出现糖耐量受损或糖尿病。一旦发生可减少糖皮质激素的用量、或口服降糖药或注射胰岛素，甚至停药。

（6）其他：糖皮质激素抑制蛋白合成，促进蛋白分解以及增加钙、磷排泄，可引起骨质疏松、肌肉萎缩、伤口愈合迟缓等，长期应用可导致骨折或股骨头无菌性缺血坏死，还可影响儿童生长发育。妊娠期妇女应用偶可引起畸胎。

2. 停药反应

（1）医源性肾上腺皮质功能不全：长期应用糖皮质激素会通过负反馈作用，使肾上腺皮质功能减退或萎缩。突然停药，因内源性肾上腺皮质激素分泌减少而出现肾上腺皮质功能不全，表现为全身不适、肌无力、低血压、低血糖等，甚至发生昏迷或休克等。长期用药后需停药时，应逐渐缓慢减少剂量，不可突然停药，可在停药前后各 1 周连续应用促肾上腺皮质激素，以促进肾上腺皮质功能的恢复；停药 1 年内若出现应激情况（如感染或手术等），应及时给予足量的糖皮质激素。

（2）反跳现象：即突然停药或减量过快时，患者原有症状复发或加重的现象。其产生原因可能与患者对激素产生了依赖性或病情尚未完全控制有关，需加大剂量重新治疗，待症状缓解后再逐渐减量，直至停药。

3. 禁忌证 禁用于肾上腺皮质功能亢进症、药物不能控制的感染（如水痘、带状疱疹、真菌感染等）、活动性消化性溃疡病、严重高血压、充血性心力衰竭、糖尿病。有精神病或癫痫病史、新近胃肠吻合术、骨折或创伤修复期、角膜溃疡者、孕妇等禁用。临床使用糖皮质激素时需掌握适应证，注意禁忌证，权衡利弊，视病情而定。

4. 其他 肌内注射时应选取臀大肌深部注射，并经常更换注射部位，以免出现肌肉萎缩。因可致无菌脓肿或皮下层萎缩，故不可皮下注射。

【用法及疗程】

1. 全身用药

（1）小剂量替代疗法：适用于腺垂体功能减退症、慢性肾上腺皮质功能减退症及肾上腺皮质

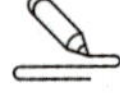

次全切除术后。一般用可的松每日12.5～25mg，或氢化可的松每日10～20mg。

（2）大剂量突击疗法：适用于严重感染及各种休克，短期内给予大剂量糖皮质激素。常选用氢化可的松，首次可静脉滴注200～300mg，一日量可达1g以上，疗程一般3～5天。在治疗目的达到后可以立即撤药而不必逐渐减量。大剂量应用时可与氢氧化铝联合使用，以预防急性消化道出血。

（3）一般剂量长程疗法：适用于慢性疾病，如结缔组织病、肾病综合征、顽固性支气管哮喘、恶性淋巴瘤、淋巴细胞性白血病等。常选用泼尼松口服，开始时每日10～30mg，一日3次，以后逐减剂量，直到最小有效维持量，持续数月。

（4）维持量用法：目前维持量用法有两种，①每日早晨给药法：每天早晨7～8时1次给药，常选用可的松、氢化可的松等；②隔日疗法：即将两日的总药量在隔日的早晨7～8时1次给药。这种方法根据糖皮质激素分泌的昼夜节律性给药，对肾上腺皮质功能的抑制较小，且疗效与一般剂量长程疗法相当，多选用泼尼松、泼尼松龙等。

2. 局部用药　支气管哮喘、眼科及皮肤科疾病除可以选择全身用药外，还可采用局部用药，如吸入给药和外用给药。

案例分析

患者，女，26岁，护士。在工作中与严重急性呼吸综合征患者密切接触，10天后出现寒战、发热、咳嗽就诊。血标本检测报告显示SARS冠状病毒血清IgG抗体为阳性。初步诊断：严重急性呼吸综合征。应用抗病毒药、甲泼尼龙等药物治疗共约3个月。患者在严重急性呼吸综合征康复后3个月出现髋关节运动受限，活动后减轻等症状。半年后确诊为双侧股骨头缺血性坏死。讨论：

1. 患者为什么使用甲泼尼龙？
2. 糖皮质激素有哪些主要不良反应？本例不良反应出现的原因是什么？

第二节　盐皮质激素

盐皮质激素主要包括醛固酮（aldosterone）和去氧皮质酮（desoxycorticosterone），可促进肾远曲小管和集合管对Na^+、Cl^-的重吸收和K^+的排出，即保钠排钾作用。盐皮质激素常与氢化可的松等联合应用，用于原发性肾上腺皮质功能减退症的替代治疗，补充机体盐皮质激素分泌的不足，维持机体水和电解质的平衡。用药过量可引起水钠潴留，导致高血压、水肿、低血钾、严重者可导致心力衰竭。

第三节　促皮质素及皮质激素抑制药

一、促皮质素

促皮质素（corticotrophin，ACTH）

ACTH是由腺垂体在下丘脑促皮质激素释放激素（CRH）的作用下合成和分泌的一种激素，是维持机体肾上腺正常形态和功能的重要激素。口服易被胃蛋白酶破坏而失效，故需注射给药。ACTH能促进肾上腺皮质合成和分泌糖皮质激素，但对肾上腺皮质功能完全丧失者无效。临床

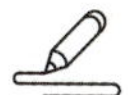

主要用于测定肾上腺皮质功能(ACTH 兴奋试验)。可引起过敏反应,甚至过敏性休克。

二、皮质激素抑制药

临床常用的皮质激素抑制药有米托坦(mitotane)和美替拉酮(metyrapone,甲吡酮)。米托坦可选择性作用于肾上腺皮质束状带和网状带细胞,使其萎缩、坏死,血中氢化可的松和其代谢产物迅速减少;但对球状带细胞无作用,故对醛固酮的分泌无影响。临床主要用于肾上腺皮质癌的不宜手术者、术后及复发者的辅助治疗。美替拉酮能抑制皮质醇的生物合成,导致机体内源性糖皮质激素减少,并能反馈性促进 ACTH 分泌。可用于治疗肾上腺皮质肿瘤所致的肾上腺皮质功能亢进症及测定腺垂体分泌 ACTH 的功能(美替拉酮试验)。

附　常用制剂及其用法

醋酸可的松　片剂:5mg、25mg。替代疗法:口服,12.5～25mg/d,分 2 次口服。其他治疗:开始 75～300mg/d,分 3～4 次口服,维持量 25～50mg/d。注射剂:50mg/2ml、125mg/2ml、250mg/10ml。肌内注射,25～125ml/ 次,2～3 次 /d。

醋酸氢化可的松　片剂:10mg、20mg。口服,10～20mg/ 次,2～4 次 /d。注射剂:10mg/2ml、25mg/5ml、100mg/20ml。稀释后静脉滴注,剂量视病情需要而定。

醋酸泼尼松　片剂:5mg。口服,5～10mg/ 次,2～4 次 /d。注射剂:10mg/2ml。10～25mg/ 次,以 5% 葡萄糖注射液 500ml 稀释后静脉滴注。混悬液:25mg/ml、125mg/5ml。5～50mg/ 次,肌内注射。

醋酸泼尼松龙　片剂:5mg。开始 20～40mg/d,分 3～4 次服,维持量 5～10mg/d。注射剂:10mg/2ml。10～20mg/ 次,加入 5% 葡萄糖注射液 50～500ml 中静脉滴注。

地塞米松　片剂:0.75mg。口服,0.75～3mg/ 次,1～3 次 /d。注射剂:2.5mg/0.5ml、5mg/1ml、25mg/5ml。2.5～5mg/ 次,肌内注射。

倍他米松　片剂:0.5mg。0.5～2mg/d,分次服用。

氟轻松　软膏剂、洗剂、霜剂:0.01%～0.025%。外用,3～4 次 /d。

促皮质素　粉针剂:25U、50U。静脉滴注,12.5～25U/ 次,溶于注射用生理盐水内,于 8 小时内滴入,1 次 /d。肌内注射,25～50U/ 次,2 次 /d。

美替拉酮　胶囊剂:250mg。用于垂体功能试验,在每天对照观察期后口服,750mg/ 次,1 次 /4h,共 6 次。

(袁章林)

扫一扫,测一测

复习思考题

1. 简述糖皮质激素的药理作用。
2. 糖皮质激素应用于严重感染的目的是什么?应用时有哪些注意事项?
3. 简述糖皮质激素的隔日疗法,请说明隔日疗法的意义。

第二十八章　甲状腺激素及抗甲状腺药

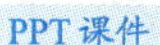
PPT 课件

知识导览

学习目标

1. 掌握甲状腺激素和硫脲类药物的药理作用、临床应用、不良反应及用药监护。
2. 熟悉抗甲状腺药物分类、碘和碘化物的作用特点。
3. 了解甲状腺激素的合成、分泌与调节。

甲状腺激素(thyroid hormones，TH)是由甲状腺合成和分泌的激素，包括甲状腺素(四碘甲状腺原氨酸，3，5，3′，5′-tetraiodothyronine，T_4)和三碘甲状腺原氨酸(3，5，3′-triiodothyronine，T_3)。甲状腺激素是维持机体正常生长发育、促进新陈代谢所必需的激素。甲状腺激素分泌减少可诱发呆小病(克汀病)和黏液性水肿等甲状腺功能减退症，甲状腺激素分泌增多可诱发甲状腺功能亢进症。甲状腺激素类药物用于甲状腺功能减退症的治疗；而甲状腺功能亢进症，可用抗甲状腺药治疗。

第一节　甲状腺激素

【合成、贮存、分泌与调节】

1. 合成　合成过程包括以下步骤：①摄取，血液循环中的碘离子(I^-)被甲状腺上皮细胞通过碘泵主动摄取；②活化，I^- 在过氧化物酶的作用下被氧化成活性碘(I^0)；③碘化，I^0 与甲状腺球蛋白上的酪氨酸残基结合，生成一碘酪氨酸(monoiodotyrosine，MIT)和二碘酪氨酸(diiodotyrosine，DIT)；④偶联，在过氧化物酶作用下，一分子 T_1 和一分子 T_2 偶联生成 T_3，二分子 T_2 偶联生成 T_4。

2. 贮存与释放　合成的 T_3、T_4 贮存于甲状腺滤泡内的胶质中，在蛋白水解酶作用下，甲状腺球蛋白分解并释放出 T_3、T_4 进入血液。

3. 调节　腺垂体释放的促甲状腺激素(thyrotropin；thyroid stimulating hormone，TSH)受下丘脑促甲状腺激素释放激素(thyrotropin-releasing hormone，TRH)的调节，促进甲状腺细胞增生，使 T_3、T_4 的合成和释放增加。当血液中游离的甲状腺激素浓度增高时，又能负反馈抑制 TRH、TSH 的合成和分泌。

【药理作用】甲状腺激素的作用广泛，主要影响机体的物质代谢、生长发育和多器官功能。

1. 维持正常生长发育　甲状腺激素能促进蛋白质的合成及骨骼和神经系统的生长发育。甲状腺功能减退时，在婴幼儿时期可引起呆小病(克汀病)，使婴幼儿生长发育迟缓、智力低下、身材矮小；成人则可发生黏液性水肿，表现出记忆力减退等症状。

2. 促进新陈代谢　甲状腺激素能促进蛋白质、糖、脂肪和水盐代谢，促进物质氧化，使耗氧量增加、基础代谢率提高，产热量增多。

3. 提高机体交感 - 肾上腺系统的敏感性　T_3、T_4 能维持中枢神经和交感神经的兴奋性，增强心脏对儿茶酚胺的敏感性。甲状腺功能亢进时可出现神经过敏、烦躁、手震颤、心率加快、血压升高、心排出量增加等神经和心血管系统的症状。

【临床应用】

1. 甲状腺功能减退症 ①呆小病：应以预防为主，在妊娠期应注意碘的摄入，以预防呆小病的出现；患儿若尽早治疗，发育仍可维持正常。治疗应从小剂量开始至维持量，并根据症状调整剂量，7 岁后的小儿用量相当于成人剂量。②黏液性水肿：由小剂量开始，逐渐增至足量。黏液性水肿昏迷者须立即静脉注射大量的 T_3，同时给予足量氢化可的松。

2. 单纯性甲状腺肿 缺碘所致单纯性甲状腺肿应补充碘。原因不明者给予适量甲状腺激素，既可补充内源性激素的不足，又可抑制 TSH 过多分泌，以缓解甲状腺组织代偿性增生肥大。

3. 抗甲状腺药治疗的辅助用药 预防药物性甲减及防止甲状腺进一步肿大。

【不良反应及用药监护】

1. 过量可引起甲状腺功能亢进症的临床表现。老年人和心脏病患者使用甲状腺激素类药物可诱发心绞痛和心肌梗死。一旦出现应立即停药，必要时应用 β 受体阻断药对抗，停药 1 周后再从小剂量开始用药。

2. 本品代谢慢，易蓄积中毒，为避免中毒反应发生，应从小剂量开始，如无不适反应可缓慢增加剂量。

3. 对本品过敏者、心肌梗死、甲状腺功能亢进症患者禁用。高血压、动脉硬化、冠心病、病程长且病重的甲状腺功能减退患者慎用。肝肾功能减退、老年患者、孕妇及哺乳期妇女使用本品时应注意用量。

第二节 抗甲状腺药

甲状腺功能亢进症是由多种病因导致甲状腺激素分泌过多而引起的临床综合征。抗甲状腺药是指能暂时或长期缓解甲状腺功能亢进症状的药物，常用药物有硫脲类、碘和碘化物、放射性碘及 β 受体阻断药四类。

一、硫 脲 类

硫脲类是最常用的抗甲状腺药，分为两类：①硫氧嘧啶类，包括丙硫氧嘧啶（propylthiouracil，PTU）和甲硫氧嘧啶（methylthiouracil，MTU）；②咪唑类，包括甲巯咪唑（thiamazole，他巴唑）和卡比马唑（carbimazole，甲亢平）。

【药理作用】

1. 抑制甲状腺激素的合成 硫脲类药物不影响机体对碘的摄入，主要通过抑制甲状腺细胞内过氧化物酶的活性，使甲状腺激素的合成减少。对已合成的甲状腺激素无效，需待已合成的甲状腺激素耗竭后方可显效，一般症状改善需要 2～3 周，1～2 个月基础代谢率才能恢复正常。

2. 抑制外周组织的 T_4 转化为 T_3 丙硫氧嘧啶抑制 T_4 转化为 T_3 的作用较强，可作为治疗重症甲状腺功能亢进症、甲状腺危象的首选药物。

3. 免疫抑制作用 甲状腺功能亢进症的发病机制与机体自身免疫异常有关，硫脲类能轻度抑制免疫球蛋白的生成，使血循环中甲状腺刺激性免疫球蛋白下降，既能有效控制高代谢症状，对甲状腺功能亢进症病因也有一定治疗作用。

【临床应用】

1. 甲状腺功能亢进症的内科治疗 适用于轻症、不适宜手术或放射性碘治疗的甲状腺功能

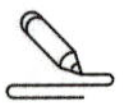

亢进症患者，疗程1～2年，如儿童、青少年、术后复发不适合放射性碘治疗的患者等。甲状腺功能亢进症的内科治疗可降低其复发率。

2. 甲状腺功能亢进症手术前准备 甲状腺次全切除手术前应先服用硫脲类药物，使甲状腺功能恢复或接近正常，以减少手术后的并发症。因用药后血清甲状腺激素水平下降，促甲状腺激素分泌增多，使甲状腺增生、充血、变软，给手术带来困难，故应于术前两周加服大剂量碘剂。

3. 甲状腺危象的辅助治疗 甲状腺危象是甲状腺功能亢进症患者在感染、创伤、手术、精神刺激等诱因影响下，甲状腺激素突然大量释放入血，使症状急剧恶化而产生的综合征。临床治疗可应用大剂量碘抑制甲状腺激素的释放，同时应用大剂量硫脲类药物（剂量约为治疗量的两倍）阻止甲状腺激素合成，迅速缓解甲状腺危象的症状。

【不良反应及用药监护】

1. 胃肠道反应 可有恶心、呕吐、腹泻等胃肠道反应，甲硫氧嘧啶偶可致味、嗅觉减退。为减少患者的胃肠道反应，可建议患者在进餐时服用。

2. 变态反应 较常见，主要表现为斑丘疹、药疹、皮肤瘙痒、发热，少数患者可发生剥脱性皮炎等严重变态反应。多数情况下不需停药即可自行消失，严重变态反应患者应停药或减量，并加用抗变态反应药。

3. 粒细胞缺乏症 为本类药物最严重的不良反应，发生率约0.1%～0.5%。除定期检查外周血白细胞数目外，监测患者有无发热、咽痛等临床症状尤为重要，因为粒细胞缺乏症可以在数天内发生。中性粒细胞低于1.5×10^9/L时应当停药，因存在药物间交叉反应，故不宜换用其他抗甲状腺药。外周血白细胞低于4.0×10^9/L，但中性粒细胞大于1.5×10^9/L时，通常不需要停药，可减少抗甲状腺药剂量，加用一般促进白细胞增生药，如鲨肝醇。须注意区分白细胞减少是甲状腺功能亢进症本身引起还是抗甲状腺药所致。治疗前常规检查白细胞数目作为对照，用药后必须定期检查外周血常规。

4. 甲状腺肿及甲状腺功能减退 因长期用药后血清甲状腺激素水平显著下降，反馈性促进TSH分泌，而引起腺体代偿性增生。亦可导致甲状腺功能减退。应定期监测甲状腺激素水平，及时发现并停药，一般可恢复。

5. 肝功能损害 少数患者可出现转氨酶升高、黄疸。用药期间应定期检查肝功能，一旦出现肝功能异常应及时停药。

6. 禁忌证 禁用于哺乳期妇女、结节性甲状腺肿合并甲状腺功能亢进者、甲状腺癌患者；孕妇慎用。

案例分析

患者，女，27岁，因"乏力、心悸4月余，发现白细胞减少2天伴咳嗽1天"入院。患者3个月前，诊断为：甲状腺功能亢进症。开始口服甲巯咪唑10mg，3次/d等。入院前2天在我院门诊检查：肝功能正常，白细胞总数和中性粒细胞数量明显降低：WBC 1.13×10^9/L（参考值：4.0～10.0×10^9/L），N 0.63×10^9/L，L 0.5×10^9/L，拟停用甲巯咪唑。讨论：

1. 该患者使用甲巯咪唑的药理学依据是什么？
2. 甲巯咪唑有哪些不良反应，应如何进行用药监护？

二、碘及碘化物

常用制剂有碘化钾（potassium iodide）、碘化钠（sodium iodide）、复方碘口服溶液（compound

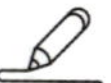

iodine oral solution)。不同剂量的碘和碘化物对甲状腺功能可产生不同的作用。小剂量碘可促进甲状腺激素合成，用于防治缺碘引起的单纯性甲状腺肿及呆小病等。大剂量的碘和碘化物可抑制甲状腺球蛋白水解酶而抑制甲状腺素的释放，同时，抑制过氧化物酶而抑制甲状腺激素的合成，产生抗甲状腺作用，可用于甲状腺功能亢进症术前准备和甲状腺危象的抢救，但一般不单用，需合用硫脲类药物。大剂量碘的抗甲状腺作用快而强，用药后2～7天起效，10～15天达最大效应。继续给药会因甲状腺滤泡细胞摄碘能力降低而失去抑制甲状腺激素合成的作用。这也是大剂量碘不能单独用于甲状腺功能亢进症内科治疗的原因。

碘及碘化物的不良反应较少，多数在停药后可自行恢复。其主要不良反应为变态反应，表现为发热、皮疹、血管神经性水肿，严重时可因喉头水肿而窒息，一般停药后即可消退，必要时可给予抗变态反应药治疗。一般反应有咽喉烧灼感、口内金属味、鼻炎、皮疹等，停药即可消退。另外，不宜长期大量服用碘化物，否则可诱发甲状腺功能亢进症。碘能进入乳汁和通过胎盘，引起新生儿甲状腺肿，故孕妇及哺乳期妇女应慎用。碘过敏者禁用。

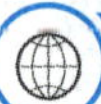

知识链接

碘与甲状腺疾病

地方性甲状腺肿是世界性疾病，据联合国世界卫生组织1960年估计，全世界地方性甲状腺肿患者不少于2亿，我国是碘缺乏较严重的国家之一，全国1 762个县属于碘缺乏病区，受威胁的人口达到了4.25亿。1996年起，我国采用全民食盐碘化的方法防治碘缺乏病，缺碘地区在食盐中按$1/10^5$～$1/10^4$的比例加入碘化钠或碘化钾，从而使地方性甲状腺肿得到有效的控制。

但在防治碘缺乏病的同时，近年来碘过量对健康的危害也逐渐受到关注，尤其是一些沿海地区添加碘盐后，随着碘摄入量增加，结节性甲状腺肿发病率呈明显上升趋势，部分病例合并乳头状癌，须引起重视。

三、放射性碘

临床应用的放射性碘是^{131}I，通过甲状腺高度的摄碘能力，^{131}I被甲状腺摄取、浓集，可在甲状腺组织内放出β和γ两种射线。β射线占99%，在组织内的射程为0.5～2mm，故其辐射作用只限于甲状腺内，而很少波及周围组织。选择适当剂量可使大部分甲状腺组织破坏，疗效与手术切除相当。主要用于不宜手术、手术后复发及硫脲类药物无效或过敏的甲状腺功能亢进症患者，且治疗前后1个月应避免使用碘制剂和含碘食物。剂量过大易致甲状腺功能减退，故应严格掌握剂量和密切观察有无不良反应。一旦发生甲状腺功能减退，应立即停药，亦可补充甲状腺激素治疗。严重肝肾功能不全者，20岁以下患者、孕妇、哺乳期妇女不宜应用。

四、β受体阻断药

甲状腺功能亢进症时机体交感 - 肾上腺系统过度兴奋，心脏对儿茶酚胺的敏感性增强，产生心动过速、血压升高、出汗、手震颤等症状。β受体阻断药如普萘洛尔等可通过阻断β受体，拮抗儿茶酚胺的作用，进而改善心率加快、心肌收缩力增强等甲状腺功能亢进症时交感兴奋症状。此外，还能抑制外周T_4脱碘成为T_3，因T_3是主要的外周激素，故这一作用有助于减轻甲状腺功能亢进症症状。临床可与其他抗甲状腺药合用于甲状腺功能亢进症术前准备，甲状腺功能亢进症

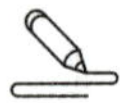

和甲状腺危象的辅助治疗。若与硫脲类药物联合应用则疗效更佳。

附　常用制剂及其用法

甲状腺片　片剂：10mg、40mg、60mg。口服，10～40mg/次，2次/d。极量：160mg/d。

碘赛罗宁（T_3）　片剂：20μg。成人开始10～20μg/d，以后渐增至80～100μg/d，分2～3次服。儿童体重<7kg者，开始2.5μg/d，>7kg者，5μg/d，以后每隔1周增加5μg/d，维持量15～20μg/d，分2～3次服。

丙硫氧嘧啶　片剂：50mg、100mg。50～100mg/次，3次/d。极量：200mg/次，600mg/d。

卡比马唑　片剂：5mg。15～30mg/d，分3次服。服用4～6周后如症状改善，改用维持量，2.5～5mg/d。

复方碘溶液（卢戈液）　溶液剂（每100ml中含碘50g、碘化钾100g）。单纯甲状腺肿：口服，0.5～1ml/次，1次/d，2周为1疗程。甲状腺功能亢进症术前准备：口服，0.3～0.5ml/次，3次/d。极量：1ml/次，3ml/d。

碘化钾　片剂：10mg。治疗单纯性甲状腺肿，小剂量开始10mg/d，20天为1个疗程，连用2个疗程，疗程间隔30～40天，1～2个月后，剂量可逐渐增大至20～25mg/d，总疗程约3～6个月。

（周　楠）

复习思考题

1. 甲状腺功能亢进治疗药物有哪几类？举例说明。
2. 硫脲类药物的不良反应有哪些？如何进行用药监护？
3. 不同剂量的碘剂药理作用及临床应用有何不同？

扫一扫，测一测

PPT课件

知识导览

第二十九章　胰岛素及其他降血糖药

学习目标

1. 掌握胰岛素的药理作用、临床应用、不良反应及用药监护。
2. 熟悉口服降血糖药的分类和药理作用、临床应用、不良反应及用药监护。

糖尿病（diabetes mellitus，DM）是一组由多病因引起的以慢性高血糖为特征的代谢性疾病，是由于胰岛素分泌和/或作用缺陷所致。长期碳水化合物以及脂肪、蛋白质代谢紊乱可引起多系统损害，导致眼、肾、神经、心脏、血管等组织器官慢性进行性病变、功能减退及衰竭；病情严重或应激时可发生急性严重代谢紊乱，如糖尿病酮症酸中毒（diabetic ketoacidosis，DKA）、高渗高血糖综合征。糖尿病可分为1型糖尿病（type 1 diabetes mellitus，T1DM）、2型糖尿病（type 2 diabetes mellitus，T2DM）、其他特殊类型糖尿病和妊娠糖尿病（gestational diabetes mellitus，GDM）。

治疗糖尿病的药物主要包括胰岛素类和口服降血糖药两大类。近年来，相继有胰高血糖素样肽-1（glucagon-like peptide-1，GLP-1）类似物、二肽基肽酶-Ⅳ抑制物、钠-葡萄糖协同转运蛋白2（sodium-dependent glucose transporters 2，SGLT-2）抑制剂和醋酸普兰林肽（pramlintide acetate）等新型药物上市。来自健康人的胰岛细胞移植到1型糖尿病患者肝内的成功尝试，也为重建患者的胰岛素分泌能力，治疗糖尿病开辟了新的途径。

第一节　胰　岛　素

胰岛素（insulin）是胰腺中胰岛B细胞合成和分泌的一种多肽类激素。药用胰岛素多由猪、牛胰腺提取制得。胰岛素口服易被消化酶破坏，须注射给药。一般采用皮下注射，吸收快，分布于组织后发挥作用。主要在肝、肾灭活，代谢较快，$t_{1/2}$为9～10分钟，但作用可维持数小时。近年通过DNA重组技术生产的与天然人胰岛素相同的高纯度制剂，可供静脉注射。

思政元素

执着追求强国梦，开启药物合成新里程

——国产人工合成结晶牛胰岛素的问世

当英国化学家桑格1955年完成了胰岛素的全部测序工作，并于1958年获诺贝尔化学奖时，《自然》杂志刊文指出："合成胰岛素将是遥远的事情。"同年，中国科学院生物化学研究所、中国科学院上海有机化学研究所、北京大学等单位组织近20人的精干专业队伍，开启了胰岛素的人工合成之路。经过多年攻关，在1965年9月17日，科学家们终于观察到人工全合成牛胰岛素的结晶，且生物活性达到天然牛胰岛素的80%。

结晶牛胰岛素的人工合成，是新中国第一个居世界领先水平的基础理论研究成果。该工作开启了胰岛素类药物发展的新里程，被誉为“前沿研究的典范”，开辟了人工合成蛋白质的时代。该项目获得1982年国家自然科学奖一等奖。

结晶牛胰岛素人工合成所展现出的艰苦奋斗、团结协作精神，以及对“科学强国梦”的执着追求，犹如一座历史的灯塔永远指引着新时代青年人奋发前进。

胰岛素制剂根据起效快慢和作用持续时间长短可分为短(速)效、中效和长(慢)效三类。普通胰岛素起效快，但作用持续时间短，为延长其作用时间，可在其中加入碱性蛋白质(珠蛋白、鱼精蛋白)和高浓度的锌制成中、长效制剂。所有中、长效制剂均为混悬剂，不可静脉注射(表29-1)。

表29-1　常用胰岛制剂和用法

分类	制剂	给药途径	作用时间/h			给药时间
			开始	高峰	维持	
短效	普通胰岛素 (regular insulin，RI)	静脉注射	立即	0.5	2	用于急救
		皮下	0.5～1	2～3	6～8	每餐前0.5h，剂量视病情而定
中效	低精蛋白锌胰岛素 (neutral protamine hagedorn，NPH)	皮下	3～4	8～12	18～24	早餐前0.5h注射1次，必要时晚餐前加1次，剂量视病情而定
	珠蛋白锌胰岛素 (globin zinc insulin，GZI)	皮下	2～4	6～10	12～18	
长效	精蛋白锌胰岛素 (protamine zinc insulin，PZI)	皮下	3～6	16～18	24～36	早餐或晚餐前1h，1次/d

此外，尚有单组分胰岛素(monocomponent insulin，McI)，系高纯度胰岛素。单组分牛胰岛素仍有一定抗原性；单组分猪胰岛素抗原性很弱。用过普通胰岛素的患者改用McI后体内胰岛素抗体逐渐减少，胰岛素的需要量也同时降低。

【药理作用】

1. 降低血糖　胰岛素可加速葡萄糖的氧化和酵解，促进糖原的合成和贮存，抑制糖原分解和异生而降低血糖。

2. 影响脂肪代谢　增加脂肪酸和葡萄糖的转运，促进脂肪合成，抑制脂肪分解，减少游离脂肪酸和酮体的生成。

3. 影响蛋白质代谢　增加氨基酸的转运，促进蛋白质合成，抑制蛋白质分解。

4. 促进钾离子转运　促进K^+进入细胞内，增加细胞内K^+浓度，降低血钾浓度。

【临床应用】

1. 治疗糖尿病　对各型糖尿病均有效。主要用于：①1型糖尿病，胰岛素是最重要的治疗药物，须终生用药；②经饮食调控或口服降血糖药未能控制的2型糖尿病；③糖尿病发生急性或严重并发症时，如酮症酸中毒、高渗高血糖综合征；④糖尿病合并严重感染、高热、甲状腺功能亢进症、妊娠、分娩、创伤及手术等情况。

2. 纠正细胞内缺钾　将葡萄糖、胰岛素、氯化钾配成极化液静脉滴注，可促进钾内流，纠正细胞内缺钾，同时提供能量，用于心肌梗死的早期，可防止出现心律失常。

知识链接

糖尿病酮症酸中毒和高渗高血糖综合征

糖尿病酮症酸中毒(diabetic ketoacidosis, DKA)是糖尿病最常见的急性并发症之一，是体内胰岛素严重缺乏引起的高血糖、高血酮、酸中毒的一组临床综合征。酮体包括乙酰乙酸、β-羟基丁酸和丙酮三种成分，当体内胰岛素不足或者体内缺乏糖分，脂肪分解过多时，酮体浓度增高，可引起酸中毒，称为酮症酸中毒。临床表现为糖尿病症状加重、胃肠道症状、呼吸改变、脱水与休克症状、神志改变。糖尿病酮症酸中毒一经确诊，应立即进行治疗，措施包括：纠正水和电解质失衡，纠正酸中毒，补充胰岛素促进葡萄糖利用，并寻找和去除诱发酮症酸中毒的应激因素。

高渗高血糖综合征(hyperosmolar hyperglycemic syndrome, HHS)是糖尿病急性代谢紊乱的另一临床类型，以严重高血糖、高血浆渗透压、脱水为特点，无明显酮症，患者可有不同程度的意识障碍或昏迷。部分患者可伴有酮症，主要见于老年T2DM患者，超过2/3的患者原来无糖尿病病史。本综合征一旦确诊，应积极抢救，治疗原则同DKA。

【不良反应及用药监护】

1. 低血糖症 最常见。多为胰岛素应用过量或用药后未按时进食所致。短效胰岛素能迅速降低血糖，出现低血糖时主要表现为饥饿感、出汗、心跳加快、焦虑、震颤等，严重者引起昏迷、惊厥及休克甚至死亡。为防止低血糖症的严重后果，应教会患者及家属出现低血糖反应时的应急措施：可嘱咐患者随身携带含糖食品，以备出现低血糖反应时食用。轻者饮糖水或进食即可缓解，严重者应立即静脉注射50%葡萄糖。

2. 变态反应 一般反应轻微而短暂，表现为皮疹和血管神经性水肿，偶可引起过敏性休克。大多是因为动物源性胰岛素具有过敏原性，也因制剂纯度较低所致。近年来，随着广泛应用高纯度制剂或人用胰岛素，其发生率已经很低。

3. 胰岛素耐受性 某些患者对胰岛素的敏感性降低即为胰岛素耐受性(胰岛素抵抗)。可分为两型，①急性耐受性：常由于合并感染、创伤、手术、情绪激动等应激状态所致，胰岛素每日用量可达数百至数千单位。只要正确处理诱因，调整酸碱、水电平衡，加大胰岛素剂量，常可取得良好疗效。②慢性耐受性：临床上指糖尿病患者胰岛素每日用量在200U以上，且无并发症者，其原因较复杂。可通过改用抗原性小的制剂，避免间断使用胰岛素以及适当调整剂量或加用口服降糖药等措施进行改善。

4. 脂肪萎缩 见于注射部位，女性多于男性。应用高纯胰岛素制剂后已较少见。使用胰岛素应经常更换注射部位，以减少局部反应。

5. 其他 胰岛素制剂应低温避光保存，不可受热或冰冻。

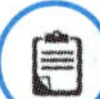

案例分析

患者，男，58岁，有2型糖尿病史7年，长期自用普通胰岛素8单位，每日早、晚饭前皮下注射，并口服格列本脲维持治疗。因突发性抽搐昏迷来院急诊，以“糖尿病昏迷”收入我院。入院时患者意识不清，面色苍白，皮肤潮湿，持续抽搐，口吐白沫，T: 36℃，R: 22次/min，P: 110次/min，BP: 81/60mmHg。询问家属得知，患者因近日感觉心悸、出汗、倦怠无力，自认为是糖尿病病情加重，故在发病当日早饭前注射普通胰岛素12单位。晚饭前皮下注射16单位，胰岛素用量比原来每天用量明显增加。讨论：

1. 患者昏迷的原因可能是什么？应如何抢救？

2. 胰岛素有哪些不良反应？应如何进行用药监护？

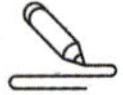

第二节　口服降血糖药

口服降血糖药包括磺酰脲类、双胍类、胰岛素增敏药、α-葡萄糖苷酶抑制药及餐时血糖调节剂等，作用较弱，适用于2型糖尿病。

一、磺 酰 脲 类

常用药物有第一代的甲苯磺丁脲（tolbutamide，D_{860}、甲糖宁）和氯磺丙脲（chlorpropamide）等。第二代的格列本脲（glyburide，优降糖）、格列吡嗪（glipizide）、格列齐特（gliclazide，达美康）等。本类药物口服吸收迅速而完全，血浆蛋白结合率均在90%以上。多数药物在肝内氧化代谢，代谢物经肾排出。第二代磺酰脲类作用较强，维持时间较长。

【药理作用】

1. 降低血糖　对正常人和胰岛功能尚存的糖尿病患者均有降血糖作用，但对1型糖尿病患者及胰岛功能完全丧失的无效。作用机制：①刺激胰岛B细胞释放胰岛素，使血中胰岛素增多；②可增加靶细胞膜上胰岛素受体的数目和亲和力等；③抑制胰高血糖素的分泌，降低血糖。

2. 对水排泄的影响　格列本脲、氯磺丙脲能促进抗利尿激素的分泌并增强其作用而产生抗利尿作用。

3. 影响凝血功能　格列齐特能使血小板黏附力减弱，可刺激纤溶酶原的合成，恢复纤溶系统活性。

【临床应用】

1. 糖尿病　用于单用饮食控制无效的胰岛功能尚存的2型糖尿病患者。也可用于胰岛素抵抗患者，用药后可刺激内源性胰岛素的分泌而减少胰岛素的用量。

2. 尿崩症　应用氯磺丙脲，可使尿崩症患者尿量明显减少。

【不良反应及用药监护】

1. 胃肠道反应　较常见，表现为上腹部不适、恶心、腹痛、腹泻等。

2. 低血糖　较严重的不良反应为持久性的低血糖症，常因药物过量所致，老人及肝、肾功能不全者较易发生。氯磺丙脲较常出现，格列本脲、格列齐特则较少引起。乙醇抑制糖原异生和肝葡萄糖输出，患者饮酒会导致低血糖，故患者用药期间应戒酒。患者应按时服药，一般从小剂量开始，早餐前半小时一次服用，根据血糖水平逐渐增加剂量，剂量较大时也可改为早、晚餐前两次服药，以较好地控制血糖水平。进餐时服用可影响药物吸收并延缓起效时间。

3. 其他　少数患者可出现黄疸及肝损害，也可出现粒细胞减少、血小板减少、再生障碍性贫血和溶血性贫血等。大剂量氯磺丙脲甚至可引起精神错乱、嗜睡、眩晕、共济失调等。患者用药期间需定期检测血糖、血酮体、糖化血红蛋白和肝肾功能。

二、双 胍 类

常用药物有二甲双胍（metformin，甲福明）、苯乙双胍（phenformin，苯乙福明）。本类口服均易吸收，二甲双胍作用时间短，苯乙双胍可维持4～6小时。

双胍类药物对糖尿病患者有降血糖作用，但对正常人血糖几乎无影响。其降糖作用机制可能是促进脂肪组织对葡萄糖的摄取和利用，减少葡萄糖在肠的吸收及抑制糖原异生，抑制胰高血糖素的释放等。主要用于轻度2型糖尿病单用饮食、运动措施控制无效者，尤其适用于肥胖型

患者。

其不良反应有：①胃肠道反应，表现为恶心、呕吐、食欲不振、腹泻、口中金属味等，与食物同服或减少剂量可缓解；②乳酸性酸中毒，为危及生命的严重不良反应。因双胍类药物促进葡萄糖的无氧酵解，乳酸产生增加所致，尤以苯乙双胍发生率高，故目前已少用。二甲双胍较少引起乳酸性酸中毒。

三、胰岛素增敏药

罗格列酮（rosiglitazone）、曲格列酮（troglitazone），环格列酮（ciglitazone）、吡格列酮（pioglitazone）、恩格列酮（englitazone）等药物通过增强靶细胞对胰岛素的敏感性，提高细胞对葡萄糖的利用而降低血糖。可显著改善胰岛素抵抗及相关代谢紊乱，改善胰岛B细胞的功能，对2型糖尿病及其心血管并发症均有明显疗效。临床主要用于2型糖尿病和产生胰岛素抵抗的糖尿病患者。该类药物具有良好的安全性和耐受性，低血糖反应发生率低。副作用有嗜睡、肌肉痛、头痛、骨骼痛及消化道症状等。曲格列酮对极少数高敏感人群有肝毒性，可致肝功能衰竭甚至死亡，服药期间应注意监测肝功能。

四、α-葡萄糖苷酶抑制药

阿卡波糖（acarbose，拜唐苹）、伏格列波糖（voglibose）等药物的降血糖机制是：在小肠中竞争抑制水解碳水化合物的α-葡萄糖苷酶，减少葡萄糖的吸收，降低餐后血糖。可用于2型糖尿病，尤其适用于空腹血糖正常而餐后血糖明显升高者。可单独应用，也可与其他降糖药合用。用药期间应增加碳水化合物的比例和限制单糖的摄入量，以提高药物的疗效。常见不良反应为胃肠反应，如腹胀、腹泻、肠鸣音亢进等。孕妇及哺乳期妇女禁用。

五、餐时血糖调节剂

瑞格列奈（repaglinide，诺和龙）为一新型促胰岛素分泌药物，其最大的优点是能够模仿胰岛素的生理性分泌。通过刺激胰岛B细胞释放胰岛素，使血糖快速降低。本药口服吸收迅速，起效快而持续时间短，主要刺激餐时胰岛素分泌，和双胍类药物合用有协同作用。适用于2型糖尿病患者，老年糖尿病患者、糖尿病肾病者均可服用。主要不良反应为胃肠刺激症状、嗜睡、头痛、水肿等，偶有暂时性轻度氨基转移酶升高。

第三节　其他新型降血糖药

一、GLP-1受体激动剂

胰高血糖素样肽-1（GLP-1）是一种肠促胰素，由肠道L细胞分泌。以葡萄糖依赖的方式作用于胰岛B细胞，通过激动GLP-1受体，促进胰岛素的合成和分泌增加。目前，上市GLP-1受体激动剂有依克那肽（exenatide），需皮下注射。

依克那肽用于改善2型糖尿病患者的血糖控制，适用于单用二甲双胍、磺酰脲类以及二甲双胍合用磺酰脲类，血糖仍控制不佳的患者。最常见的副作用是胃肠道反应如腹胀、腹痛、便秘等。

二、SGLT2 抑制剂

达格列净（dapagliflozin）、恩格列净（empagliflozin）等药物通过选择性抑制钠葡萄糖同向转运蛋白 2（SGLT2），阻止肾小管对葡萄糖的重吸收，促进尿糖排泄，从而降低血糖。

三、胰淀粉样多肽类似物

醋酸普兰林肽（pramlintide acetate）是胰淀粉样多肽的一种合成类似物，与内源性胰淀粉样多肽有着相同的生物学功能，也是迄今为止继胰岛素之后第二个获准用于治疗 1 型糖尿病的药物。普兰林肽较好地克服了天然胰淀粉样多肽不稳定、易水解、黏稠性大、易凝集的缺点。

普兰林肽可以延缓葡萄糖的吸收，抑制胰高血糖素的分泌，减少肝糖生成和释放，因而具有降低糖尿病患者体内血糖波动频率和波动幅度，改善总体血糖控制的作用。主要用于 1 型和 2 型糖尿病患者胰岛素治疗的辅助治疗，但不能替代胰岛素。

本类新型降糖药物的长期安全性尚有待进一步观察。

附　常用制剂及其用法

普通胰岛素　注射剂：400U/10ml、800U/10ml。内含防腐剂，不宜静脉注射。粉针剂：40U、100U、200U。不含防腐剂，可静脉注射。剂量视病情而定，通常每 24 小时内，排尿糖 2～4g 给胰岛素 1U。中型糖尿病需给 5～10U/d；重型患者用量 40U/d 以上。一般于饭前 30 分钟皮下注射，3～4 次 /d，必要时可作静脉注射。

珠蛋白锌胰岛素　注射剂：400U/10ml、800U/10ml。皮下注射，2～4 次 /d，剂量按病情而定，早饭或晚饭前给药。

精蛋白锌胰岛素　注射剂：400U/10ml、800U/10ml。早饭前 30 分钟皮下注射，1 次 /d，剂量视病情而定。

低精蛋白锌胰岛素　注射剂：400U/10ml、800U/10ml、1 000U/10ml。早饭或晚饭前 30 分钟皮下注射，剂量视病情而定。

罗格列酮　片剂：2mg、4mg、8mg。餐前或与食物同服，2～4mg/d，分 1～2 次。

吡格列酮　片剂：15mg。餐前或与食物同服，15～30mg/d，1 次 /d。

甲苯磺丁脲　片剂：0.5g。饭前服，第 1 日：1g/ 次，3 次 /d；第 2 日起 0.5g/ 次，3 次 /d。待血糖正常或尿糖少于 5g/d 时，改维持量：0.5g/ 次，2 次 /d。

格列吡嗪　片剂：5mg。饭前 30 分钟口服，2.5～30mg/d，先从小剂量开始，一日剂量超过 15mg 时，应分成 2～3 次饭前服用。

格列齐特　片剂：80mg。饭前 30 分钟口服，80mg/ 次，开始时 2 次 /d，连服 2～3 周，然后根据血糖变化而调整剂量。剂量范围为 80～240mg/d。

盐酸二甲双胍　片剂：0.25mg。饭后服，0.25～0.5g/ 次，3 次 /d，以后根据血糖水平变化调整剂量。

阿卡波糖　片剂：50mg、100mg。开始饭前口服 50mg/ 次，3 次 /d。1～2 周内逐渐增加到 100mg/ 次，3 次 /d。

瑞格列奈　片剂：0.5mg。餐前服，开始 0.5mg/ 次，渐增至 4mg/ 次，3 次 /d。

达格列净　片剂：10mg。推荐起始剂量为 5mg，每日一次，晨服，不受进食限制。对于需加强血糖控制的患者可增加至 10mg，每日一次。

（周　楠）

扫一扫，测一测

复习思考题

1. 胰岛素的药理作用有哪些？
2. 简述胰岛素的不良反应及用药监护。
3. 口服降血糖药物分哪几类？它们主要用于哪类糖尿病的治疗？

第三十章　性激素类药与避孕药

学习目标

1. 了解性激素类药物的分类、代表药物的药理作用、临床应用、不良反应及用药监护。
2. 了解避孕药的分类、代表药物名称、作用特点及应用。

性激素是由性腺分泌的激素，包括雌激素、孕激素和雄激素。它们具有甾体母核的基本结构，属于甾体类激素。临床应用的性激素类药物多为天然性激素的人工合成品及其衍生物，广泛应用于计划生育、妇科疾病及抗肿瘤治疗等。常用的计划生育药物多为雌激素和孕激素的复合制剂。

第一节　雌激素类药及抗雌激素类药

一、雌激素类药

天然雌激素包括雌二醇、雌三醇及雌酮。天然雌激素活性低，目前临床应用的雌激素多为人工合成的长效、高效的甾体衍生物，常用的药物有戊酸雌二醇（estradiol valerate）、炔雌醇（ethinyloestradiol）、炔雌醚（quinestrol）等，它们均属甾体类化合物。此外尚有人工合成的非甾体雌激素类药己烯雌酚（diethylstilbestrol，乙底酚）等。

天然雌激素如雌二醇可经消化道吸收，但易在肝被破坏，生物利用度低，常需注射给药。在血液中大部分与血浆蛋白结合，主要在肝内代谢成活性较弱的雌酮及雌三醇，大部分与葡糖醛酸及硫酸结合后随尿排出，也有部分经胆汁排泄并形成肝肠循环。己烯雌酚口服后在肝内破坏较慢，故口服效果好，作用较持久。大部分雌激素易于从皮肤黏膜吸收，故可采用贴片经皮吸收，亦可用栓剂经阴道局部用药。

【生理和药理作用】

1. 促进女性性器官的发育和成熟、维持女性第二性征　对未成年的女性，能促进子宫发育、乳腺腺管增生及脂肪分布变化等，保持女性特征并参与月经周期的形成。

2. 调控腺垂体激素的分泌　小剂量雌激素，在孕激素配合下，可直接或通过下丘脑促进腺垂体促性腺激素的分泌，促进排卵，较大剂量可反馈性抑制促性腺激素的分泌而抑制排卵；还可使雄激素分泌减少，并有对抗雄激素的作用。

3. 影响乳腺发育和分泌　小剂量雌激素可刺激乳腺导管及腺泡发育，大剂量则抑制催乳素对乳腺的刺激作用，抑制乳汁分泌。

4. 调控物质代谢　雌激素能促进骨骼钙盐沉积，加速骨骺闭合，维持正常骨质；有轻度的水钠潴留作用，可使机体血压升高；大剂量应用可降低血中胆固醇及低密度脂蛋白，增加高密度脂蛋白，有预防动脉硬化的作用。

5. 心血管系统 雌激素能扩张血管、抑制血管平滑肌异常增殖，同时可通过减轻心肌缺血、抗心律失常等从而发挥保护心脏的作用。

6. 其他 雌激素可增加凝血因子的活化，促进凝血过程的形成，较大剂量应用雌激素有可能诱发血栓的生成。

【临床应用】

1. 围绝经期综合征 由于卵巢功能降低，雌激素分泌减少，垂体促性腺激素分泌增多，造成内分泌平衡失调而产生的一系列症状，如面颈红热、恶心、失眠、情绪不安等。应用雌激素可抑制垂体促性腺激素的分泌，从而减轻各种症状，并防止由于雌激素水平降低所致的病理性改变。

2. 抗骨质疏松的作用 雌激素对骨的作用表现出剂量依赖关系，较高剂量雌激素增加骨密度的效果更明显，临床通常采用比标准更小的剂量治疗绝经期和老年性骨质疏松症。与雄性激素合用预防骨质疏松的效果更佳。

3. 卵巢功能不全和闭经 雌激素可以对原发性或继发性卵巢功能低下者进行替代治疗，可促进外生殖器、子宫及第二性征的发育。与孕激素类合用能促使人工月经周期形成。

4. 功能失调性子宫出血 雌激素可促进子宫内膜增生，修复出血创面而止血，也可适当配合孕激素，以调整月经周期。

5. 乳房胀痛及退乳 有些妇女停止授乳后，因乳汁继续分泌可致乳房胀痛。大剂量雌激素则能抑制催乳素对乳腺的刺激作用，使乳汁分泌减少，缓解胀痛。

6. 晚期乳腺癌 绝经 5 年以上晚期乳腺癌不宜手术的患者可用雌激素治疗。因雌激素可以促进肿瘤生长，故绝经期以前的患者禁用。

7. 前列腺癌 大剂量雌激素可以明显抑制垂体促性腺激素分泌，使睾丸萎缩而抑制雄激素的产生，可改善症状，使肿瘤病灶退化。

8. 痤疮 多见于青年男女，青春期痤疮是由于雄激素分泌过多而刺激皮脂腺过量分泌所致。雌激素可抑制雄激素分泌，并可拮抗雄激素作用。

9. 避孕 与孕激素组成复方避孕制剂。

10. 神经保护作用 小剂量的雌激素能改善老年人的学习和记忆，对阿尔茨海默病有一定的治疗作用。

【不良反应及用药监护】常见恶心、呕吐、食欲不振等，减少剂量或从小剂量开始逐渐增加到治疗量可减轻；长期大量使用可因子宫内膜过度增生而发生子宫出血，有子宫出血倾向和子宫内膜炎者慎用；大量应用引起高血压、水肿、加重心力衰竭，因此高血压患者慎用；肿瘤患者（前列腺癌和绝经期后乳腺癌除外）禁用。雌激素可诱发神经系统症状，加重偏头痛，甚至引发抑郁症；可引起胚胎发育异常，故妊娠期妇女不得使用；本药在肝灭活，并可能引起胆汁淤积性黄疸，故肝功能不全者慎用。

二、抗雌激素类药

氯米芬（clomiphene，克罗米酚）

氯米芬化学结构与己烯雌酚相似，具有较弱的雌激素活性。通过竞争下丘脑雌激素受体，使促性腺激素释放，刺激卵泡刺激素和黄体生成素分泌，从而发挥中等强度的抗雌激素作用。主要用于治疗不孕症、功能失调性子宫出血、长期应用避孕药后发生的闭经，对晚期乳腺癌有一定疗效。连续大剂量应用可致卵巢肿大，停药后可自行恢复。卵巢囊肿患者禁用。

他莫昔芬（tamoxifen，三苯氧胺）

他莫昔芬具有较强的抗雌激素作用，临床用于晚期乳腺癌的治疗，对绝经后的晚期乳腺癌疗

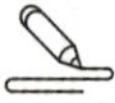

效较好。对卵巢癌和子宫内膜癌也有一定疗效。不良反应主要有恶心、呕吐、腹泻、月经失调、头痛、眩晕、水肿、骨痛、肿瘤处疼痛等，一般患者均可耐受。长期大量使用可出现视力障碍。偶有白细胞和血小板减少，血常规和肝功能异常者慎用。

第二节　孕激素类药及抗孕激素类药

一、孕激素类药

天然孕激素主要是由卵巢黄体分泌的黄体酮（progesterone，孕酮），临床常用人工合成品有：① 17α- 羟孕酮类，由黄体酮衍生而得，如氯地孕酮（chlormadinone），甲羟孕酮（medroxyprogesterone，安宫黄体酮）、甲地孕酮（megestrol）等。② 19- 去甲睾酮类，结构与睾酮相似，如炔诺酮（norethisterone）、炔诺孕酮（norgestrel，甲基炔诺酮）等。

【生理和药理作用】

1. 对生殖系统作用　①在月经后期，孕激素在雌激素作用的基础上，能使子宫内膜继续增厚、充血、腺体增生并分支，由增殖期转为分泌期，利于孕卵的着床和胚胎发育；②能降低子宫平滑肌对缩宫素的敏感性，抑制子宫平滑肌的收缩，利于胎儿安全发育，发挥保胎作用；③一定剂量可抑制垂体前叶黄体生成素（luteinizing hormone，LH）的分泌，从而抑制卵巢的排卵，呈现避孕作用；④与雌激素联合应用可促使乳腺腺泡发育，提前为哺乳做准备；⑤可抑制子宫颈管腺体分泌黏液，减少精子进入子宫。

2. 对代谢作用　竞争性对抗醛固酮，促进 Na^+、Cl^- 排泄，从而利尿；促进蛋白质分解、增加尿素氮的排泄；能增加血中低密度脂蛋白，对高密度脂蛋白影响小，甚至无影响。

3. 对神经系统作用　黄体酮通过调节体温中枢影响散热过程，有轻度升高体温作用，使月经周期的黄体相基础体温升高；黄体酮有中枢抑制作用和催眠作用。

【临床应用】

1. 功能失调性子宫出血　用于黄体功能不足，子宫内膜不规则的成熟与脱落所致的子宫持续性出血。本类药物可使子宫内膜协调一致地转为分泌期，恢复正常的月经周期。与雌激素制剂合用效果更好。

2. 痛经和子宫内膜异位症　临床上一般采用雌、孕激素复合制剂，可抑制排卵，并减轻子宫痉挛性收缩从而治疗痛经。大剂量长疗程应用孕激素可使异位的子宫内膜腺体萎缩退化，治疗子宫内膜异位症。

3. 先兆流产与习惯性流产　孕激素有安胎作用，故可治疗由于黄体功能不足所致的先兆流产。

4. 避孕　为孕激素最常用的用途，可单用或与雌激素组成复合制剂用于避孕。

5. 其他　对子宫内膜癌、良性前列腺肥大、前列腺癌等有一定的治疗作用。

【不良反应及用药监护】不良反应较少，偶见恶心、呕吐、头痛，有时可见乳房胀痛等。长期应用可引起子宫内膜萎缩，月经量减少，并易发生阴道真菌感染。大剂量可致肝功能障碍；可导致胎儿生殖器官畸形。

二、抗孕激素类药

抗孕激素类药是指能干扰黄体酮合成和阻断黄体酮作用的药物。其中较常用的为黄体酮受体阻断药米非司酮。可与黄体酮竞争孕激素受体，从而阻断黄体酮对子宫内膜的作用而终止妊娠。主要用于抗早孕和紧急避孕。

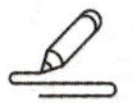

第三节 雄激素类药及抗雄激素类药

一、雄激素类药

天然雄激素主要是睾酮(testosterone),临床多用人工合成的睾酮衍生物,如丙酸睾酮(testosterone propionate,丙酸睾丸素)、十一酸睾酮(testosterone undecanoate)和苯乙酸睾酮(testosterone phenylacetate)等。

【生理和药理作用】

1. 生殖系统作用 促进男性第二性征和性器官的发育,维持男性生殖器官的功能,促进精子的生成和成熟。大剂量时可抑制腺垂体促性腺激素的释放,对女性可减少雌激素分泌,并有抗雌激素作用。

2. 刺激骨髓造血功能 在骨髓功能低下时,大剂量雄激素可促使肾分泌促红细胞生成素,还能直接刺激骨髓合成亚铁血红素,使红细胞数目增加。

3. 同化作用 雄激素能显著促进蛋白质合成(同化作用),减少氨基酸分解(异化作用),造成正氮平衡,促使钙磷沉积,促进骨质形成,使肌肉增长、体重增加、体力增强。

4. 免疫增强作用 雄激素能促进免疫球蛋白的合成,增强机体免疫功能和抗感染能力,还有类似糖皮质激素的抗炎作用等。

【临床应用】

1. 替代疗法 如无睾症及类无睾症(睾丸功能不全),应用雄激素替代治疗。

2. 绝经期综合征及功能失调性子宫出血 通过对抗雌激素作用,使子宫平滑肌及其血管收缩,子宫内膜萎缩而起止血作用。对更年期患者较为适用。对严重出血病例,单用雄激素效果不佳,临床应用三合激素(己烯雌酚、黄体酮、丙酸睾酮)注射,止血效果较好。但停药后可能会出现撤退性出血。

3. 乳腺癌、卵巢癌和子宫肌瘤 由于雄激素具有抗雌激素和反馈性抑制腺垂体促性腺激素分泌的作用,并可对抗催乳素对乳腺癌的刺激作用,对晚期乳腺癌、卵巢癌有缓解作用。

4. 慢性消耗性疾病 主要用于蛋白质吸收和合成不足或分解亢进、损失过多的患者,如营养不良、严重烧伤、手术恢复期、骨折不愈、老年性骨质疏松、恶性肿瘤晚期等。

【不良反应及用药监护】

1. 女性男性化 长期用于女性患者可引起痤疮、多毛、声音变粗、闭经及性欲改变等,一旦出现应立即停药。

2. 胆汁淤积性黄疸 多数雄激素具有肝损害,能干扰肝内毛细胆管的排泄功能,引起胆汁淤积性黄疸,一旦出现,则应停药。

3. 水钠潴留 长期用药可致水肿。

4. 禁忌证 肾炎、肾病综合征、高血压、心力衰竭及肝功能不良患者慎用。孕妇及前列腺癌患者禁用。本类药物可明显增加体育比赛成绩,特别是女运动员,应在各种体育比赛中禁止使用。

案例分析

患者,女,51岁,月经不规则1年余,本次月经推迟50天,现阴道流血,量多于平时月经,10天未干净,无腹痛,感轻度头晕。体检:神志清醒,中度贫血面貌。彩超检查:子宫正常大小,子宫内膜厚约12mm。诊断性刮宫后,经病理检查提示:更年期功能失调性子宫出血。初

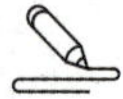

步诊断：更年期功能失调性子宫出血。拟用醋酸甲羟孕酮和丙酸睾酮进行治疗。讨论：

1. 请从药理学角度分析为什么应用醋酸甲羟孕酮和丙酸睾酮？
2. 简述丙酸睾酮的不良反应及用药监护措施。

二、抗雄激素类药

凡能减弱或对抗雄激素作用的药物称抗雄激素类药。通常指雄激素受体阻断药，如环丙孕酮（cyproterone，环甲氯地孕酮）。环丙孕酮为17-α羟孕酮化合物，能与雄激素受体结合，但本身无雄激素活性，因而阻断了内源性雄激素的生理效应。因具有较强的孕激素活性，可反馈性抑制垂体促性腺激素分泌，进而使睾酮分泌减少。

临床用于治疗男性性欲亢进、妇女多毛症、痤疮及不宜手术的前列腺癌等。目前多采用小剂量的环丙孕酮与雌激素或口服避孕药联合应用，具有副作用小、疗效好的优点。因本药可抑制性功能和性发育，未成年人禁用。对肝功能、糖代谢、血常规和肾上腺皮质功能均可产生影响，故用药期间应严密观察。

第四节　避　孕　药

生殖是复杂的生理过程，包括精子和卵子的形成和成熟、排卵、受精、着床以及胚胎发育等多个环节，阻断其中任何一个环节，都可达到避孕和终止妊娠的目的。避孕药是目前避孕方法中一种安全有效、应用方便的避孕方法，现有的避孕药以女用避孕药为主。

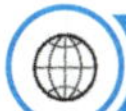

知识链接

避孕药的发展及应用

大约在4000年前，古埃及人用石榴籽磨成粉，做成蜡丸口服起到避孕作用。1941年美国化学家Marker发现一种墨西哥薯蓣的根含有高浓度的甾体皂苷，后来被提取成为避孕药的一种甾体激素：黄体酮，直至现在仍是生产去氧孕烯的原料。美国生物学家Pincus和美籍华人张觉明等人参与研究了第一个口服避孕药——异炔诺酮-炔雌醇甲醚片，从1960年6月在美国上市以来，显示了可靠的避孕效果，很快在世界范围得到普遍采用。

口服避孕药自问世以来，受益妇女已过数亿，因其高效、简便、经济而备受青睐，是发达国家主要的避孕方法之一。目前临床应用复方口服避孕药，特别适合生育能力较强的年轻妇女使用。其使用最广泛，通过抑制排卵、改变宫颈黏液性状、改变子宫内膜形态及功能、改变输卵管功能共同发挥避孕作用。

一、主要抑制排卵的避孕药

本类药物是目前临床最常用的女用避孕药，是由不同类型的孕激素和雌激素类药物配伍制成的复方甾体激素制剂，如复方炔诺酮片（含炔诺酮及炔雌醇）、复方甲地孕酮片等，主要通过抑制排卵而发挥避孕作用。

【药理作用】

1. 抑制排卵 雌激素通过负反馈作用抑制下丘脑促性腺激素释放激素(gonadotropin-releasing hormone，GnRH)的释放和直接作用于垂体，减少促卵泡素分泌，使卵泡的生长成熟过程受到抑制；同时孕激素又抑制LH释放，两者协同作用而抑制排卵。停药后可恢复排卵功能。

2. 干扰生殖过程的其他环节 ①大剂量孕激素和雌激素可抑制子宫内膜的正常增殖，使腺体数目减少，分泌不足，不利于孕卵着床。②影响子宫和输卵管的正常活动，改变孕卵在输卵管的运行速度，使孕卵不能适时到达子宫而着床。③使宫颈黏液黏稠度增加，不利于精子穿透，从而影响卵子受精。

【分类与用法】

1. 短效避孕药 是孕激素和雌激素组合的复方制剂。口服给药，从月经周期第5天开始用药，每日1片，连续22天，期间不能间断。服用完后等月经来后第5天开始继续用药，仍然连续22天不间断。按规律用药，避孕效果可达99%以上。

2. 长效避孕药 是长效雌激素与孕激素组合的复方制剂。口服给药，从月经来潮当天算起，第5天服用第1片，最初两次间隔20天，以后每月服1次，每次1片。按规律用药，避孕效果可达98%。

3. 长效注射避孕药 包括单纯孕激素注射液和孕激素、雌激素复方注射液。如甲羟孕酮注射液，月经周期第5天肌内注射1次，每3个月1次。

4. 缓释系统避孕药 是甾体激素避孕药与具有缓释性能的高分子材料共同制备而成的制剂。在体内恒定、低剂量地持续释放避孕药，达到长效避孕的效果。

【不良反应及用药监护】

1. 类早孕反应 在用药初期少数人可出现恶心、呕吐、择食等类早孕反应，一般连续用药2～3个月后可减轻或消失。

2. 子宫不规则出血 多发生在漏服药后，或因体内雌激素不足所致。

3. 闭经 如连续两个月闭经应停药，并需检查是否怀孕。

4. 凝血功能亢进 长期用药有可能增加血栓栓塞性疾病的发生率，应予注意。

5. 轻度肝损害 可诱发肝脏良性腺瘤和肝脏局灶性结节增生，用药期间应定期检查肝功能。

6. 其他 可能出现痤疮、面部黄褐斑、体重增加等，个别人可能血压升高，少数哺乳期妇女可出现乳汁减少。

7. 禁忌证 急慢性肝炎、肾炎、乳房肿块、宫颈癌患者禁用。充血性心力衰竭、糖尿病需用胰岛素治疗者、高血压、子宫肌瘤者慎用。

二、抗着床避孕药

此类药物也称探亲避孕药或事后避孕药。能快速抑制子宫内膜的发育和分泌功能，干扰孕卵着床，而产生抗生育作用。其优点是服药时间不受月经周期的限制，起效迅速，效果较好。我国多采用大剂量孕激素制剂，常用药物有炔诺酮、甲地孕酮、双炔失碳酯、左炔诺孕酮等。但应注意紧急避孕是一种临时性补救措施，不能代替常规避孕方法。

三、抗早孕药

抗早孕药是能够终止早期妊娠的药物。如早期应用，其效果相当于一次正常月经，故又称催经止孕药。本类药物可通过阻断孕酮对子宫平滑肌的抑制作用，或增强前列腺素对子宫平滑肌

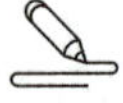

的兴奋作用，使子宫收缩活动增强而终止早孕。常用药物有米非司酮和米索前列醇。

米非司酮（mifepristone）

本药化学结构与炔诺酮相似，与子宫内膜孕激素受体的亲和力较强，是黄体酮的5倍，而本身无孕激素活性，可与黄体酮竞争孕激素受体从而阻断黄体酮对子宫内膜的作用而终止妊娠。主要用于终止早期妊娠，与前列腺素类合用可提高完全流产率，降低不良反应发生率，单用可用于紧急避孕。

附　常用制剂及其用法

己烯雌酚　片剂：0.5mg、1mg。口服，0.25～0.5mg/次，每日1次，周期性服用。

炔雌醇　片剂：0.02mg、0.05mg。口服，0.02～0.05mg/次，周期性服用。

醋酸甲羟孕酮　片剂：2mg、4mg。口服，4～8mg/d，连续5～10天。

黄体酮　注射剂：10mg/1ml、20mg/1ml。肌内注射，10～20mg/次。

醋酸甲地孕酮　片剂：2mg、4mg，口服。2mg/次，1次/d。

炔诺酮　片剂：0.625mg。口服，2.5～5mg/次，2～3次/d。

丙酸睾酮　注射剂：10mg/1ml、25mg/1ml、50mg/1ml。肌内注射，25～100mg/次，2～3次/周。

苯丙酸诺龙　注射剂：10mg/1ml、25mg/1ml。肌内注射，25～100mg/周。

复方炔诺酮片（口服避孕片1号）　每片含炔诺酮0.6mg，炔雌醇0.035mg。自月经第5天开始，每晚服1片，连服22天，如有漏服应在次日晨补服1片。停药3～5天，即可出现撤退性出血。如停药7天仍不来月经，应开始服下一周期药物。

炔诺酮片（探亲避孕片）　每片含炔诺酮5mg。于同居当晚服1片，以后每晚服1片，超过半个月者，应继续服1号或2号避孕药片。

（姚永萍）

复习思考题

1. 简述雄激素和孕激素临床应用有何差异？简述不良反应及用药监护。
2. 避孕药有哪些类别的药物？每类各列举1～2个代表药物名称。

扫一扫，测一测

PPT课件

知识导览

第三十一章　抗菌药概论

学习目标

1. 掌握有关抗菌药常用术语的概念及含义。
2. 熟悉药物、机体、病原体三者之间的关系及抗菌药的作用机制。
3. 了解抗菌药的耐药机制、合理应用的基本原则。

对病原微生物感染、寄生虫病及恶性肿瘤的药物治疗称为化学治疗（chemotherapy），简称化疗。抗微生物药、抗寄生虫药和抗恶性肿瘤药统称为化学治疗药物（chemotherapeutic drugs），简称化疗药。抗微生物药包括抗菌药、抗真菌药和抗病毒药。抗菌药（antibacterial drugs）是指一类能抑制或杀灭病原菌（主要指细菌，也包括衣原体、支原体、立克次体、螺旋体和放线菌），用于防治感染性疾病的药物，根据来源可分为抗生素和人工合成抗菌药两大类。

在抗微生物药的临床应用中必须注意机体、抗微生物药和病原体三者间的关系（图31-1）。病原体可感染机体具有致病性，但机体的反应性、免疫状态和防御功能对疾病的发生、发展与转归也有重要作用。抗微生物药发挥抗菌作用，有助于机体控制或战胜病原微生物的侵袭，但也可能产生对机体的不良反应，同时，用药不当也可导致病原体产生耐药性。合理使用抗微生物药应注意提高机体的防御功能，充分发挥药物对病原体的选择性作用，尽量避免和减少不良反应的发生，控制病原体的耐药性。理想的抗微生物药应对致病菌具有高度选择性，对人体无毒或低毒，并能增强机体的防御功能；有较好的药代动力学特点；病原体对其不易产生耐药性，使用方便，价格低廉。

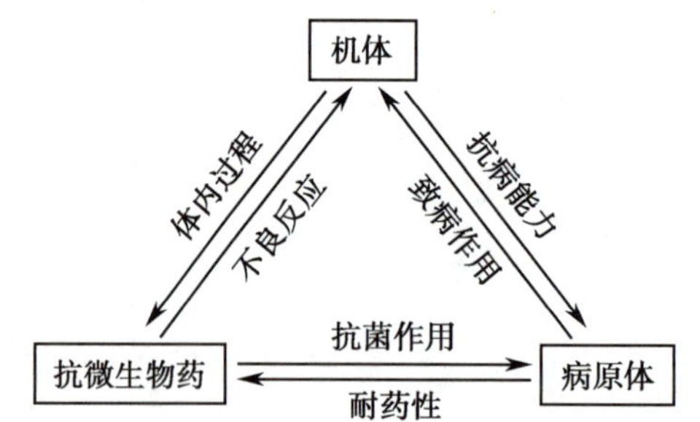

图31-1　机体、抗微生物药和病原体三者间的关系

第一节　抗菌药物的基本概念

1. 抗生素（antibiotics） 是某些微生物（细菌、真菌和放线菌等）产生的，能抑制或杀灭其他微生物的化学物质。抗生素按其来源可分为天然抗生素和半合成抗生素。前者系从微生物培养液中提取制得，后者是对天然抗生素进行结构改造后获得的半合成品。

2. 抗菌谱(antibacterial spectrum) 是指抗菌药的抗菌范围。窄谱抗菌药是指仅对一种细菌或局限于某属细菌有抗菌作用的药物，如异烟肼只对结核分枝杆菌有效。广谱抗菌药是指对多种致病菌有抗菌作用的药物，如四环素、氯霉素、头孢菌素和第三代喹诺酮类药。抗菌谱是临床选择抗菌药的基础。

3. 抗菌活性(antibacterial activity) 是指抗菌药物抑制或杀灭病原微生物的能力。可用体外与体内两种方法来测定，其中体外药物敏感试验（简称药敏试验）测得的最低抑菌浓度（minimal inhibitory concentration，MIC）和最低杀菌浓度（minimal bactericidal concentration，MBC）对临床用药具有重要参考价值。

4. 抑菌药(bacteriostatic)和杀菌药(bactericide) 仅能抑制细菌生长繁殖，而不能对其产生杀灭作用的药物，称为抑菌药，如红霉素、林可霉素、四环素类、氯霉素和磺胺类药；不仅能抑制细菌的生长和繁殖，而且能将之杀灭的药物称为杀菌药，如青霉素类、氨基糖苷类和氟喹诺酮类等。但这种分类是相对的，因为同一种药物对不同细菌的作用可能不同，例如通常被认为是杀菌药的青霉素对肠球菌则仅发挥抑菌作用，氯霉素对绝大多数肠杆菌是抑菌药，但对大多数流感嗜血杆菌却是杀菌药。

5. 抗生素后效应(post-antibiotic effect，PAE) 是指抗菌药发挥抗菌作用后，当抗菌药物浓度下降，低于最低抑菌浓度或被消除之后，细菌生长仍受到持续抑制的效应。抗菌后效应较长的药物，可适当延长给药间隔时间，而疗效不降。

6. 化疗指数(chemotherapeutic index) 是衡量化疗药临床应用价值和安全性评价的重要指标。通常用动物实验中化疗药半数致死量和半数有效量的比值（LD_{50}/ED_{50}）来表示。一般来说，化疗指数愈大，表明药物的毒性愈小，疗效愈好，临床应用的价值也就愈高。但化疗指数不能作为药物安全性评价的唯一依据，如化疗指数很大，毒性很低的青霉素，却可引起过敏性休克甚至死亡。

第二节　抗菌药物的作用机制

抗菌药物主要通过干扰病原微生物的生化代谢过程，影响其结构和功能而产生抗菌作用。

1. 阻碍细菌细胞壁合成 细菌不同于哺乳动物细胞，细胞膜外有一层厚而坚韧的细胞壁，它能保持细菌的正常形态，还能维持菌体内的渗透压，保护细菌的正常功能。许多抗菌药物可通过阻碍细菌细胞壁生物合成过程中的不同环节而发挥抗菌作用。青霉素类、头孢菌素类和万古霉素等，通过抑制转肽酶的功能，干扰革兰氏阳性菌细胞壁主要结构成分——黏肽的合成，导致细菌细胞壁缺损。由于革兰氏阳性菌菌体内渗透压高，外界水分不断渗入，致使细菌膨胀、变形，在自溶酶的影响下，细菌破裂、溶解而死亡。

2. 影响胞浆膜的通透性 细菌胞浆膜主要是由类脂质和蛋白质分子构成的一种半透膜，具有渗透屏障和运输物质的功能。多黏菌素、制霉菌素和两性霉素B等抗生素能选择性地与胞浆膜中的磷脂或固醇类物质结合，使胞浆膜通透性增加，导致菌体内的蛋白质、核酸等重要生命物质外漏，从而使细菌死亡。

3. 抑制细菌蛋白质合成 氨基糖苷类、四环素类、氯霉素、大环内酯类等抗生素，可通过抑制细菌蛋白质合成的不同环节而产生抑菌或杀菌作用。哺乳动物核糖体的结构和功能与细菌的不同，抗菌药对细菌的核糖体有高度的选择性作用，抑制细菌的蛋白质合成，而对哺乳动物的核糖体无作用，不影响其蛋白质合成。

4. 抑制核酸合成

（1）抑制 DNA 合成：喹诺酮类药物能抑制 DNA 回旋酶，抑制敏感菌 DNA 的复制而产生抗菌作用。

（2）抑制 RNA 合成：利福平能抑制敏感菌的 DNA 依赖性 RNA 多聚酶（转录酶），阻碍 mRNA 合成而产生抗菌作用。

（3）影响叶酸代谢：磺胺类与甲氧苄啶（trimethoprim，TMP）可分别抑制二氢蝶酸合酶与二氢叶酸还原酶，妨碍叶酸代谢，最终导致核酸合成受阻，从而抑制细菌的生长和繁殖。

第三节　细菌的耐药性

细菌的耐药性又称抗药性，一般是指细菌与抗菌药反复接触后，对该药的敏感性下降甚至消失，致使药物的疗效降低，甚至失效。细菌对单一抗菌药物产生耐药性称为单药耐药。若细菌对两种及两种以上的抗菌药物产生耐药性称为多重耐药。如果细菌对大多数药物都不敏感，称为泛耐药性。当细菌对某种抗菌药物产生耐药性后，对其他同类或不同类抗菌药物也产生耐药的现象，称为交叉耐药性。随着抗菌药物的广泛使用，各种耐药菌株不断出现，给临床治疗带来困难。

一、耐药性种类

1. 固有耐药性　又称天然耐药性，是因细菌染色体基因决定的，代代相传，不会改变。如链球菌对氨基糖苷类抗生素天然不敏感。

2. 获得性耐药　是细菌与抗菌药接触后，由质粒介导，通过改变自身代谢途径，使其不被抗菌药杀灭。如金黄色葡萄球菌可产生 β- 内酰胺酶而对 β- 内酰胺类抗生素耐药。

二、产生耐药性的机制

1. 产生灭活酶　细菌可产生灭活抗菌药物的酶而表现出耐药性。灭活酶有以下几种：①水解酶，如 β- 内酰胺酶可水解青霉素类或头孢菌素类；②钝化酶，又称合成酶，如氨基糖苷类钝化酶可使氨基糖苷类抗生素失活，从而引起耐药性；③其他酶类，如细菌可产生氯霉素乙酰转移酶从而使氯霉素灭活，产生酯酶使大环内酯类抗生素灭活等。

2. 降低细菌胞浆膜通透性　细菌可通过改变外膜通道的功能及阻塞某些水孔，或产生外膜屏障，使抗菌药物不易透过胞浆膜进入菌体内而产生耐药。如铜绿假单胞菌可因细胞壁水孔功能改变而对广谱青霉素和头孢菌素类耐药。

3. 改变细菌体内靶位的结构　有些细菌可改变靶位蛋白，使抗生素不易与靶位结合而产生耐药性。如对链霉素的耐药菌株，其核糖体 30S 亚基上的链霉素受体 P_{10} 蛋白质发生构型改变，使链霉素不能与之结合而产生耐药性。

4. 药物主动外排系统活性增强　由于外排系统的作用，使菌体内抗菌药物浓度降低而产生耐药性。通常受外排系统影响的药物有 β- 内酰胺类、喹诺酮类和大环内酯类等。

5. 改变代谢途径　细菌对磺胺类的耐药，与细菌改变叶酸的代谢途径有关，如产生较多的对氨苯甲酸（4-Aminobenzoic acid，PABA）或二氢蝶酸合酶，或直接利用外源性叶酸。

6. 遗传耐药性　细菌将耐药基因垂直传递给子代。

第四节　抗菌药物合理应用的基本原则

抗菌药在防治感染性疾病中发挥了重要作用，由于抗菌药的应用，使过去许多致死性的疾病得到了控制。但随着抗菌药物的广泛使用，抗菌药滥用或不合理应用现象日益严重，给治疗带来许多严重问题，如毒性反应、变态反应、二重感染、细菌产生耐药性等。因此，合理使用抗菌药物日益受到重视，在临床实际工作中可以参考《抗菌药物临床应用指导原则》。

一、确定病原菌，针对性选药

在患者出现症状之时，应尽早明确病原菌，有针对性地选用抗菌药是合理应用的基础。不同的抗菌药物具有不同的抗菌谱及抗菌作用特点，即便是抗菌谱相同的抗菌药物也存在药效学和药动学方面的差异。因此临床诊断、细菌学诊断和体外药敏试验可作为选药的重要参考。当然，还应根据患者的全身情况、肝肾功能、感染部位以及患者的经济承受能力等因素，选择适当的抗菌药物。

二、防止不合理应用

1. 单纯性病毒感染　抗菌药对病毒感染无效，单纯性病毒感染，一般不使用抗菌药。

2. 发热原因不明者　除病情严重或高度怀疑为细菌感染者外，一般不使用抗菌药，否则可使临床症状不典型和病原菌不易被检出，以致延误诊断与治疗。

3. 抗菌药的用法用量　对于轻症感染者，首选口服吸收完全的抗菌药物。重症感染者在初始治疗时应选择静脉给药途径，以保证药效，病情好转后尽早改为口服途径给药。尽量避免抗菌药物的局部应用，因为局部应用抗菌药易诱发变态反应和细菌耐药，故抗菌药物的局部使用只限于少数情况，如磺胺米隆、磺胺嘧啶银等局部用药。抗菌药的给药频次应参考其药动学/药效学原理。对于时间依赖性抗菌药，通常采用小剂量多次给药，甚至持续给药的方式；浓度依赖性抗菌药物，可增加单次给药剂量，减少给药频次，或者一日一次给药来提高抗菌活性。

4. 疗程　一般在体温正常、症状消失后72～96小时停用抗菌药，防止疗程过长造成浪费，或带来不良反应。但因感染程度不同疗程会有差异，例如败血症、感染性心内膜炎、深部真菌感染、结核病等需要较长疗程才能治愈，以防止疾病复发。

知识链接

抗菌药的分级管理制度

凡超时、超量、不对症使用或未严格规范使用抗菌药物，都属于抗菌药物滥用。为了减少滥用抗菌药带来的危害，我国卫生主管部门对临床应用的抗菌药实行分级管理制度。①非限制使用级：经长期临床应用证明安全、有效，对病原菌耐药影响较小，价格相对较低的抗菌药物。②限制使用级：经长期临床应用证明安全、有效，对病原菌耐药影响较大，或者价格相对较高的抗菌药物。③特殊使用级：具有明显或严重不良反应，不宜随意使用；抗菌作用较强、抗菌谱广，经常或过度使用会使病原菌过快产生耐药的；疗效、安全性方面的临床资料较少，不优于现用药物的；新上市的，在适应证、疗效或安全性方面尚需进一步考证的、价格昂贵的抗菌药物。

三、注意患者生理病理方面的因素

选择和使用抗菌药时，应特别注意患者生理病理方面的因素：

1. 年龄 新生儿禁用氯霉素、硝基呋喃类和磺胺类药物，以免引起灰婴综合征、溶血和核黄疸；儿童应避免使用对生长发育有影响的药物，如四环素类、氟喹诺酮类。

2. 孕妇及哺乳期妇女 孕妇及哺乳期妇女应避免使用可能致畸的药物或影响婴儿健康的药物。孕妇应禁用四环素类、氯霉素、依托红霉素、氨基糖苷类、氟喹诺酮类和磺胺类药物。

3. 肝功能 肝功能不全者，应避免使用或慎用主要在肝内代谢及对肝脏有损害的药物，如红霉素酯化物、氯霉素、四环素类、磺胺类、利福平、异烟肼、两性霉素B、酮康唑和咪康唑等。

4. 肾功能 肾功能不全者，应避免使用主要经肾排泄而且对肾有毒性的药物，如两性霉素B、万古霉素及氨基糖苷类等。必须使用时，应根据肾功能减退的程度，适当减少用量或延长给药间隔时间。

四、严格控制预防用药

一般来讲，抗菌药不宜预防性使用。预防用药应具有明确的指征，仅限于少数经临床证明确实有效的情况，如预防结肠或直肠手术后的感染；防止闭塞性脉管炎患者因截肢或外伤导致的气性坏疽；预防流行性脑脊髓膜炎、结核病、疟疾或破伤风；预防风湿热复发或风湿病等。

五、抗菌药的联合应用

抗菌药联合应用的目的是提高疗效、减少不良反应、延迟或减少细菌耐药性的产生。对混合感染或未做出细菌学诊断的患者，联合用药可扩大抗菌范围或减少单个药物的用量，减少不良反应。但不合理的联合用药可能使疗效降低，不良反应的发生率增加，出现二重感染、耐药菌株增多等，并可能延误诊断和治疗，因此联合用药必须明确指征，权衡利弊。

1. 联合用药的指征 联合用药的指征有：①病原菌未明的严重感染；②单一抗菌药物不能控制的严重混合感染，如肠穿孔后腹膜炎、感染性心内膜炎或败血症等；③长期用药易产生耐药的细菌感染，如结核病、慢性尿路感染、慢性骨髓炎等；④药物不易渗入的特殊部位感染，如脑膜炎和骨髓炎；⑤减少药物毒性反应，如两性霉素B和氟胞嘧啶合用治疗深部真菌感染，可减少前者的用量，从而减少毒性反应。

2. 联合用药可能的效果 抗菌药物依其作用性质可分为四大类：

Ⅰ类为繁殖期杀菌剂，如青霉素类和头孢菌素类等。

Ⅱ类为静止期杀菌剂，如氨基糖苷类、氟喹诺酮类和多黏菌素等。

Ⅲ类为速效抑菌剂，如四环素类、氯霉素类与大环内酯类抗生素等。

Ⅳ类为慢效抑菌剂，如磺胺类等。

在体外抗菌试验或整体动物实验中，联合应用上述两类抗菌药物时，可获得协同（Ⅰ类+Ⅱ类）、拮抗（Ⅰ类+Ⅲ类）、相加（Ⅲ类+Ⅳ类）、无关（Ⅰ类+Ⅳ类）四种效果。例如青霉素与链霉素或庆大霉素合用可产生协同抗菌作用；青霉素类与大环内酯类、氯霉素或四环素类合用，由于后两类药使蛋白质合成迅速被抑制，细菌处于静止状态，致使繁殖期杀菌的青霉素干扰细胞壁合成的作用不能充分发挥，而出现拮抗效果，故不宜合用。

（姚永萍）

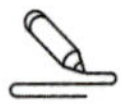

复习思考题

1. 简述抗菌药物的作用机制。请列举各作用机制代表药物1～2个。
2. 抗菌药物依照其作用性质可分为哪些类别？联应用的效果如何？

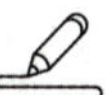

PPT 课件

知识导览

第三十二章　β-内酰胺类抗生素

学习目标

1. 掌握青霉素G的药理作用、临床应用、不良反应及用药监护。
2. 熟悉半合成青霉素的分类、代表药物名称及各类药物的作用特点。
3. 熟悉头孢菌素类抗生素的分类、代表药物名称及各类药物的作用特点。
4. 了解其他β-内酰胺类抗生素的抗菌作用及不良反应。

β-内酰胺类抗生素是指化学结构中具有β-内酰胺环的一类抗生素，包括青霉素类、头孢菌素类及其他β-内酰胺类。此类抗生素抗菌范围广、抗菌活性强、毒性低、疗效高，且药物品种多，故在临床上应用广泛。

β-内酰胺类抗生素的抗菌机制基本相同，即阻碍细菌细胞壁的合成，属繁殖期杀菌剂。高活性的β-内酰胺环与细菌胞浆膜上青霉素结合蛋白（penicillin binding protein，PBP）结合，抑制转肽酶的活性，从而阻止细胞壁基础成分黏肽的合成，使细菌细胞壁缺损，菌体膨胀、变形，同时触发细菌自溶酶活化，使细菌裂解、死亡。

第一节　青霉素类抗生素

青霉素类抗生素为6-氨基青霉烷酸（6-APA）的衍生物，按来源不同分为天然青霉素和半合成青霉素两类。

一、天然青霉素

青霉素G（penicillin G，青霉素、苄青霉素）

青霉素G是从青霉菌培养液中提取的一种抗生素，常用其钠盐或钾盐，本药剂量采用国际单位U表示，青霉素G钠1mg相当于1 670U，青霉素G钾1mg相当于1 598U。青霉素G口服后易被胃酸和消化酶破坏，故不宜口服，一般采用肌内注射，必要时可静脉滴注。肌内注射吸收快而完全，约30分钟血药浓度可达高峰，吸收后主要分布于细胞外液。本药不易透过血脑屏障，脑脊液中浓度低，但脑膜炎时透入量增多，能达有效浓度。几乎全部以原形经肾排泄，约90%经肾小管主动分泌排出，10%经肾小球滤过排出。$t_{1/2}$为0.5～1小时，作用维持时间4～6小时。

青霉素G钠盐或钾盐水溶液为短效制剂，延长青霉素G作用时间可采用以下方法：①选用难溶性制剂普鲁卡因青霉素和苄星青霉素，它们的混悬剂或油剂肌内注射后，在注射部位缓慢溶解吸收，维持时间长，但血药浓度低，仅适用于轻症和预防感染，不适用于急性或重症感染。②与丙磺舒合用，丙磺舒可与青霉素竞争肾小管分泌载体，抑制青霉素的排泄，延长作用时间，

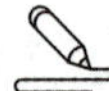

同时提高血药浓度，增加疗效。

【抗菌作用】青霉素 G 对繁殖期细菌有较强杀菌作用，对静止期细菌作用弱。抗菌谱较窄，对多数革兰氏阳性菌（球菌和杆菌）、革兰氏阴性球菌、螺旋体和放线菌均有强大抗菌作用。对多数革兰氏阴性杆菌作用较弱，对立克次体、真菌、病毒、原虫无效。对敏感菌有选择性杀菌作用，因哺乳动物细胞无细胞壁，因此青霉素 G 对人和动物的毒性很低。

1. 革兰氏阳性球菌 溶血性链球菌、肺炎链球菌、草绿色链球菌、敏感的金黄色葡萄球菌对青霉素高度敏感。但产生青霉素酶的金黄色葡萄球菌对之高度耐药，肠球菌敏感性较差。

2. 革兰氏阳性杆菌 破伤风梭菌、白喉棒状杆菌、炭疽杆菌、产气荚膜梭菌等对青霉素敏感。

3. 革兰氏阴性球菌 脑膜炎奈瑟菌对青霉素高度敏感，淋病奈瑟菌对青霉素耐药已较普遍，但仍有部分敏感。

4. 螺旋体 梅毒螺旋体、钩端螺旋体、回归热螺旋体对青霉素高度敏感。

5. 放线菌 放线菌对青霉素敏感。

【临床应用】青霉素 G 是最早应用于临床的抗生素，因具有高效、低毒、价廉等优点，仍为治疗敏感菌所致感染的首选药。可用于治疗以下感染：

1. 革兰氏阳性球菌感染 ①溶血性链球菌引起的咽炎、扁桃体炎、中耳炎、丹毒、蜂窝织炎、猩红热、心内膜炎等；②肺炎链球菌引起的大叶性肺炎、急性和慢性支气管炎、脓胸、支气管肺炎等呼吸道感染；③草绿色链球菌引起的心内膜炎，应大剂量静脉滴注，一般与庆大霉素合用增强疗效；④敏感的金黄色葡萄球菌引起的疖、痈、脓肿、骨髓炎、败血症等。

2. 革兰氏阴性球菌感染 脑膜炎奈瑟菌引起的流行性脑脊髓膜炎，青霉素和磺胺嘧啶并列为首选，但需大剂量。淋病奈瑟菌引起的淋病，近年来耐药菌株增多，应根据药敏试验确定是否应用。

3. 革兰氏阳性杆菌感染 可用于破伤风、白喉、炭疽和气性坏疽的治疗。因青霉素 G 对细菌产生的外毒素无效，故必须加用抗毒素血清。

4. 螺旋体感染 如梅毒、钩端螺旋体病、回归热等。

5. 放线菌感染 如放线菌引起的局部肉芽肿样炎症、脓肿、多发性瘘管及肺部感染、脑脓肿等，需大剂量、长疗程用药。

【不良反应及用药监护】

1. 变态反应 为青霉素类药最常见的不良反应，发生率约为 3%～10%。各种类型的变态反应均可出现，以皮肤黏膜变态反应和血清病样反应多见，多不严重，停药后或服 H_1 受体阻断药可消失。少数严重者可发生过敏性休克，发生率占用药人数的（0.4～1.5）/ 万，在抗生素中其发生率最高，发生与发展迅猛，表现为心悸、胸闷、面色苍白、出冷汗、脉搏细弱、血压下降，喉头水肿、呼吸困难、抽搐和昏迷等，如抢救不及时可死于呼吸和循环衰竭，死亡率约为 0.1/ 万。主要防治措施有：①严格掌握适应证，避免滥用，避免局部用药。②详细询问药物过敏史，有青霉素过敏史者禁用，有其他药物过敏史者慎用。③初次使用、用药间隔 3 天或使用过程中更换批号者，使用前须做皮肤过敏试验（皮试），皮试阳性者禁用。④青霉素 G 粉剂在室温中稳定，但水溶液极不稳定，室温中放置 24 小时，抗菌活性迅速下降，且可生成与过敏反应有关的降解产物青霉烯酸和青霉噻唑等，故应临用前配置，稀释为溶液后应立即使用。⑤避免在患者饥饿、劳累时注射青霉素。⑥注射后应观察 30 分钟，无不良反应时方可离开。⑦用药前应备好急救药物（如肾上腺素、糖皮质激素、抗组胺药、呼吸兴奋药等）和抢救设备，不得在没有急救药物和抢救设备的条件下使用。⑧一旦发生过敏性休克，应立即皮下或肌内注射 0.1% 的肾上腺素 0.5～1ml，严重者可稀释后缓慢静脉注射或静脉滴注，必要时加用糖皮质激素和抗组胺药，同时采取吸氧、人工呼吸、气管切开等其他急救措施。

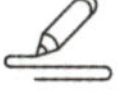

2. 赫氏反应 应用青霉素治疗梅毒或钩端螺旋体病等感染时，可有症状加剧现象，称为赫氏反应，表现为全身不适、寒战、发热、咽痛、肌痛、心跳加快等症状，严重者可危及生命。此反应可能是大量螺旋体被杀死后释放的物质所引起。从小剂量开始并逐渐增大剂量，可减轻或可避免赫氏反应。

3. 青霉素脑病 鞘内注射或大剂量静脉给药还可引起神经毒性，即青霉素脑病，表现为头痛、喷射性呕吐、肌肉震颤、抽搐，甚至昏迷。

4. 其他 青霉素G盐有较强刺激性，肌内注射青霉素可出现局部刺激症状，如红肿、疼痛、硬结，甚至引起周围神经炎，钾盐尤为严重。宜深部肌内注射，并注意更换注射部位。青霉素的混悬剂和油剂不得静脉给药。由于该药含有钾、钠离子，长期或大剂量静脉给药可引起高钾血症或高钠血症，应监测心率和血电解质浓度，特别是对心、肾功能不全的患者。

二、半合成青霉素

青霉素G虽具有高效、低毒的优点，但也具有不耐酸、不耐酶、抗菌谱窄、容易引起变态反应等缺点。为克服其缺点，人们利用青霉素的母核6-氨基青霉烷酸，进行化学改造，引入不同侧链，得到了具有耐酸、耐酶、广谱、抗铜绿假单胞菌、抗革兰氏阴性菌等不同特性的半合成青霉素。其抗菌机制和不良反应与青霉素相同，主要不良反应仍是变态反应，且与天然青霉素间有交叉过敏反应，使用前须做皮肤过敏试验。目前常用的半合成青霉素可分为五类（表32-1）。

表32-1 半合成青霉素的分类、特点及临床应用

分类及代表药	特点	临床应用
1. 耐酸青霉素 青霉素V（penicillin V，苯氧甲青霉素） 非奈西林（phenethicillin，苯氧乙青霉素） 丙匹西林（propicillin，苯氧丙青霉素）	①耐酸，口服吸收好；②不耐β-内酰胺酶；③抗菌谱似青霉素，但抗菌活性不及青霉素	主要用于治疗革兰氏阳性球菌引起的轻度感染
2. 耐酶青霉素 苯唑西林（oxacillin，新青霉素Ⅱ） 氯唑西林（cloxacillin，邻氯青霉素） 双氯西林（dicloxacillin，双氯青霉素） 氟氯西林（flucloxacillin，氟氯青霉素）	①耐酸，可口服，有胃肠反应；②耐β-内酰胺酶；③抗菌谱似青霉素，但抗菌活性不及青霉素	主要用于治疗耐药金黄色葡萄球菌感染
3. 广谱青霉素 氨苄西林（ampicillin，氨苄青霉素） 阿莫西林（amoxycillin，羟氨苄青霉素） 匹氨西林（pivampicillin，匹氨苄青霉素）	①耐酸，可口服，有胃肠反应；②抗菌谱广，不耐β-内酰胺酶；③对革兰氏阳性菌和革兰氏阴性菌均有杀灭作用，但对铜绿假单胞菌无效	主要用于治疗伤寒、副伤寒及其他敏感菌引起的感染
4. 抗铜绿假单胞菌广谱青霉素 羧苄西林（carbenicillin，羧苄青霉素） 磺苄西林（sulbenicillin） 哌拉西林（piperacillin，氧哌嗪青霉素） 替卡西林（ticarcillin） 阿洛西林（azlocillin） 美洛西林（mezlocillin）	①不耐酸，口服无效；②不耐β-内酰胺酶；③抗菌谱广，对铜绿假单胞菌作用强	主要用于治疗革兰氏阴性杆菌引起的感染，尤其铜绿假单胞菌引起的严重感染

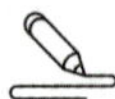

续表

分类及代表药	特点	临床应用
5. 抗革兰氏阴性杆菌青霉素 美西林(mecillinam) 匹美西林(pivmecillinam) 替莫西林(temocillin)	①美西林口服不吸收，必须注射给药，匹美西林口服有效；②对β-内酰胺酶的稳定性较氨苄西林强；③对革兰氏阴性杆菌有效，但对铜绿假单胞菌无效	主要用于治疗革兰氏阴性杆菌引起的感染

第二节 头孢菌素类抗生素

头孢菌素类抗生素是从天然头孢菌素的母核7-氨基头孢烷酸(7-ACA)衔接不同侧链而制成的半合成抗生素。本类抗生素具有抗菌谱广、杀菌力强、对胃酸及β-内酰胺酶稳定，变态反应少(与青霉素仅有部分交叉过敏现象)等优点。该类抗生素发展极快，日益受到临床重视。根据其发展次序、抗菌作用特点、对β-内酰胺酶稳定性和对肾脏毒性不同，可分为5代(表32-2)。

表32-2 常用头孢菌素的分类、特点及临床应用

分类及代表药物	主要特点	临床应用
第一代 头孢噻吩(cephalothin，先锋霉素Ⅰ) 头孢氨苄(cephalexin，先锋霉素Ⅳ) 头孢唑林(cefazolin，先锋霉素Ⅴ) 头孢拉定(cefradine，先锋霉素Ⅵ) 头孢羟氨苄(cefadroxil)	①对革兰氏阳性菌(含耐药金黄色葡萄球菌)作用强，对革兰氏阴性菌作用弱，对铜绿假单胞菌无效；②对金黄色葡萄球菌产生的β-内酰胺酶稳定，但对革兰氏阴性杆菌产生的β-内酰胺酶不稳定；③肾毒性较大	主要用于治疗耐药金黄色葡萄球菌感染及敏感菌引起的呼吸道、泌尿生殖系统、胆道感染等
第二代 头孢呋辛(cefuroxime) 头孢孟多(cefamandole) 头孢克洛(cefaclor)	①对革兰氏阳性菌作用较弱，对革兰氏阴性菌作用较强，部分药物对厌氧菌有效，对铜绿假单胞菌无效；②对β-内酰胺酶稳定；③肾毒性较小	主要用于治疗敏感菌引起的呼吸道、泌尿道、胆道及其他组织器官感染
第三代 头孢噻肟(cefotaxime) 头孢他啶(ceftazidime) 头孢曲松(ceftriaxone，菌必治) 头孢哌酮(cefoperazone，先锋必)	①对革兰氏阳性菌作用弱，对革兰氏阴性菌作用更强，对铜绿假单胞菌、厌氧菌作用较强；②对β-内酰胺酶稳定；③基本无肾毒性	主要用于治疗敏感菌引起的严重感染如脑膜炎、败血症、肺炎、泌尿道感染等
第四代 头孢匹罗(cefpirome) 头孢吡肟(cefepime) 头孢利定(cefolidine)	①对革兰氏阳性菌和阴性菌(包括铜绿假单胞菌)均有高效；②对β-内酰胺酶高度稳定；③基本无肾毒性；④穿透力强，体内分布广，脑脊液浓度高，$t_{1/2}$长	主要用于治疗对第三代头孢菌素耐药的革兰氏阴性杆菌引起的重症感染
第五代 头孢吡普(ceftobiprole) 头孢洛林(ceftaroline)	①抗菌谱较广，对革兰氏阳性菌的作用强于第四代，尤其是对耐甲氧西林金黄色葡萄球菌、耐万古霉素金黄色葡萄球菌、耐青霉素肺炎链球菌有效；②对某些厌氧菌也有很好抗菌作用；③大多数对β-内酰胺酶高度稳定	主要用于复杂性皮肤与软组织感染及革兰氏阴性菌引起的糖尿病足感染、社区获得性肺炎、医院获得性肺炎等

多数头孢菌素需注射给药，但头孢拉定、头孢氨苄、头孢羟氨苄、头孢克洛耐酸，胃肠吸收好，可口服。吸收后广泛分布于体内各组织，易透过胎盘，在关节腔和心包积液中可达较高浓度，第三代头孢菌素还可透过血脑屏障，可在脑脊液中达到有效浓度。一般经肾排泄，尿中浓度较高。

【抗菌作用和临床应用】从第一代到第三代头孢菌素，对革兰氏阳性菌抗菌作用逐渐减弱，对革兰氏阴性菌抗菌作用逐渐增强，抗菌谱越来越广，对β-内酰胺酶的稳定性逐渐增强。第四代与第五代头孢菌素对革兰氏阳性菌、革兰氏阴性菌均有高效抗菌作用，其中第五代头孢菌素对革兰氏阳性菌的作用比第四代更强。它们对β-内酰胺酶高度稳定，各代头孢菌素的抗菌作用特点及临床应用见表32-2。

【不良反应及用药监护】头孢菌素类毒性低，不良反应较少。

1. 变态反应 常见不良反应是变态反应，多为皮疹和药热，偶见过敏性休克，5%～10%青霉素过敏者对头孢菌素类有交叉过敏反应。对本类药过敏者禁用，对青霉素及其他药物过敏者、孕妇及肾功能不全者慎用。

案例分析

患儿，男，5岁，因感冒、咳嗽到医院就诊，初步诊断为急性支气管炎，给予5%葡萄糖注射液250ml+头孢哌酮钠2.0g静脉滴注，用药2～3分钟，患儿出现流涎、严重发绀、抽搐、口吐白沫等症状。护士立即拔掉针头，并遵医嘱迅速给予吸氧、胸外心脏按压、口对口人工呼吸，建立静脉通路推注抢救药物。患儿最终抢救无效死亡。既往史：患儿1个月前青霉素皮试阳性；曾多次使用过头孢哌酮，未出现过敏反应。讨论：

1. 患儿静脉滴注头孢哌酮钠后出现上述症状的原因可能是什么？
2. 护士给患儿推注的最重要的抢救药物是什么？
3. 请说说在此案例中医护人员存在哪些过错。

2. 肾毒性 第一代头孢菌素有肾毒性，第二代肾毒性较轻，第三、四代对肾脏基本无毒性。第一、二代头孢菌素类应避免与其他有肾毒性的药物合用，如氨基糖苷类、高效能利尿药等。用药期间注意监测尿蛋白、血尿素氮，观察尿量、尿颜色。

3. 凝血障碍 久用可抑制维生素K合成而引起出血，以头孢孟多、头孢哌酮多见，因此不宜与抗凝血药合用，需定期检测出血时间及凝血时间，同时注意观察患者有无出血倾向。

4. 其他 头孢曲松、头孢孟多、头孢哌酮等与乙醇同用时可发生双硫仑样反应，故本类药物在使用期间或停药3天内禁止饮酒或含酒精的饮料。口服给药可发生胃肠反应。第三、四代头孢菌素久用偶见二重感染。

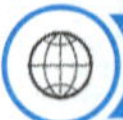

知识链接

双硫仑样反应

双硫仑为一种用于戒酒的药物，其作用机制是抑制肝脏中的乙醛脱氢酶，导致乙醇的中间代谢产物乙醛的代谢受阻，乙醛在体内蓄积引起一系列中毒反应，使嗜酒者对酒产生厌恶而达到戒酒目的。头孢曲松、头孢孟多、头孢哌酮等头孢菌素类药物均具有与双硫仑相似的作用，用药前后饮酒，可出现口干、恶心、呕吐、出汗、面部发热等不适反应，还可表现为搏动性头痛、胸痛、心动过速、视觉模糊，严重者可出现烦躁不安、精神错乱、呼吸困难，甚至血压下降、休克，称为双硫仑样反应。其严重程度与用药剂量和饮酒量成正比。甲硝唑、替硝唑、酮康唑、甲苯磺丁脲、格列本脲等药物也可引起双硫仑样反应。另外，还应关注含有酒精的食物、药物和上述药物合用也可引起双硫仑样反应。

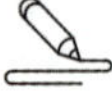

第三节　其他β-内酰胺类抗生素

一、碳青霉烯类

本类药物化学结构和作用机制与青霉素相似，常用药物有亚胺培南（imipenem）和美罗培南（meropenem）。与青霉素结合蛋白亲和力强，具有抗菌谱广、抗菌活性强、耐酶等特点。亚胺培南因在体内易受肾脱氢肽酶降解而失活，故须与肾脱氢肽酶抑制剂西司他丁制成复方注射液使用。临床主要用于革兰氏阳性和阴性需氧菌和厌氧菌所致的严重感染。常见不良反应为恶心、呕吐、腹泻等胃肠反应；药量较大时可致惊厥、意识障碍等严重中枢神经系统反应。而美罗培南对肾脱氢肽酶稳定，是第一个可单独给药的碳青霉烯类药物。

二、头 霉 素 类

本类药物化学结构和抗菌作用特点与第二代头孢菌素相似，临床使用主要有头孢美唑（cefmetazole）、头孢西丁（cefoxitin）。抗菌谱广，对多数β-内酰胺酶有较高的稳定性，对革兰氏阴性杆菌抗菌作用较强，对厌氧菌有高效抗菌作用。主要适用于厌氧菌和需氧菌混合感染，如盆腔炎、腹腔感染、妇科感染等。常见不良反应有皮疹、静脉炎、蛋白尿等。

三、氧头孢烯类

氧头孢烯类的抗菌谱和抗菌作用与第三代头孢菌素相似，常用的有拉氧头孢（latamoxef）、氟氧头孢（flomoxef）。抗菌谱广，对革兰氏阳性菌、阴性菌及厌氧菌抗菌作用强，对多数β-内酰胺酶稳定。脑脊液中含量高，在痰液中浓度也高。临床主要用于治疗尿路、呼吸道、妇科、胆道感染及脑膜炎、败血症等。不良反应以皮疹最为多见；偶见低凝血酶原血症或血小板功能障碍而致出血。

四、单环β-内酰胺类

氨曲南（aztreonam）

本药主要对革兰氏阴性杆菌包括铜绿假单胞菌作用强，且具有耐酶、低毒、体内分布广、与青霉素无交叉过敏性等优点，但对需氧革兰氏阳性菌和厌氧菌作用弱或无效。可用于青霉素过敏患者，或作为氨基糖苷类抗生素的替代品，主要用于敏感的革兰氏阴性杆菌及铜绿假单胞菌感染。不良反应少而轻，主要为皮疹、腹泻等。

五、β-内酰胺酶抑制药

β-内酰胺酶抑制药的化学结构中虽也具有β-内酰胺环，但本身抗菌作用弱，其主要作用是通过抑制多种β-内酰胺酶而保护不耐酶的β-内酰胺类抗生素免遭破坏，可扩大并增强β-内酰胺类抗生素的抗菌作用。目前临床常用的有3种，即克拉维酸（clavulanic acid，棒酸）、舒巴坦（sulbactam，青霉烷砜）、他唑巴坦（tazobactam，三唑巴坦）。它们分别与其他β-内酰胺类抗生素

合用，抗菌作用增强，明显降低β-内酰胺类抗生素最低抑菌浓度，可增效几倍至几十倍。临床常用复方制剂有：阿莫西林/克拉维酸钾（奥格门汀，augmentin）、替卡西林/克拉维酸钾（替门汀，timentin）、头孢哌酮/舒巴坦（舒巴哌酮，sulperazone）、哌拉西林/他唑巴坦等。广泛用于泌尿道、呼吸道及盆腔感染和皮肤、软组织、五官科感染等，均有良好效果。

附 常用制剂及其用法

青霉素G钾或钠 粉针剂：20万U、40万U、80万U。肌内注射，常规剂量40万～80万U/次，3～4次/d。需要较大剂量或病情较重时应静脉滴注给药。中度感染：静脉滴注，80万～100万U/次，3～4次/d；重症感染：每次剂量可根据病情需要适当加大，每6小时滴注一次；脑膜炎或心内膜炎：静脉滴注，1 000万～2 000万U/d。

苯唑西林钠 注射剂：0.5g、1g。肌内注射，1g/次，3～4次/d。静脉滴注，1～2g/次，3～4次/d，必要时每4小时一次。

氯唑西林钠 颗粒剂：50mg、125mg、250mg。口服，0.5～1g/次，3～4次/d。注射剂：0.5g。肌内注射，0.5～1g/次，3～4次/d。静脉滴注，0.5～1g/次，3～4次/d。

氟氯西林钠 片剂：125mg。口服，常用量0.25g/次，3次/d；重症用量0.5g/次，4次/d。注射剂：0.5g、1g。肌内注射，常用量0.25g/次，3次/d；重症用量0.5g/次，4次/d。静脉注射，0.5g/次，4次/d。

氨苄西林钠 注射剂：0.5g、1g、2g。肌内注射，0.5～1g/次，4次/d。静脉滴注，1～2g/次，2～4次/d，必要时每4小时一次。

阿莫西林 片剂（胶囊剂）：0.125g、0.25g。口服，0.5～1g/次，3～4次/d。

羧苄西林钠 注射剂：1g。肌内注射或静脉滴注，1～2g/次，4次/d。

磺苄西林钠 粉针剂：1g、2g、4g。肌内注射或静脉滴注，1～2g/次，4次/d。

替卡西林钠 注射剂：1g、3g、6g。肌内注射或静脉滴注，1～2g/次，4次/d。

哌拉西林钠 注射剂：0.5g、1g、2g。静脉滴注，1～4g/次，4次/d。

头孢氨苄 片剂（或胶囊剂）：0.125g、0.25g。口服，1～2g/d，分3～4次服用。

头孢唑林钠 注射剂：0.5g、1g。肌内注射或静脉滴注，0.5～1g/次，给药间隔8小时。

头孢噻吩钠 注射剂：0.5g、1g。肌内注射或静脉注射，0.5～1g/次，2～4g/d。

头孢拉定 片剂（或胶囊剂）：0.25g、0.5g。口服，1～2g/d，分3～4次服用。

头孢羟氨苄 胶囊剂：0.125g、0.25g。口服，1～2g/d，分2～3次服用。

头孢呋辛 片剂：0.125g、0.25g。口服，0.25～1g/d，分2次服用。注射剂（钠盐）：0.25g、0.5g（肌内注射用）；0.75g、1.5g（静脉注射用）。肌内注射或静脉滴注：0.75～1.5g/次，间隔8小时。

头孢克洛 片剂：0.125g、0.25g。口服，0.25g/次，3次/d。

头孢他啶 注射剂：0.5g、1g。静脉滴注，1～2g/次，间隔8～12小时。

头孢曲松钠 注射剂：0.25g、0.5g、1g。肌内注射或静脉给药，1～2g/次，1～2次/d，每日最高剂量为4g。

头孢噻肟钠 注射剂：0.5g、1g。肌内注射或静脉注射，0.5～1g/次，2～4次/d。

头孢哌酮钠 注射剂：0.25g、0.5g、1g。肌内注射或静脉给药，1～2g/次，2次/d。

头孢吡肟 注射剂：0.5g、1g。肌内注射或静脉滴注，1～2g/次，2次/d。

美罗培南 注射剂：0.25g、0.5g。静脉滴注，0.5～1g/d，分2～3次滴注，每次滴注时间30分钟以上。

头孢西丁钠 注射剂：1g。肌内注射或静脉滴注，1～2g/次，3～4次/d。

拉氧头孢钠 注射剂：0.25g、0.5g。肌内注射或静脉滴注，0.5～1g/次，2次/d。

氨曲南 注射剂：1g。肌内注射或静脉滴注，0.5～2g/d，2～4次/d。

（姚永萍）

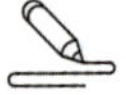

复习思考题

1. 青霉素最严重的不良反应是什么？如何防治？
2. 半合成青霉素有哪几类？每类各举出一个药物，请说出每类特点及主要临床应用。
3. 简述第五代头孢菌素类药物的抗菌特点及临床应用。

ER-33-1 PPT课件

ER-33-2 知识导览

第三十三章　大环内酯类、林可霉素类及多肽类抗生素

学习目标

1. 掌握红霉素、林可霉素、万古霉素的抗菌作用、临床应用、不良反应及用药监护。
2. 熟悉罗红霉素、阿奇霉素的作用特点。
3. 了解乙酰螺旋霉素、麦白霉素、克拉霉素的作用特点。

第一节　大环内酯类抗生素

大环内酯类抗生素是一类具有大内酯环结构的抗生素，作用于细菌细胞核糖体50S亚基，阻碍细菌蛋白质合成而发挥快速抑菌作用。第一代大环内酯类抗生素有红霉素、螺旋霉素、麦迪霉素、麦白霉素、交沙霉素及吉他霉素等天然品及乙酰麦迪霉素、乙酰螺旋霉素等半合成品。红霉素为第一代大环内酯类代表药物，因抗菌谱窄，耐药菌株多，不良反应多，限制了其临床应用；其他药物的抗菌作用和适应证均与红霉素相似，抗菌活性多数比红霉素弱，但不良反应较轻。第二代大环内酯类药物罗红霉素、阿奇霉素、克拉霉素等，口服易吸收、对酸稳定、抗菌谱较广、抗菌活性强，高浓度时甚至有杀菌作用，$t_{1/2}$延长、不良反应少、具有良好的PAE，现已广泛用于治疗呼吸道感染性疾病，但与红霉素间有交叉耐药性。新研制的第三代含酮基的大环内酯类抗生素如泰利霉素，可治疗对红霉素类耐药的肺炎链球菌感染。

红霉素（erythromycin）

红霉素系从链霉菌培养液中提取制得的一种天然抗生素。在中性水溶液中稳定，在酸性（pH<5）溶液中不稳定，易分解，口服易被胃酸破坏，吸收较少，但可经肠道吸收，故临床上一般采用肠溶片或酯化物。吸收后可广泛分布到各种组织和体液中，在扁桃体、中耳、胸腔积液、腹水、前列腺中均可达到有效浓度，但不易透过血脑屏障。大部分在肝内代谢，主要经胆汁排泄，故胆汁中浓度高，仅少量药物由肾排泄。肾功能不全时仍可使用。

常用红霉素制剂有：红霉素肠溶片、琥乙红霉素、依托红霉素（无味红霉素）和可供静脉滴注的乳糖酸红霉素。此外还有红霉素眼膏制剂和外用制剂。

【抗菌作用】 抗菌谱与青霉素相似而稍广。①对青霉素敏感的革兰氏阳性菌以及革兰氏阴性球菌有良好的抗菌作用，但抗菌活性不及青霉素，对耐青霉素的金黄色葡萄球菌有效；②对某些革兰氏阴性杆菌如流感嗜血杆菌、百日咳鲍特菌、布氏杆菌、嗜肺军团菌、空肠弯曲菌等有较强抗菌作用，对多数厌氧菌有效；③对某些螺旋体、肺炎支原体、立克次体、衣原体及幽门螺杆菌也有抑制作用。

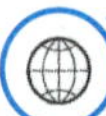

知识链接

军团菌病

军团菌病是1976年在美国费城首次被发现的急性呼吸道传染病，当时在退伍军人大会

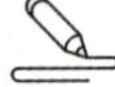

上暴发流行，导致221人发病，34人死亡。军团菌病最常见的病原体为嗜肺军团菌（占病例的85%～90%），军团菌为细菌性肺炎的前3位病原之一。水是军团菌的自然栖息地，尤其是在空调冷却水中和人工管道水中广泛存在。军团菌病起病缓慢，潜伏期2～10天，发病初期患者有全身不适感、肌痛、胸痛、干咳，黏痰含血丝，可有高热、呼吸困难等症状，部分患者还可出现精神错乱、定向力障碍、昏迷。

【临床应用】

1. 对青霉素耐药的革兰氏阳性球菌（特别是金黄色葡萄球菌等）感染和青霉素过敏者。

2. 也能应用于军团菌病、空肠弯曲菌肠炎、支原体肺炎、白喉带菌者、沙眼衣原体所致婴儿肺炎及结肠炎。

3. 可替代青霉素治疗炭疽、放线菌病和梅毒等。

【不良反应及用药监护】

1. 局部刺激 局部刺激性强，口服大剂量可出现胃肠反应，有的患者因不能耐受而停药，饭后服可减轻；静脉滴注时可引起注射部位疼痛和血栓性静脉炎，宜缓慢滴注，局部可热敷。

2. 肝损害 长期或大剂量应用可引起肝损害，特别是应用依托红霉素或琥乙红霉素容易引起，表现为转氨酶升高、肝大及黄疸等，一般于停药后数日可恢复。肝病患者禁用。

3. 耳毒性 红霉素过量使用有一定耳毒性，表现为耳鸣、耳聋等。用药期间注意观察患者有无眩晕、耳鸣等症状，一旦出现，应立即通知医生。

4. 禁忌证 对本药过敏者禁用，孕妇及哺乳期妇女慎用。

5. 药物相互作用 红霉素为快速抑菌剂，应避免与β-内酰胺类抗生素合用，否则会产生拮抗作用；不宜与作用机制相同的抗生素（如氯霉素、林可霉素）合用。乳糖酸红霉素不可用生理盐水稀释，亦不能与其他药物混合后输液，以免析出结晶，只能用5%葡萄糖注射液稀释后静脉滴注给药。

乙酰螺旋霉素（acetylspiramycin）

本药耐酸，口服吸收迅速，在体内分布广泛，能渗入细胞内。抗菌作用似红霉素，但较弱。主要用于敏感菌所致的呼吸道、软组织、泌尿道等的轻度感染，以及某些耐青霉素菌感染、衣原体感染和弓形虫病等。不良反应较红霉素轻。

罗红霉素（roxithromycin）

本药不易被胃酸破坏，口服吸收好，血药浓度高，组织渗透性好，$t_{1/2}$长（8.4～15.5小时）。抗菌谱与红霉素相似，抗菌活性较红霉素强1～4倍。用于敏感菌引起的呼吸道、泌尿道、耳鼻喉、皮肤和软组织感染。胃肠反应比红霉素少。

克拉霉素（clarithromycin）

克拉霉素对胃酸极稳定，口服吸收迅速完全，且不受进食影响，在体内分布广泛，细胞内浓度高，主要经肾排泄，$t_{1/2}$为3～7小时。抗菌谱与红霉素相似，抗菌活性强于红霉素。临床应用与红霉素相同，主要用于呼吸道、泌尿生殖系统、皮肤软组织感染及消化道幽门螺杆菌感染。不良反应发生率较红霉素低。

阿奇霉素（azithromycin）

阿奇霉素口服吸收好，组织分布广，细胞内药物浓度高，$t_{1/2}$长达35～48小时，为大环内酯类抗生素中最长者，每日仅需给药一次。抗菌谱较红霉素广，对大多数革兰氏阳性菌、部分革兰氏阴性菌及一些非典型致病菌（肺炎支原体、衣原体、军团菌、螺杆菌、梅毒螺旋体等）有效。对红

霉素敏感菌的抗菌活性与红霉素相当，而对革兰氏阴性菌的抗菌作用明显强于红霉素，对某些细菌表现为快速杀菌作用。用于敏感菌所致的呼吸道感染、皮肤和软组织感染、泌尿生殖系统感染及性传播疾病。不良反应轻。

第二节 林可霉素类抗生素

林可霉素(lincomycin，洁霉素)、克林霉素(clindamycin，氯林可霉素)

两药抗菌谱及抗菌机制相同。由于克林霉素抗菌作用更强，口服吸收好，且不受食物影响，不良反应较小，故临床较为常用。两药口服吸收后分布广泛，能渗入各种组织及体液，骨组织中药物浓度尤其高。可通过胎盘和进入乳汁，但不易透过血脑屏障。药物主要在肝代谢灭活，经胆汁排泄，少部分经肾脏排泄。林可霉素 $t_{1/2}$ 为 4～4.5 小时，克林霉素 $t_{1/2}$ 约 2.5 小时。

【抗菌作用】抗菌谱与红霉素相似而较窄，对革兰氏阳性菌具有较强的抑制作用，对金黄色葡萄球菌(包括耐青霉素金黄色葡萄球菌)、溶血性链球菌、肺炎链球菌和大多数厌氧菌有高效。对多数革兰氏阴性菌作用弱或无效。

两药抗菌机制均与大环内酯类相同，能与敏感菌核糖体 50S 亚基结合，抑制细菌蛋白质合成而呈现抑菌作用。细菌在两药间有完全交叉耐药性，与红霉素有部分交叉耐药性。

【临床应用】主要用于厌氧菌引起的口腔、腹腔和盆腔感染；也可用于青霉素无效或对青霉素过敏的革兰氏阳性球菌感染，是金黄色葡萄球菌引起的急、慢性骨髓炎及关节感染的首选药。

【不良反应及用药监护】林可霉素的不良反应较克林霉素发生率高。胃肠反应常见，偶见皮疹、药热、中性粒细胞减少、血小板减少和肝功能异常。孕妇、肝肾功能不全者慎用。长期用药可引起假膜性结肠炎，应及时停药，除对症治疗外，需口服万古霉素或甲硝唑治疗。因与红霉素、氯霉素作用靶位相同，合用可呈现药理性拮抗作用，故不宜合用。

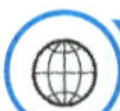

知识链接

假膜性结肠炎

假膜性结肠炎(pseudomembranous colitis，PMC)常发生于大手术后及危重和慢性消耗性疾病的患者，使用广谱抗菌药，特别是口服林可霉素后，促使肠道菌群失调，难辨梭状厌氧芽孢杆菌异常繁殖，产生毒素而引起肠道黏膜急性休克性炎症，在坏死的黏膜上形成假膜。可于抗菌药用药后数小时至停药后 3 周内发病。临床表现为大量水泻，每日 10 次以上，大便常含黏液，部分有血便，少数排出斑块状假膜，伴有发热、腹痛、腹胀、恶心及呕吐，重症患者可迅速出现脱水、水电解质紊乱、循环衰竭等症状，病死率约 30%。

第三节 多肽类抗生素

一、万古霉素类

万古霉素类包括万古霉素(vancomycin)、去甲万古霉素(norvancomycin)和替考拉宁(teicoplanin)。

本类药物口服不吸收，肌内注射可引起剧烈疼痛及组织坏死，故只宜静脉给药。在体内分布

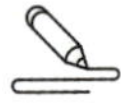

广泛，但不易通过血脑屏障，90% 以上经肾排泄。万古霉素和去甲万古霉素 $t_{1/2}$ 为 6 小时，替考拉宁长达 47～100 小时。

【抗菌作用】抗菌谱窄，主要对革兰氏阳性菌有强大杀灭作用，尤其对耐青霉素的金黄色葡萄球菌作用显著，对厌氧菌也有较好抗菌作用，对革兰氏阴性菌无效。抗菌机制为阻碍细菌细胞壁合成，属快速杀菌药。细菌对本品一般不易产生耐药性，且与其他抗生素无交叉耐药性。

【临床应用】因毒性大，临床仅用于治疗耐青霉素的金黄色葡萄球菌或对 β-内酰胺类抗生素过敏的革兰氏阳性菌严重感染。口服给药可用于治疗假膜性结肠炎等消化道感染。

【不良反应及用药监护】万古霉素和去甲万古霉素毒性较大，替考拉宁较小。大剂量应用有耳毒性，可引起耳鸣、听力减退，甚至耳聋。有明显的肾毒性。用药期间注意监测听力和肾功能，避免与有耳毒性和肾毒性的药物合用。肾功能不全者和老年人易发生耳毒性，应适当调整用药剂量，以免造成蓄积中毒。偶可引起皮疹和过敏性休克。口服时可引起恶心、呕吐和眩晕，静脉给药时偶发疼痛和静脉炎。快速静脉注射万古霉素时，可出现皮肤潮红、红斑、荨麻疹、心动过速和低血压等特征性症状，称为“红人综合征”，故静脉滴注速度不宜过快。去甲万古霉素和替考拉宁很少引起。

二、多黏菌素类

多黏菌素 E（polymyxin E，抗敌素）

多黏菌素 E 属多肽类窄谱抗生素。对多数革兰氏阴性杆菌有杀灭作用，特别是对铜绿假单胞菌作用显著。抗菌机制是与革兰氏阴性杆菌细胞膜中的磷脂结合，增加细菌胞膜通透性，使细胞内重要物质外漏，而呈现杀菌作用。本品对肾及神经系统毒性较大，现已很少全身用药，注射给药仅用于对其他抗生素耐药而难以控制的铜绿假单胞菌感染。临床多局部用于敏感菌引起的皮肤黏膜感染及烧伤患者的铜绿假单胞菌感染，以及口服用于治疗肠炎和肠道手术前准备。

附 常用制剂及其用法

红霉素 肠溶片：0.1g（10 万 U）、0.125g（12.5 万 U）、0.25g（25 万 U）。口服，0.25～0.5g/ 次，3～4 次 /d。

乳糖酸红霉素 注射剂：0.25g（25 万 U）、0.3g（30 万 U）。静脉滴注，1～2g/d，分 3～4 次静脉滴注。

琥乙红霉素 片剂：0.1g、0.125g。口服，0.25～0.5g/ 次，3～4 次 /d。

乙酰螺旋霉素 肠溶片：0.1g。口服，0.2g/ 次，4 次 /d。

罗红霉素 片剂：0.15g。口服，0.15g/ 次，2 次 /d。

克拉霉素 片剂：0.25g、0.5g。口服，0.25～0.5g/ 次，2 次 /d。

阿奇霉素 胶囊剂：0.25g、0.5g。口服，0.5g/ 次，1 次 /d。

盐酸林可霉素 片剂（或胶囊剂）：0.25g、0.5g。注射液：0.2g/1ml、0.6g/2ml。饭后口服，0.25～0.5g/ 次，3～4 次 /d。肌内注射，0.25～0.5g/ 次，3～4 次 /d。静脉滴注，0.25～0.5g/ 次，溶于 100～200ml 液体中，静脉滴注时间 1～2 小时，每 8～12 小时一次。

盐酸克林霉素 胶囊剂：75mg、150mg。口服，0.15～0.3g/ 次，3～4 次 /d。

磷酸克林霉素 注射剂：150mg/2ml。肌内注射或静脉滴注，0.15～0.3g/ 次，3～4 次 /d，超过 0.6g 需静脉滴注，0.6g 药物溶于 100 ml 以上液体中，静脉滴注时间不少于 20 分钟。

万古霉素 散剂：0.5g。口服，0.5g/ 次，4 次 /d。粉针剂：0.5g。稀释后缓慢静脉滴注，1～2g/d；儿童：每天 20～40mg/kg，2～4/d。

盐酸去甲万古霉素 注射剂：0.4g（40 万 U）。口服（治疗假膜性结肠炎），0.4g/ 次，4 次 /d，

疗程 5～7 天。静脉缓慢滴注，0.8～1.6g/d，分 2～3 次静脉滴注。

硫酸多黏菌素 E 片剂：50 万 U、100 万 U、300 万 U。口服，50 万～100 万 U/ 次，3 次 /d。注射剂：50 万 U。肌内注射或静脉滴注，100 万～150 万 U/d，分 2～3 次，疗程不超过 7 天。灭菌粉剂：100 万 U，供制备溶液用。

（侯苏方）

扫一扫，测一测

复习思考题

1. 简述红霉素的抗菌作用特点。
2. 罗红霉素、阿奇霉素与红霉素相比有何特点？
3. 简述林可霉素的主要适应证、不良反应及用药监护要点。

第三十四章　氨基糖苷类抗生素

PPT 课件

知识导览

学习目标

1. 掌握氨基糖苷类抗生素的共同特点、不良反应及用药监护。
2. 熟悉阿米卡星、庆大霉素作用特点、主要适应证。
3. 了解其他氨基糖苷类抗生素的作用特点。

氨基糖苷类抗生素由氨基糖分子和非糖部分的苷元结合而成。可分为天然品和半合成品两类。天然品包括链霉素、卡那霉素、妥布霉素、大观霉素、新霉素、庆大霉素、小诺米星和西索米星等；半合成品有阿米卡星、奈替米星等。新霉素因毒性大，现已禁止全身应用，卡那霉素和链霉素对一般细菌感染也已少用。

第一节　氨基糖苷类抗生素的共性

氨基糖苷类抗生素均为碱性化合物，临床常用其硫酸盐，易溶于水，除链霉素外，其他药物水溶液性质均较稳定。本类抗生素在诸多方面有共性。

【体内过程】本类药物口服给药，因高度解离不易吸收，仅用于肠道感染及肠道消毒。全身感染多采用肌内注射，注射后吸收迅速而完全。血浆蛋白结合率低，主要分布于细胞外液，肾皮质及内耳淋巴液中，与其肾毒性和耳毒性直接相关；不易透过血脑屏障，脑脊液中浓度低，但可透过胎盘屏障。在体内不被代谢，约 90% 以原形经肾排泄，故尿中药物浓度高。

【抗菌作用】本类抗生素抗菌谱相似。①对多种需氧革兰氏阴性杆菌如大肠埃希菌、克雷伯菌属、肠杆菌属、变形杆菌属、志贺菌属具有强大抗菌活性；对沙雷菌属、沙门菌属、产碱杆菌属、不动杆菌属和嗜血杆菌属也有一定抗菌作用。②对金黄色葡萄球菌（包括耐青霉素菌株）有良好的抗菌作用。③对淋球菌、脑膜炎球菌作用较差，对肠球菌和厌氧菌不敏感。④庆大霉素、阿米卡星、妥布霉素、奈替米星对铜绿假单胞菌有效，尤以妥布霉素作用最强。⑤链霉素、阿米卡星、卡那霉素对结核分枝杆菌也有较强抗菌作用。

【作用机制】氨基糖苷类抗菌机制主要是与核糖体的 30S 亚基结合，抑制细菌蛋白质合成，影响蛋白质合成的全过程，而呈现快速杀菌作用。此外，氨基糖苷类还能增加细菌胞浆膜通透性，使细菌细胞内重要物质外漏，从而导致细菌死亡。氨基糖苷类杀菌作用强大，对静止期细菌作用较强，故称为静止期杀菌药。在碱性环境中抗菌作用增强。

【耐药性】细菌对本类药物易产生不同程度的耐药性，药物之间可产生完全或部分交叉耐药性，产生耐药性的原因主要是细菌产生多种钝化酶，其次是核糖体靶位结构改变及胞浆膜通透性改变，阻碍药物的渗入。

【不良反应及用药监护】本类药物的主要不良反应是耳毒性和肾毒性，尤其是老年人和儿童更易引起。毒性产生与服药剂量和疗程有关，也因药物不同而异，甚至在停药以后，还可出现不可逆的毒性反应。

1. 耳毒性 包括前庭神经和耳蜗听神经损伤。各种氨基糖苷类抗生素均有耳毒性，但各药毒性反应发生率及对前庭和耳蜗的选择性有所不同。前庭神经功能损伤表现为眩晕、恶心、呕吐、眼球震颤和共济失调等，其发生率依次为：新霉素>卡那霉素>链霉素>西索米星>阿米卡星≥庆大霉素≥妥布霉素>奈替米星。耳蜗听神经损伤表现为耳鸣、听力减退甚至永久性耳聋，其发生率依次为：新霉素>卡那霉素>阿米卡星>西索米星>庆大霉素>妥布霉素>链霉素。用药期间应定期进行听力监测并注意观察有无耳鸣、眩晕等早期耳毒性症状，一旦出现症状应立即停药；为防止胎儿的先天性耳聋，孕妇禁用。

2. 肾毒性 氨基糖苷类主要经肾排泄并易在肾皮质蓄积，主要损害近曲小管上皮细胞，损害一般是可逆的，表现为蛋白尿、管型尿、血尿等，严重者可发生无尿、氮质血症和肾衰。各药对肾的毒性大小依次为：新霉素>卡那霉素>庆大霉素>妥布霉素>阿米卡星>奈替米星>链霉素。定期进行肾功能检查，如出现管型尿、蛋白尿、血尿、少尿、血尿素氮及肌酐升高现象应立即停药。有条件者可进行血药浓度监测。肾功能减退者、老年人及幼儿、哺乳期妇女慎用。

3. 神经肌肉麻痹 大剂量静脉滴注、滴速过快或腹腔给药可引起肌肉麻痹，严重者可致呼吸肌麻痹而窒息死亡。同时应用肌肉松弛药和全身麻醉药或重症肌无力患者容易发生。其机制是药物与突触前膜上“钙结合部位”结合，从而阻止乙酰胆碱释放，阻断神经肌肉接头的传递。静脉滴注不宜剂量过大或速度过快，尽量不要腹腔给药。用药过程中如出现神经肌肉麻痹，可立即静脉注射钙剂或新斯的明治疗。血钙过低、重症肌无力患者禁用。

4. 变态反应 本类药物可引起皮疹、发热、血管神经性水肿等变态症状。接触性皮炎是局部应用新霉素最常见的反应。也可引起过敏性休克，尤以链霉素较为常见。对本类药物有过敏史者禁用。

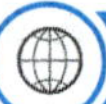

知识链接

药物性耳聋

我们听到的声音，是音波震动耳膜产生神经刺激传到大脑才能感受得到。这个途径有一座必经的桥梁：耳蜗和耳蜗听神经。氨基糖苷类抗生素会损伤耳蜗，毁掉这个通往声音世界的桥梁。医学上已发现能导致耳聋的药物有近百种，常见的有：氨基糖苷类抗生素、高效能利尿药、水杨酸类解热镇痛药、抗恶性肿瘤药等。其中，氨基糖苷类抗生素的耳毒性在临床上最为常见。药物性耳聋一旦形成，治疗上非常困难，故重在预防。应严格掌握药物适应证，避免滥用，用药时严格控制剂量和疗程，避免联合应用有耳毒性的药物，用药期间注意监测听力，发现不良反应须及时停药。

第二节 常用氨基糖苷类抗生素

链霉素（streptomycin）

链霉素是最早应用的氨基糖苷类抗生素，因其毒性和耐药性问题，目前使用范围已逐渐缩小。临床主要用于：①与其他一线抗结核病药合用治疗结核病；②与四环素联合应用作为治疗鼠疫和兔热病的首选药物；③与青霉素合用治疗草绿色链球菌或肠球菌引起的心内膜炎。不良反应主要为变态反应，发生率仅次于青霉素，多表现为皮疹、发热、血管神经性水肿等，也可引起过

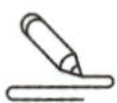

敏性休克，通常于注射后10分钟内出现，虽然发生率较青霉素低，但病死率较青霉素高。故用药前询问患者有无对氨基糖苷类抗生素的过敏史，禁用于有过敏史的患者。一旦发生宜用肾上腺素及钙剂抢救。其他不良反应有耳毒性及神经肌肉麻痹等。

庆大霉素(gentamicin)

庆大霉素抗菌谱比链霉素广，对各种需氧革兰氏阴性杆菌，包括铜绿假单胞菌都有较强杀菌作用；对耐药金黄色葡萄球菌也有效。临床主要用于：①肌内注射或静脉滴注治疗革兰氏阴性杆菌引起的感染；对铜绿假单胞菌引起的严重感染，宜与羧苄西林合用，可产生协同作用，但两药不可同时混合静脉滴注，以免抗菌活性降低。②口服可用于治疗肠炎、细菌性痢疾、伤寒等肠道感染，也可用于肠道术前准备。③对青霉素或头孢菌素类耐药的葡萄球菌所致感染。不良反应有肾毒性、耳毒性，偶见变态反应和过敏性休克，毒性较链霉素小。由于药物对神经肌肉有阻断作用，不宜静脉注射或大剂量快速静脉滴注，以防呼吸抑制的发生。

案例分析

患儿，男，6岁。因腹泻、脓血便在当地私人诊所就诊，医生予以静脉滴注庆大霉素16万U，每日1次。用药第7天患儿出现尿量明显减少，急诊入院。患儿既往体健。查血清钾8.3mmol/L(参考值：3.5～5.3mmol/L)，血尿素氮15mmol/L(参考值：1.7～7.1mmol/L)，肌酐340μmol/L(参考值：44～135μmol/L)。尿常规：蛋白(+++)，颗粒管型1～10/HP(正常均为阴性)。讨论：

1. 根据病史及用药史，患儿的肾脏损害可能是什么原因所致？
2. 庆大霉素应用过程中可能产生哪些不良反应？庆大霉素应如何进行用药监护？

阿米卡星(amikacin，丁胺卡那霉素)

阿米卡星为卡那霉素的半合成衍生物，是目前临床评价较高、使用较多的氨基糖苷类抗生素。主要特点是：①抗菌谱广，目前是本类药物中抗菌谱最广的药物。对革兰氏阴性杆菌和金黄色葡萄球菌有强大抗菌作用；②对细菌产生的灭活氨基糖苷类钝化酶稳定，细菌对其不易产生耐药性。对耐药的铜绿假单胞菌有效，且强于庆大霉素。主要用于治疗对庆大霉素和其他氨基糖苷类耐药菌株所致的感染，尤其是铜绿假单胞菌感染。也可作为二线抗结核药，用于耐药结核病的治疗。不良反应以蜗神经损害为主，其发生率高于庆大霉素；肾毒性较轻，偶见皮疹、药热等；长期应用可导致二重感染。

奈替米星(netilmicin)

奈替米星是较新的半合成氨基糖苷类抗生素。抗菌谱广，对铜绿假单胞菌、各型变形杆菌等革兰氏阴性杆菌都具有较强抗菌活性。耐酶性能强，对某些耐其他氨基糖苷类抗生素的革兰氏阴性菌和耐青霉素的金黄色葡萄球菌仍然有效。主要用于敏感菌所致的泌尿道、肠道、呼吸道、皮肤软组织及创口等部位的感染。耳、肾毒性发生率较低，损伤程度较轻，在常用氨基糖苷类中最低，但仍应注意。孕妇禁用，哺乳期妇女用药期间应停止哺乳。

附　常用制剂及其用法

硫酸庆大霉素　注射剂：20mg/1ml、40mg/1ml、80mg/2ml。肌内注射或静脉滴注，80mg/次，2～3次/d。片剂：40mg。口服，80～160mg/次，3～4次/d。

硫酸链霉素　注射剂：0.75g、1g、2g、5g。用于结核病，肌内注射，0.75～1g/d，分1～2次给

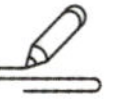

药。用于一般感染，肌内注射，0.5g/次，2次/d；或0.75g/次，1次/d。

硫酸阿米卡星 注射剂：0.1g/1ml、0.2g/2ml。肌内注射或静脉滴注，0.5g/次，2～3次/d，疗程不超过10天。

硫酸奈替米星 注射剂：50mg、100mg、150mg。肌内注射或静脉滴注，每次4～6mg/kg，1次/d。

（侯苏方）

扫一扫，测一测

复习思考题

1. 常用氨基糖苷类抗生素有哪些药物？
2. 氨基糖苷类抗生素主要不良反应及用药监护要点有哪些？

第三十五章　四环素类抗生素与氯霉素

学习目标

1. 掌握四环素类抗生素的抗菌作用、临床应用、不良反应及用药监护。
2. 熟悉四环素类抗生素的分类。多西环素、米诺环素的抗菌作用特点。
3. 了解氯霉素的抗菌作用、临床应用、不良反应。

第一节　四环素类抗生素

本类药物的化学结构中均具有氢化并四苯环，在酸性溶液中较稳定，在碱性溶液中易降解，临床多用其盐酸盐。根据来源分为天然品和半合成品两类。天然品有四环素、土霉素和金霉素等；半合成品有多西环素和米诺环素等。

一、天然四环素类

四环素(tetracycline)、土霉素(terramycin)

两药特性基本相似。①口服易吸收，但吸收有饱和现象，一次服药量超过0.5g以上时，血药浓度不再随剂量增加而提高。食物和抗酸药可影响其吸收。多价阳离子如Mg^{2+}、Ca^{2+}、Fe^{2+}及Al^{3+}等可与其形成络合物，而减少其吸收。②吸收后广泛分布于各组织中，并能沉积于骨及牙组织内。四环素容易渗入到胎儿循环及乳汁中，但不易透过血脑屏障，脑脊液中浓度低。③主要以原形经肾排泄，部分药物可经胆汁排泄，胆汁中药物浓度高，有利于治疗胆道感染。

【抗菌作用】抗菌谱广，对革兰氏阳性菌、革兰氏阴性菌、支原体、立克次体、螺旋体、放线菌和阿米巴均有抑制作用。对革兰氏阳性菌的抗菌作用不如青霉素类和头孢菌素类，对革兰氏阴性菌的抗菌作用不如氨基糖苷类及氯霉素，对铜绿假单胞菌、结核分枝杆菌、伤寒沙门菌无效，对真菌和病毒无效。

抗菌机制主要是药物与细菌核糖体30S亚基特异性结合，阻止肽链延伸，抑制细菌蛋白质合成，属速效抑菌剂。

细菌对天然四环素类多已产生耐药性，但对半合成四环素可能仍敏感，天然四环素类药物之间有完全交叉耐药性。

【临床应用】抗菌谱虽广，但耐药菌株多见，且副作用较多，其临床应用受限，一般不用于常规感染的治疗，主要用于：

1. 立克次体感染（如斑疹伤寒、恙虫病等）、支原体感染（支原体肺炎）、衣原体感染（性病性淋巴肉芽肿、鹦鹉热、非淋菌性尿道炎、沙眼）、某些螺旋体感染。
2. 鼠疫、布鲁菌病、霍乱等。治疗布鲁菌病和鼠疫时应与氨基糖苷类联合应用。

【不良反应及用药监护】

1. 胃肠道刺激 口服对消化道刺激性较大，可引起恶心、呕吐、上腹部不适、腹泻等症状。饭后服或与食物同服可减轻，但影响药物吸收。服药后应多饮水。不宜与牛奶、奶制品或含有 Mg^{2+}、Ca^{2+}、Fe^{2+}、Al^{3+} 等多价阳离子食物同服。与抗酸药合用，应至少间隔 2～3 小时。

2. 二重感染 长期应用四环素类等广谱抗菌药，敏感菌被抑制，不敏感菌乘机大量繁殖，破坏了菌群共生的平衡状态，形成新的感染，称为二重感染或菌群交替症。多见于老人、儿童、机体抵抗力低下者。常见的有两种，①真菌感染：多为白念珠菌引起，表现为鹅口疮、肠炎，一旦出现，应立即停药，并同时用抗真菌药物治疗；②假膜性结肠炎：与肠道难辨梭菌产生的毒素有关，表现为肠壁坏死、体液渗出、剧烈腹泻甚至脱水或休克等，一旦发生，应立即停药，并选用万古霉素或甲硝唑治疗。为避免二重感染，年老、体弱、免疫功能低下、合用糖皮质激素者慎用。

3. 影响骨、牙生长 四环素类药物能与新生成的骨骼和牙齿中的钙离子结合，造成恒齿永久性棕色色素沉着（俗称牙齿黄染）、牙釉质发育不全，还可抑制婴幼儿骨骼发育。孕妇、哺乳期妇女及 8 岁以下儿童禁用。

4. 其他 长期大量使用四环素可引起严重肝损害或加重原有的肾损害，肝、肾功能不全者慎用，用药期间定期检查肝、肾功能，避免与利尿药合用；偶见皮疹、药热、血管神经性水肿等变态反应。肌内注射刺激性大，可致局部红肿、硬结，甚至坏死。静脉滴注的浓度宜控制在 0.1% 以下，速度不宜过快，否则易引起静脉炎和滴注部位疼痛。

案例分析

患儿，男，8 岁。近 2 周出现乏力、头痛、咽痛、发冷、发热、肌肉酸痛、食欲减退、恶心、呕吐等症状，并伴有阵发性刺激性咳嗽，咳少量黏痰入院求治。结合相关检查，初步诊断：支原体肺炎。医生拟给予四环素治疗。讨论：

1. 患儿选用四环素是否合理？
2. 患者使用四环素治疗会有哪些不良反应？应如何进行用药监护？

二、半合成四环素类

多西环素（doxycycline，强力霉素）

多西环素为长效半合成四环素，脂溶性较大，口服吸收快而完全，不易受食物的影响，但受金属离子的干扰。$t_{1/2}$ 长达 20 小时，每日服药一次即可。抗菌谱和四环素相似，抗菌活性比四环素强 2～10 倍，抗菌作用具有强效、速效、长效的特点。耐药菌株少，与天然四环素间无明显交叉耐药。适应证同四环素，是本类药物中的首选药。

常见胃肠道刺激症状，除恶心、呕吐、腹泻外，尚有舌炎、口腔炎和肛门炎等，应饭后服用。口服药物时，应以大量水送服，并保持直立体位 30 分钟以上，以避免引起食管炎。易致光敏反应，其他不良反应少于四环素。

米诺环素（minocycline，二甲胺四环素）

米诺环素为长效、高效的半合成四环素。药动学特点与多西环素基本相同，$t_{1/2}$ 为 14～18 小

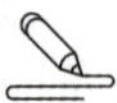

时。其抗菌谱和四环素相似，抗菌活性为四环素类中最强，且对四环素耐药的金黄色葡萄球菌、链球菌和大肠埃希菌仍有效。临床主要用于治疗酒渣鼻、痤疮和沙眼衣原体所致的性传播疾病，也用于敏感菌引起的尿路、胃肠道、呼吸道、胆道感染等。不良反应与四环素相似，但易引起光敏性皮炎，还可产生独特的前庭反应，表现为恶心、呕吐、眩晕、共济失调等症状，首剂服药可迅速出现，女性多于男性。停药24～48小时后症状可消失。用药期间不宜从事高空作业、驾驶和机器操作。

第二节　氯　霉　素

氯霉素(chloramphenicol)

氯霉素为广谱抗生素，对革兰氏阳性、阴性细菌均有抑制作用，但对后者的作用较强。其中对流感嗜血杆菌、伤寒沙门菌和其他沙门菌作用比其他抗生素强，对立克次体、衣原体、支原体、螺旋体也有效，但对革兰氏阳性球菌的作用不及青霉素和四环素，对结核分枝杆菌、真菌、病毒和原虫无效。抗菌作用机制是与敏感菌核糖体50S亚基可逆性结合，抑制肽酰基转移酶，从而抑制蛋白质合成，属速效抑菌剂。

由于药物严重不良反应，仅限于下列感染性疾病选择用药：①严重的细菌性脑膜炎；②伤寒和副伤寒；③立克次体感染；④与其他抗菌药联合使用治疗腹腔或盆腔的厌氧菌感染。也可局部应用治疗敏感菌引起的眼部感染，如沙眼和结膜炎等。滴耳用于中耳炎、外耳炎等。

主要不良反应有：①抑制骨髓造血功能，可以表现为与剂量和疗程有关的可逆性白细胞和血小板的减少，及时停药后可逐渐恢复；也可表现为与剂量和疗程无关的再生障碍性贫血，妇女、儿童、肝肾功能不良者易发生，表现为鼻出血、瘀斑、感染等症状，一旦发生难以逆转。正是因此严重的不良反应，临床应用受到严格限制。②灰婴综合征。③二重感染。④变态反应等。

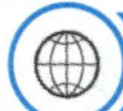

知识链接

灰婴综合征

早产儿、新生儿应用氯霉素剂量过大时，可出现腹胀、呕吐、皮肤灰白、发绀、循环衰竭、呼吸困难等症状，称为灰婴综合征，严重时可导致死亡。其原因是肝葡萄糖醛酸转移酶活性不足及肾排泄能力低下所致的氯霉素蓄积中毒。大龄儿童、成人尤其是老年人应用过量时，也可发生类似症状。故新生儿、早产儿及肝功能不全者禁用，成人尤其是老年人应用时应严格掌握剂量。

附　常用制剂及其用法

盐酸四环素　片剂：0.125g、0.25g。口服，0.25～0.5g/次，3～4次/d。

盐酸土霉素　片剂：0.125g、0.25g。口服，0.5g/次，3～4次/d。

多西环素　片剂：0.05g、0.1g。口服，首次0.2g，以后0.1g/次，1～2次/d。

米诺环素　片剂：0.05g。口服，首次0.2g，以后0.1g/次，2次/d。

氯霉素　片剂：0.25g。口服，0.25～0.5g/次，4次/d。注射剂：0.125g、0.25g、0.5g。肌内注射或静脉滴注，0.5～1g/次，2次/d。

（唐瑰琦）

扫一扫，测一测

复习思考题

1. 何谓二重感染？如果患者发生二重感染，应如何处理？
2. 氯霉素因哪种严重的不良反应而限制使用？目前限于哪些感染的治疗？

第三十六章　人工合成抗菌药

学习目标

1. 掌握氟喹诺酮类抗菌药代表药物名称，共同作用特点、不良反应及用药监护。
2. 熟悉磺胺类抗菌药的分类、代表药物名称，药理作用、临床应用、不良反应及用药监护。
3. 了解其他人工合成抗菌药的特点。

第一节　喹诺酮类抗菌药

喹诺酮类药物是一类以4-喹诺酮母核为基本结构的人工合成抗菌药。根据其临床应用的先后及抗菌性能，可分为四代：

第一代萘啶酸，目前临床已淘汰。

第二代吡哌酸，主要对革兰氏阴性菌作用较强，口服易吸收，但血中游离药物浓度低，尿中药物浓度高，故仅限于治疗泌尿道和肠道感染。

第三代药物为氟喹诺酮类，常用药物有诺氟沙星、环丙沙星、氧氟沙星、左氧氟沙星、洛美沙星、氟罗沙星、司帕沙星等。氟喹诺酮类抗菌谱广、抗菌力强、口服吸收好、不良反应较少，是目前治疗细菌感染性疾病的重要药物。本节主要介绍该类药物。

第四代药物有格帕沙星、莫西沙星、吉米沙星、曲伐沙星、克林沙星、加替沙星等。这类药物在第三代基础上增加了对厌氧菌的抗菌活性。

一、共同特性

【体内过程】多数药物口服吸收良好，生物利用度高，血药浓度较高，在体内分布广，组织穿透力较强，可分布到各组织、器官、体液中。少数药物可在肝代谢，经胆汁、肠道排泄，大多数药物主要以原形经肾排泄，尿中浓度较高。

【抗菌作用】氟喹诺酮类对革兰氏阴性菌包括淋病奈瑟菌、大肠埃希菌、伤寒沙门菌属、志贺菌属、铜绿假单胞菌等有强大的杀菌作用；对革兰氏阳性菌如金黄色葡萄球菌、肺炎链球菌、溶血性链球菌等也有良好抗菌作用；某些药物对结核分枝杆菌、军团菌、支原体、衣原体及厌氧菌也有作用。

喹诺酮类药物主要通过抑制细菌的DNA回旋酶活性，干扰DNA复制，而起到杀菌作用。本类药物间有交叉耐药，但与其他药物之间无明显交叉耐药性。

【临床应用】氟喹诺酮类具有抗菌谱广、抗菌活性强、口服吸收良好，与其他类别的抗菌药之间较少交叉耐药等特点。但是临床存在滥用的倾向。

1. 泌尿生殖系统感染　环丙沙星、氧氟沙星与β-内酰胺类同为首选药，用于治疗单纯性淋病奈瑟菌性尿道炎或宫颈炎，但对非特异性尿道炎或宫颈炎疗效差。环丙沙星是铜绿假单胞菌性尿道炎的首选药。

2. 呼吸道感染 万古霉素与左氧氟沙星或莫西沙星联合用药是治疗青霉素高度耐药肺炎链球菌感染的首选药。氟喹诺酮类（除诺氟沙星）可替代大环内酯类用于支原体肺炎、衣原体肺炎、军团菌感染。

3. 肠道感染与伤寒 首选用于治疗志贺菌引起的急、慢性细菌性痢疾和中毒性菌痢，以及鼠伤寒沙门菌、猪霍乱沙门菌、肠炎沙门菌引起的胃肠炎。对沙门菌引起的伤寒或副伤寒，应首选氟喹诺酮类或头孢曲松。

4. 其他 氟喹诺酮类可用于骨和关节感染、皮肤和软组织感染等；还可用于沙眼衣原体、支原体所致的传播性疾病的治疗。

【不良反应及用药监护】

1. 胃肠道反应 与剂量相关，常见食欲不振、恶心、呕吐、腹痛、腹泻等症状，一般不严重，多数患者可以耐受。该类药物宜空腹服用，同时多饮水。

2. 骨、关节损伤 影响软骨发育，部分患者可出现关节痛、肌痛，极少数青春期前病例出现可逆性关节痛。故孕妇、哺乳期妇女及18岁以下青少年不宜使用。可致肌腱损伤。

3. 中枢神经系统反应 少数患者出现中枢兴奋症状，表现为烦躁、失眠、头痛、眩晕，甚至抽搐、惊厥、精神错乱等，但极罕见。用药后可能有头晕，告知患者勿从事危险性操作。对原有中枢神经系统疾病患者，如发生惊厥，立即停药。精神病、癫痫患者禁用。

4. 变态反应及光敏反应 可出现药疹、皮肤瘙痒和血管神经性水肿等。少数患者服用洛美沙星、氟罗沙星时，可诱发光敏性皮炎，表现为光照部位出现瘙痒性红斑，严重者皮肤糜烂、脱落，一旦发生光敏性药疹（多为红斑、丘疹、伴瘙痒或灼痛，重者可能发生面部、手、上臂皮肤处红肿、脱皮、甚至起水疱）需停药。用药期间应避免日照。用药前应先询问过敏史，用药时注意皮疹或其他过敏症状。

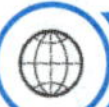

知识链接

光敏性皮炎

某些药物服用后，患者如果经较强的日晒后，面、颈、前臂、手背等部位会出现红斑、丘疹、风团或水疱等症状，称为光敏性皮炎。当光敏性的物质进入体内后，经日光照射，会和体内的蛋白质结合而形成抗原性物质、刺激机体产生抗体、致敏淋巴细胞，抗原和抗体或抗原和被致敏的淋巴细胞反应，则会出现光敏性皮炎，这是一种因阳光引发的免疫系统反应，服用的药物量越大，在户外时间越长，症状就越重。

能够引起光敏性皮炎的药物有多种，如维甲酸、喹诺酮类抗菌药、四环素、三环类抗抑郁药、灰黄霉素、氢氯噻嗪等。这些药物服药后应注意避免强烈日照。

5. 心脏毒性 临床表现为血压升高或下降、心肌梗死、心动过缓、心律不齐或尖端扭转型室性心动过速。心脏毒性与用药剂量有关，与性别亦有关联，通常女性较男性易发生Q-T间期延长。

6. 其他 偶有肝毒性、眼毒性等。

二、常用氟喹诺酮类药物

诺氟沙星（norfloxacin，氟哌酸）

诺氟沙星为第一个用于临床的氟喹诺酮类药，其口服生物利用度为35%～45%，$t_{1/2}$为3～4小时。抗菌谱广，抗菌作用强，对革兰氏阳性菌和阴性菌包括铜绿假单胞菌均有良好抗菌活性。

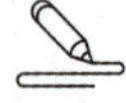

主要用于敏感菌所致泌尿道、肠道感染和淋病。不良反应主要有恶心、呕吐、腹痛、食欲减退、口干、便秘等胃肠道反应及头痛、头晕、嗜睡等神经系统症状。其他不良反应有凝血障碍、白细胞减少、变态反应、预激综合征、心房纤颤等。

环丙沙星（ciprofloxacin）

环丙沙星口服吸收不完全，生物利用度为70%左右。穿透性能好，分布于全身各组织，肺、扁桃体、前列腺等组织中药物浓度均高于血药浓度。抗菌谱同诺氟沙星，抗菌活性强，对耐药铜绿假单胞菌、耐药金黄色葡萄球菌、流感嗜血杆菌、军团菌等作用强。对厌氧菌多数无效。主要用于全身感染，也可作为骨、关节感染的有效药物。不良反应同诺氟沙星。静脉滴注时，局部有血管刺激反应。

氧氟沙星（ofloxacin，氟嗪酸）

氧氟沙星口服吸收迅速完全，生物利用度高，分布广泛，在前列腺、肺、耳鼻喉、骨组织和痰液中均能达到有效浓度，在脑脊液中浓度较高，特别是有炎症时药物浓度更高，在胆汁中药物浓度约为血药浓度的7倍左右。药物主要经肾排泄，尿药浓度是氟喹诺酮类药物中最高的。除保留了环丙沙星的抗菌特点和其良好的抗耐药菌特性外，氧氟沙星还对结核分枝杆菌、沙眼衣原体和部分厌氧菌有效。临床常用于敏感菌引起的呼吸道、泌尿生殖道、胆道、耳鼻喉及皮肤软组织感染，可用于伤寒、副伤寒治疗，与其他抗结核药联合用于耐药结核分枝杆菌的治疗。偶见轻度中枢神经系统毒性反应和转氨酶升高。

左氧氟沙星（levofloxacin）

本品为氧氟沙星的左旋体，口服生物利用度高，抗菌活性是氧氟沙星的两倍，对包括厌氧菌在内的革兰氏阳性菌、阴性菌具有强大杀菌作用，对各种急慢性感染、难治性感染有较好疗效。不良反应低，主要是皮疹、瘙痒、红斑及胃肠反应。

洛美沙星（lomefloxacin）

洛美沙星口服吸收好，生物利用度高，体内分布广。抗菌谱广，体内抗菌活性高于诺氟沙星和氧氟沙星。用于泌尿生殖器官感染、皮肤和软组织感染、脓胸、肺脓肿等化脓性细菌感染，也可用于耐药结核分枝杆菌所致的肺结核、风湿病并发感染、细菌性角膜炎、角膜溃疡等治疗。最严重的不良反应为皮肤变态反应和光敏反应，用药过程中应避免日照。

氟罗沙星（fleroxacin）

氟罗沙星口服生物利用度高，抗菌谱广，抗菌活性强，作用时间长。临床主要用于治疗敏感菌所致的呼吸道、泌尿生殖道、妇科、外科的感染性疾病。其不良反应少，最常见的是胃肠道反应。中枢神经系统表现为失眠、头痛和眩晕，个别可有乏力，皮疹和光敏反应。这些反应均为可逆且属轻、中度反应。对肾功能损伤者要减量。

司帕沙星（sparfloxacin，司氟沙星）

司帕沙星口服吸收良好，肝肠循环明显。对革兰氏阳性菌、厌氧菌、结核分枝杆菌、衣原体和支原体的抗菌活性显著优于环丙沙星；对革兰氏阴性菌的抗菌活性与环丙沙星相似。呼吸道、泌尿道、皮肤软组织感染等尤其是葡萄球菌属、链球菌属、不动杆菌、大肠埃希菌、肺炎克雷伯菌、肠球菌及淋球菌等所致感染均有较好疗效。但因易产生光敏反应、心脏毒性和中枢神经毒性，临床应严格控制使用。

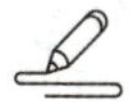

案例分析

患者，女，14岁，因急性尿路感染，给予盐酸左氧氟沙星片0.1g，口服，1日3次。第3天，患者出现双膝关节红肿疼痛，活动障碍，伴低热（T 37.9℃）。生化检测：抗链球菌溶血素O试验、红细胞沉降率等检测均为阴性。患者既往体健，否认"关节炎"等病史。讨论：

1. 患者关节疼痛的原因可能是什么？患者使用左氧氟沙星是否合理？
2. 左氧氟沙星的不良反应及用药监护有哪些？

第二节　磺胺类抗菌药

一、概　　述

磺胺类药是最早用于治疗全身性细菌感染的抗菌药物，随着抗生素和喹诺酮类药物的快速发展，其治疗地位逐渐被取代。但由于磺胺类药有其独特的优点，对某些感染性疾病（如流行性脑脊髓膜炎、鼠疫）疗效显著，目前仍在临床应用。

【分类】磺胺类药按照治疗目的不同和口服吸收的难易程度不同分为三类：

1. 全身感染用药（肠道易吸收类） 口服易吸收，体内分布广泛。按照 $t_{1/2}$ 不同分为三类：①短效类，$t_{1/2}$<10小时，如磺胺异噁唑；②中效类，$t_{1/2}$ 为10～24小时，如磺胺嘧啶和磺胺甲噁唑；③长效类，$t_{1/2}$>24小时，如磺胺多辛。其中，中效磺胺制剂较为常用。

2. 肠道感染用药（肠道难吸收类） 如柳氮磺吡啶。

3. 局部感染用药（外用磺胺药） 如磺胺米隆、磺胺嘧啶银和磺胺醋酰。

【抗菌作用】抗菌谱广，对大多数革兰氏阳性菌和阴性菌均有良好的抗菌活性，其中最敏感的是溶血性链球菌、肺炎链球菌、脑膜炎奈瑟菌、淋病奈瑟菌、鼠疫耶尔森菌；其次是志贺菌属、大肠埃希菌、沙门菌属及变形菌属；对沙眼衣原体、疟原虫及放线菌也有抑制作用。磺胺米隆和磺胺嘧啶银还对铜绿假单胞菌有效。

细菌对磺胺药易产生耐药性，尤其在剂量不足、疗程不当的情况下更易产生。磺胺药之间有交叉耐药性，与甲氧苄啶合用可延缓耐药性的产生。

【抗菌机制】磺胺类药通过抑制二氢蝶酸合酶而抑制细菌生长繁殖。对磺胺药敏感的细菌不能直接利用周围环境中的叶酸，必须利用对氨苯甲酸（PABA）和蝶啶，在二氢蝶酸合酶的作用下合成二氢蝶酸，并进一步与谷氨酸生成二氢叶酸，后者在二氢叶酸还原酶催化下被还原成四氢叶酸。四氢叶酸活化后，可作为一碳基团载体的辅酶参与嘌呤和嘧啶核苷酸的合成。磺胺药的结构和PABA相似，可与PABA竞争二氢蝶酸合酶，阻碍二氢叶酸的合成，从而影响核酸的生成，抑制细菌生长繁殖（图36-1）。

【不良反应及用药监护】

1. 肾损害 经代谢生成的乙酰化磺胺，在酸性尿中溶解度低，易结晶析出，可出现结晶尿、血尿、尿痛、尿路阻塞和尿闭等症状。用药期间适当增加饮水量；大剂量、长期应用时宜与碳酸氢钠同服碱化尿液，增加磺胺药及乙酰化物的溶解度，降低药物浓度，加速排泄；定期检查尿液，发现结晶尿应及时停药。老年人、肾功能不全者、脱水、少尿和休克患者慎用或禁用。

2. 抑制骨髓 可引起白细胞减少，再生障碍性贫血及血小板减少症。患者可表现为咽痛、发热、出血倾向，用药期间应定期查血常规，发现异常及时停药。

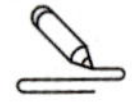

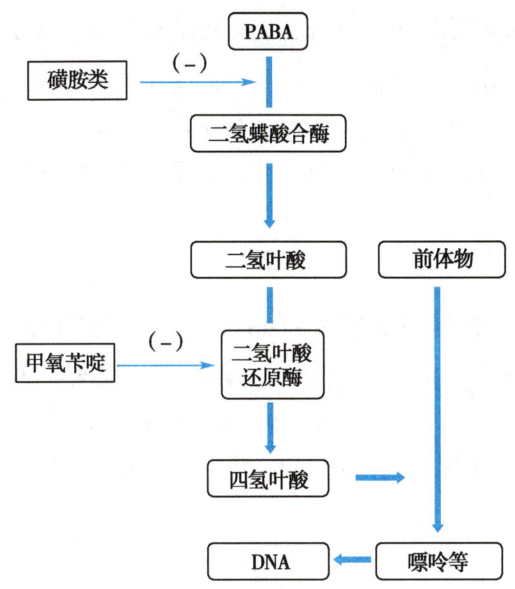

图 36-1　磺胺药及 TMP 抗菌机制示意图

3. 变态反应　较多见，有皮疹、药热等，严重者可出现剥脱性皮炎、多形性红斑。用药前应询问患者有无过敏史，用药中应观察变态反应。

4. 肝脏损害　可致黄疸、肝功能减退，严重者可发生急性肝坏死，肝功能损害者禁用。

5. 其他　恶心、呕吐、眩晕、头痛、精神不振、全身乏力等。妊娠期、哺乳期患者应避免用本类药物。禁止用于新生儿及 2 月龄以下婴儿。

二、常用磺胺类药物

（一）全身感染用药

磺胺嘧啶(sulfadiazine，SD)

磺胺嘧啶口服易吸收，血浆 $t_{1/2}$ 为 10～13 小时。抗菌力强，血浆蛋白结合率低，约 45%，易透过血脑屏障，脑脊液浓度可达血浆浓度的 40%～80%，是防治流行性脑脊髓膜炎的首选药物。本药在尿中易析出结晶，应注意对肾的损害。

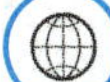

知识链接

流行性脑脊髓膜炎

流行性脑脊髓膜炎是由脑膜炎奈瑟菌引起的冬、春季节常见的呼吸道传染病。多发生于儿童，少数成人亦可发病。流行性脑脊髓膜炎的初期症状与感冒类似，往往不被重视而延误治疗。流行性脑脊髓膜炎严重的表现为突然高热、剧烈头痛、喷射性呕吐、头颈强直、皮肤有出血点、大小便失禁、昏迷、抽搐等。

流行性脑脊髓膜炎治疗的关键是尽早、足量应用对细菌敏感并能透过血脑屏障的抗菌药，以便彻底杀灭体内的脑膜炎奈瑟菌。青霉素是对脑膜炎奈瑟菌高度敏感的杀菌药，但青霉素不易透过血脑屏障，须加大剂量使用以保证脑脊液中达到有效浓度，同时因药物的变态反应而应用受限。磺胺嘧啶与血浆蛋白结合率低，易通过血脑屏障，能进入脑脊液中达到较高的药物浓度，同时对脑膜炎奈瑟菌敏感，成为防治流行性脑脊髓膜炎的首选药物。

磺胺甲噁唑(sulfamethoxazole,SMZ,新诺明)

磺胺甲噁唑血浆 $t_{1/2}$ 为10～12小时。与甲氧苄啶合用可产生协同作用，扩大抗菌范围，增强抗菌作用，故目前临床多用其复方制剂复方磺胺甲噁唑，主要用于敏感菌引起的泌尿系统感染、肠道感染、呼吸道感染的治疗。本药变态反应较为常见，在酸性尿液中可析出结晶而损害肾脏，需注意碱化尿液。

(二)肠道感染用药

柳氮磺吡啶(sulfasalazine,SASP)

本品口服难吸收，本身无抗菌活性，在肠道分解成有抗菌活性的磺胺吡啶和有抗炎、抗免疫作用的5-氨基水杨酸盐。临床主要用于治疗溃疡性结肠炎，可抑制急性发作，并延长缓解期，口服加保留灌肠疗效较好。长期服药可引起恶心、呕吐、皮疹、药热和白细胞减少等，尚可影响精子活力而致不育症。

(三)局部感染用药

磺胺米隆(sulfamylon,SML、甲磺灭脓)

本药穿透力强，能迅速渗入创面及焦痂中，抗菌谱广，对铜绿假单胞菌、金黄色葡萄球菌和破伤风梭菌有效，且抗菌作用不受脓液和坏死组织的影响。适用于烧伤和大面积创伤后感染。

磺胺嘧啶银(sulfadiazine silver,SD-Ag)

本药具有磺胺嘧啶及硝酸银两者的抗菌作用，抗菌谱广，对铜绿假单胞菌抑制作用强大，尚有收敛作用，能促进创面的愈合，适用于Ⅱ度或Ⅲ度烧伤的创面感染，并可促进创面干燥、结痂及愈合。

磺胺醋酰(sulfacetamide,SA)

磺胺醋酰的钠盐溶液呈中性，几乎无刺激性，穿透力强，适用于眼科感染性疾患如沙眼、角膜炎和结膜炎。

第三节 其他合成抗菌药

甲氧苄啶(trimethoprim,TMP)

甲氧苄啶口服吸收迅速而完全，血浆 $t_{1/2}$ 约为10小时，与SMZ相近。

【抗菌作用】抗菌谱与磺胺药相似，但抗菌作用较强，对多种革兰氏阳性和阴性细菌有效。抗菌机制是抑制细菌二氢叶酸还原酶，使二氢叶酸不能还原成四氢叶酸，阻止细菌核酸的合成而产生抑菌作用(图36-1)。与磺胺药合用，可使细菌的叶酸代谢受到双重阻断，抗菌作用增强达数倍至数十倍，甚至出现杀菌作用，因此称为“磺胺增效剂”。同时药物可减少耐药菌株的产生，对磺胺药已耐药的菌株也有效，但单独应用细菌易产生耐药性。TMP还可增强多种抗生素(如四环素、庆大霉素等)的抗菌作用。

【临床应用】常与SMZ或SD合用，TMP与SMZ、TMP与SD分别按照1∶5和1∶8组成复方制剂，分别称为复方磺胺甲噁唑和复方磺胺嘧啶片，用于治疗呼吸道感染、尿路感染、肠道感染、脑膜炎、败血症及伤寒等。

【不良反应及用药监护】不良反应以恶心、呕吐、头痛、瘙痒、皮疹等多见，较大剂量长期使用可发生白细胞、血小板减少。另外该品经动物试验证明具有致畸作用，因此妊娠妇女应避免使用，哺乳期妇女慎用，肝肾功能受损害者也应慎用。

呋喃妥因（nitrofurantoin，呋喃坦啶）

呋喃妥因抗菌谱广，对多种革兰氏阳性及革兰氏阴性菌有效，如大肠埃希菌、金黄色葡萄球菌和肠球菌等。口服吸收快而完全，但迅速自肾排出，血药浓度很低，不适用于全身感染，尿中浓度高，主要用于敏感菌所致的泌尿道感染，如急性肾炎、肾盂肾炎、膀胱炎、前列腺炎、尿道炎等。不良反应以消化道反应多见，剂量过大或肾功能不全者可引起周围神经炎，偶见变态反应。

呋喃唑酮（furazolidone，痢特灵）

呋喃唑酮抗菌谱与呋喃妥因相似。口服吸收少，肠内浓度高，主要用于肠炎和细菌性痢疾。有抗幽门螺杆菌作用，还可用于治疗消化性溃疡。不良反应同呋喃妥因。

甲硝唑（metronidazole，灭滴灵）

药物对革兰氏阳性和阴性厌氧性菌都有较强的抗菌作用，对脆弱杆菌敏感。对其他病原体如滴虫、阿米巴、贾第鞭毛虫等也有杀灭作用，对需氧菌无效。可用于厌氧菌引起的败血症、盆腔炎、骨髓炎、中耳炎、口腔感染等，也可作为肠内、肠外阿米巴病的首选，也是治疗阴道滴虫病的首选药物。

附　常用制剂及其用法

诺氟沙星　片剂：0.1g。口服，0.4g/ 次，2 次 /d。

氧氟沙星　片剂：0.1g、0.2g。口服，0.3g/ 次，2 次 /d。注射剂：0.1g、0.2g、0.3g。静脉滴注，200mg/ 次，2～3 次 /d。

左氧氟沙星　片剂：0.1g。口服，0.1g/ 次，3 次 /d。

环丙沙星　片剂：0.25g、0.5g。口服，0.5g/ 次，1～2 次 /d。注射剂：100mg/50ml、200mg/100ml。静脉滴注，100～200mg/ 次，2 次 /d。

洛美沙星　片剂：0.2g。口服，0.2g/ 次，2～3 次 /d。

氟罗沙星　胶囊剂：0.1g。口服，0.4g/ 次，1 次 /d。

司帕沙星　胶囊剂：0.1g。口服，0.1～0.3g/ 次，1 次 /d。

磺胺嘧啶　片剂：0.5g。口服，首次 2g，维持量 1g/ 次，2 次 /d，同服等量碳酸氢钠。治疗流行性脑脊髓膜炎时，首次 2g，维持量 1g/ 次，4 次 /d。注射剂：1g/5ml。钠盐可深部肌内注射，或用生理盐水稀释，使浓度低于 5%，缓慢静脉注射或静脉滴注，1～1.5g/ 次，3 次 /d。

复方磺胺甲噁唑　片剂：每片含 SMZ0.4g，TMP0.08g。口服，成人 2 片 / 次，2 次 /d。

磺胺米隆　5%～10% 溶液湿敷或 5%～10% 软膏涂敷，或用其散剂撒布于创面。

磺胺嘧啶银　用 1%～2% 软膏或乳膏涂敷创面，也可用乳膏油纱布包扎创面。

呋喃妥因　肠溶片：0.05g。口服，0.05～0.1g/ 次，4 次 /d。

呋喃唑酮　片剂：0.1g。口服，0.1g/ 次，3～4 次 /d。

（唐瑰琦）

复习思考题

1. 简述氟喹诺酮类药物主要不良反应及用药监护要点。
2. 如何防治磺胺药对肾脏的损害？

扫一扫，测一测

PPT 课件

知识导览

第三十七章 抗结核病药

学习目标

1. 掌握异烟肼、利福平的抗菌作用及机制、临床应用、不良反应及用药监护。
2. 熟悉抗结核病药的用药原则。
3. 了解其他抗结核病药的作用特点。

抗结核病药是指对结核分枝杆菌有抑制或杀灭作用的药物。药物种类较多，临床常将其中疗效高、不良反应少、患者较易耐受的如异烟肼、利福平、乙胺丁醇、吡嗪酰胺、链霉素等列为一线药，其余为二线药，如对氨基水杨酸、丙硫异烟胺、卡那霉素等，因其抗菌作用弱，毒性较大，仅在结核分枝杆菌对一线药耐药时或用于与其他抗结核病药配伍时使用。此外，近几年又开发出一些疗效较好、毒副作用相对较小的新一代抗结核病药，如利福喷汀、利福定、司帕沙星、莫西沙星、加替沙星、左氧氟沙星、新大环内酯类等，在耐多药结核病的治疗中起重要作用。

第一节 常用药物

异烟肼（isoniazid，INH，雷米封）

【抗菌作用】异烟肼对结核分枝杆菌有高度选择性，抗菌力强，低浓度有抑菌作用，较高浓度对繁殖期细菌有杀菌作用。穿透力强，能通过血脑屏障和渗透到纤维化或干酪样病灶中。单用时结核分枝杆菌易产生耐药性，与其他抗结核病药无交叉耐药性，因此若与其他抗结核病药联用，则能延缓耐药性的发生并增强疗效。抗菌机制可能是抑制分枝菌酸的合成。

【临床应用】异烟肼是治疗各型结核病的首选药。除早期轻症肺结核或预防应用外，均宜与其他一线药联合应用。对急性粟粒性肺结核和结核性脑膜炎应增大剂量，必要时采用注射给药。

【不良反应及用药监护】发生率与剂量有关，治疗量时不良反应少而轻。

1. 神经系统毒性 常见于用药剂量大、时间长及慢代谢型者，表现为手脚麻木、肌肉震颤、步态不稳及头晕头痛等，严重时可导致中毒性脑病和精神病。此反应系异烟肼的结构与维生素 B_6 相似，使维生素 B_6 排泄增加，从而导致体内维生素 B_6 缺乏，而维生素 B_6 缺乏会使中枢 γ- 氨基丁酸（GABA）减少，导致中枢过度兴奋，故同服维生素 B_6 可防治此反应。凡有癫痫病史、精神病史患者慎用。

2. 肝毒性 35 岁以上及快代谢型患者较多见，可有暂时性转氨酶值升高。饮酒、与利福平合用均可增加对肝的毒性作用，用药期间严密观察患者用药后的反应，每 2～4 周检查肝功能一次，服药期间应避免饮酒。

3. 其他 可发生各种皮疹、发热、胃肠道反应、粒细胞减少、血小板减少和溶血性贫血。用药期间还可能产生脉管炎及关节炎综合征。

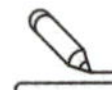

利福平（rifampicin，甲哌利福霉素）

【抗菌作用】利福平抗菌谱广且作用强大。对结核分枝杆菌、麻风杆菌和革兰氏阳性球菌特别是耐药性金黄色葡萄球菌都有很强的抗菌作用，对革兰氏阴性菌、某些病毒和沙眼衣原体也有抑制作用。结核分枝杆菌对利福平易产生耐药性，故不宜单用。与异烟肼、乙胺丁醇等合用有协同作用，并能延缓耐药性的产生。其抗菌机制是特异性地抑制细菌依赖于DNA的RNA多聚酶，阻碍mRNA合成，对动物细胞的RNA多聚酶则无影响。

【临床应用】利福平主要与其他结核病药合用，治疗各种结核病及重症患者。对耐药性金黄色葡萄球菌及其他细菌所致的感染也有效。还用于治疗麻风病。

【不良反应及用药监护】

1. 胃肠道反应　常见恶心、呕吐、腹痛、腹泻等。应空腹服用，避免降低药效。

2. 肝毒性　长期大量使用可出现黄疸、肝功能减退等症状，有肝病或与异烟肼合用时较易发生。肝功能不全者禁用。用药期间每2～4周检查肝功能一次，服药期间应避免饮酒。

3. 变态反应　如皮疹、药热、血小板和白细胞减少等，多见于间歇疗法，出现变态反应时应停药。

4. 其他　对动物有致畸胎作用，孕妇及哺乳期妇女禁用。服药后大小便、唾液、汗液均可呈橘红色，应预先告知患者。

乙胺丁醇（ethambutol）

乙胺丁醇口服吸收良好，2～4小时血药浓度达高峰。体内分布广泛，大部分以原形经肾排泄。对肾脏有一定毒性，肾功能不全时可引起蓄积中毒。对繁殖期结核分枝杆菌有较强的抑制作用，对其他细菌无效。单用易产生耐药性，与其他抗结核病药无交叉耐药现象。常与异烟肼、利福平等合用治疗各种结核病。治疗剂量时不良反应较少见，但大剂量长期使用可导致球后视神经炎，可出现弱视、红绿色盲等，用药期间应定期进行眼科检查。偶见胃肠道反应、变态反应和高尿酸血症，痛风者慎用。

司帕沙星（sparfloxacin）

司帕沙星系三代氟喹诺酮类抗菌药，抗菌谱广，对革兰氏阳性菌、革兰氏阴性菌、厌氧菌、支原体、衣原体、分枝杆菌均有较强的杀灭作用。对于有多种耐药性的菌株有效，被认为是一类有发展前景的新一代抗结核病药。其严重不良反应为光敏反应，应慎用。

其他抗结核病药作用特点比较见表37-1。

表37-1　其他抗结核病药的作用特点比较表

药物名称	作用特点和临床应用	不良反应及用药监护
利福定（rifandine）	抗菌谱和利福平相同，抗菌效力达利福平3倍以上	不良反应及用药监护同利福平，与利福平有交叉耐药现象
利福喷汀（rifapentine）	抗菌谱和利福平相同。抗菌强度为利福平的7倍。$t_{1/2}$长，约26小时，每周只需给药2次。利福喷汀具有一定的抗艾滋病作用	同利福平
吡嗪酰胺（pyrazinamide）	酸性环境中抗菌作用增强，易产生耐药性，但与其他抗结核药无交叉耐药。已列为抗结核病基本药在短程化疗中应用	长期、大量使用可发生严重的肝损害，用药期间应定期检查肝功能。此外该药还能抑制尿酸盐排泄，诱发痛风

续表

药物名称	作用特点和临床应用	不良反应及用药监护
对氨基水杨酸（PAS）	对结核分枝杆菌只有抑菌作用，与其他抗结核病药合用，可以延缓耐药性的发生	常见的不良反应为胃肠道反应及变态反应，长期大量应用可出现肝功能损害
罗红霉素（roxithromycin）	罗红霉素系半合成大环内酯类抗生素中抗结核分枝杆菌作用最强的药物，与异烟肼、利福平合用，有协同作用	不良反应较少，可有胃肠道反应。偶有变态反应，肝功能损害等，肝功能不全者慎用

第二节 抗结核病药的用药原则

1. 早期用药 早期病灶内结核杆菌生长旺盛，对药物敏感，同时病灶部位血液供应丰富，药物易于渗入病灶内，达到高浓度，可获良好疗效。

2. 联合用药 联合用药可提高疗效、降低毒性、延缓耐药性，并可交叉消灭对其他药物耐药的菌株，使其不致成为优势菌造成治疗失败或复发。一般多在异烟肼的基础上加1～2种其他抗结核病药，两药联合以加利福平或利福定较好，如病灶广泛，病情严重，则可采用三联或四联用药。

3. 适量用药 剂量要适当。药物剂量不足，组织内药物难以达到有效浓度，且易诱发细菌产生耐药性，从而使治疗失败。反之，用药剂量过大则可能导致严重不良反应使治疗难以继续。

4. 规律治疗 目前广泛采用的是短期疗法（6～9个月），其疗效可靠。主要是利福平和异烟肼联合，大多用于单纯性结核的初治。如病灶广泛，病情严重则应采用三联甚至四联，常用的方案是：最初两个月每日给予异烟肼，利福平与吡嗪酰胺，以后四个月每日给予异烟肼和利福平（即2HRZ/4HR方案）。异烟肼耐药地区在上述三联与二联的基础上分别增加链霉素与乙胺丁醇（即2SHRZ/4HRE方案）。对营养不良、恶性病而免疫功能低下者，宜用12个月疗程，对选药不当，不规则治疗或细菌产生耐药，可选用或增加二线药联合，复发而有合并症者，宜用18～24个月治疗方案。

5. 全程督导 即患者的病情、用药、复查等均应在医务人员的监督之下，确保得到规范治疗，此为当今控制结核病的首要策略。

案例分析

患者，男，21岁，因自服异烟肼100片（10g）1小时后，出现头晕、恶心、站立不稳，全身发抖，随后口吐白沫，四肢抽搐、不省人事，急诊入院。入院时体检：P 116次/min，BP 123/85mmHg，中度昏迷。初步诊断：急性异烟肼中毒。通过洗胃、吸氧并大量静脉给予维生素B_6及其他抢救措施后，患者症状缓解，一周后痊愈出院。医生追问服药原因，患者答因前一天在某医院诊断为"肺结核"，医生给予异烟肼等药，且嘱其"顿服"，故将一瓶异烟肼药片"顿服"。讨论：

1. 异烟肼有哪些不良反应？此患者给予大量维生素B6的理由是什么？
2. 查阅资料，"顿服"怎样理解？此事给我们怎样的教训？

附 常用制剂及其用法

异烟肼 片剂：0.05g、0.1g、0.3g。0.3g～0.4g/d，分1～3次服。粟粒性结核、结核性脑膜

炎、干酪性肺炎等重症应增加剂量至 200mg/ 次，3 次 /d。儿童一般 10～20mg/（kg·d）。注射剂：0.05g/2ml、0.1g/2ml。注射剂量视病情而定，可作肌内注射、腔内注射或用 5% 葡萄糖或生理盐水稀释至 0.1% 静脉滴注（如用于结核性脑膜炎等）。

利福平　片剂（或胶囊剂）：0.15g。0.45～0.6g/d，清晨空腹顿服。儿童 20mg/（kg·d）。眼部疾病可局部给药。

利福喷汀　胶囊剂：0.15g、0.3 g。成人 0.6g/ 次，1～2 次 / 周，空腹服用。

乙胺丁醇　片剂：0.25g。口服，0.25g/ 次，2～3 次 /d。

对氨基水杨酸钠　片剂：0.5g。口服，2～3g/ 次，4 次 /d。注射剂：2g、4g、6g。重症或口服不能耐受者，4～12g/d 加入 5% 葡萄糖或 0.9% 氯化钠注射液中，稀释为 3%～4% 的溶液，静脉滴注，避光条件下 2 小时内滴完。

吡嗪酰胺　片剂（或胶囊剂）：0.25g、0.5g。口服，0.5g/ 次，3 次 /d。

（王嘉毅）

复习思考题

1. 简述异烟肼的不良反应及用药监护要点。
2. 异烟肼与利福平能否合用？合用应注意什么？
3. 简述抗结核病药的用药原则。

扫一扫，测一测

PPT 课件

知识导览

第三十八章　抗真菌药与抗病毒药

学习目标

1. 熟悉两性霉素 B 的药理作用、临床应用、不良反应及用药监护。
2. 了解其他常用抗真菌药作用特点。
3. 了解常用抗病毒药的作用特点。

第一节　抗真菌药

真菌感染分为浅部和深部感染两类。浅部感染常由各种癣菌引起，主要侵犯皮肤、毛发、指（趾）甲等，发病率高。深部感染常由白念珠菌和新型隐球菌引起，主要侵犯内脏器官和深部组织，发病率虽低，但危害性大，治疗困难，可危及生命。抗真菌药是指具有抑制真菌生长繁殖或杀灭真菌的药物，临床常用的抗真菌药有抗生素类、唑类、嘧啶类、丙烯胺类。

一、抗生素类抗真菌药

两性霉素 B（amphotericin B，庐山霉素）

【抗菌作用】两性霉素 B 几乎对所有真菌均有抗菌活性，为广谱抗真菌药。对多种深部真菌如新型隐球菌、白念珠菌、皮炎芽生菌及组织胞浆菌等有强大抑制作用，高浓度有杀菌作用。它能选择性地与真菌细胞膜的麦角固醇相结合形成孔道，从而增加膜的通透性，导致细胞内重要物质外漏而致死。细菌的细胞膜不含固醇类物质，故两性霉素 B 对细菌无效。

【临床应用】是治疗深部真菌病的首选药。静脉给药主要用于治疗全身性深部真菌感染，口服给药可治疗肠道真菌感染，局部应用治疗皮肤、指甲及黏膜等浅表真菌感染。

【不良反应及用药监护】不良反应较多且严重，静脉滴注时可出现寒战、高热、头痛、恶心、呕吐等，为减少不良反应，静脉滴注前可给予解热镇痛药、H_1 受体阻断药及糖皮质激素。静脉滴注过快可引起惊厥、心律失常。静脉滴注时可溶于 5% 葡萄糖注射液，浓度稀释到 0.1mg/ml，避光缓慢滴注。忌用 0.9% 氯化钠注射液，以免引起沉淀。可引起肾损害，表现为蛋白尿、管型尿、血尿素氮升高等，亦可出现肝损害、听力损害、低血钾、贫血等。用药期间应定期做血钾、血常规、尿常规、肾功能和心电图等检查，及时调整剂量。

制霉菌素（nystatin，制霉素）

制霉菌素抗菌作用与两性霉素 B 基本相同，毒性更大，不作注射用。口服用于防治消化道念珠菌病，局部用药对口腔、皮肤、阴道念珠菌病有效。

口服可致胃肠道反应如恶心、呕吐、腹泻等，在减量或停药后迅速消失。局部用药刺激性小，个别阴道用药可见白带增多。

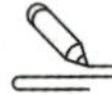

二、唑类抗真菌药

唑类为合成的广谱抗真菌药，对念珠菌属、着色真菌属、球孢子菌属、组织胞浆菌属、孢子丝菌属和新型隐球菌等均有抗菌活性。可分为咪唑类和三唑类。咪唑类包括克霉唑（clotrimazole，三苯甲咪唑）、咪康唑（miconazole，双氯苯咪唑、霉可唑）、酮康唑（ketoconazole）；三唑类包括氟康唑（fluconazole）、伊曲康唑（itraconazole）。其中克霉唑、酮康唑主要用于治疗浅部真菌病或皮肤黏膜的念珠菌感染；咪康唑静脉给药可用于深部真菌病，局部用药治疗皮肤黏膜真菌感染；氟康唑、伊曲康唑体内抗真菌作用强，可口服或注射给药，用于治疗深部真菌所致全身感染性疾病，亦用于浅表真菌感染。

不良反应包括恶心、呕吐、食欲下降等胃肠道反应，变态反应及头痛、头晕、皮肤瘙痒等，血清转氨酶升高，致畸胎等。咪康唑静脉给药还可致血栓静脉炎，但较两性霉素 B 的局部刺激性轻，滴注速度过快可出现心律失常，心搏、呼吸停止。

三、嘧啶类抗真菌药

氟胞嘧啶（flucytosine）

氟胞嘧啶对隐球菌、念珠菌和球拟酵母菌等具有较高的抗菌活性，对着色真菌、少数曲霉菌有一定抗菌活性，对其他真菌和细菌作用均差。临床上用于念珠菌和隐球菌感染。不良反应有胃肠道反应，一过性转氨酶升高，碱性磷酸酶升高，白细胞、血小板减少。

四、丙烯胺类抗真菌药

特比萘芬（terbinafine）

特比萘芬口服吸收良好，可外用。对各种浅部真菌有杀菌作用，对深部真菌作用弱。主要用于治疗各种癣病（体癣、股癣、手足癣、头癣、甲癣等）及外阴阴道念珠菌病。不良反应轻微，多为胃肠道反应，偶有皮疹和转氨酶一过性升高。

案例分析

患者，男，63 岁。因皮肤溃烂并出现溃烂面感染，连续服用环丙沙星 30 余天后感上腹部不适、腹泻 2 天就诊。患者既往患 2 型糖尿病 13 年。根据体检及实验室相关检查，初步诊断：白念珠菌感染。讨论：

1. 患者出现白念珠菌感染的原因是什么？
2. 患者可选用何种药物进行治疗？治疗过程中应如何做好用药监护？

第二节　抗病毒药

病毒寄生于宿主细胞内，依赖宿主细胞代谢系统进行增殖复制。抗病毒感染的途径很多，如直接抑制或杀灭病毒、干扰病毒吸附、阻止病毒穿入细胞、抑制病毒生物合成、抑制病毒释放或

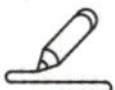

增强宿主抗病毒能力等。

金刚烷胺(amantadine)

金刚烷胺能特异性地抑制甲型流行性感冒病毒，可用于甲型流感的防治，但对乙型流感病毒、麻疹病毒、腮腺炎病毒和单纯疱疹病毒(herpes simplex virus，HSV)无效。金刚烷胺还具有抗震颤麻痹作用。不良反应有厌食、恶心、头痛、眩晕、失眠、共济失调等。本药有致畸作用并经乳汁排泄，故孕妇及哺乳期妇女禁用。

碘苷(idoxuridine，疱疹净)

碘苷全身应用毒性大，临床仅限于局部用药，以治疗眼部或皮肤疱疹病毒和牛痘病毒的感染，对急性上皮型疱疹性角膜炎疗效最好，对慢性溃疡性实质层疱疹性角膜炎疗效很差，对疱疹性角膜虹膜炎无效。

阿昔洛韦(acyclovir，无环鸟苷)

阿昔洛韦为广谱、高效的抗病毒药，是目前最有效的抗Ⅰ型和Ⅱ型单纯疱疹病毒(HSV)药物之一，对乙型肝炎病毒也有一定作用。对牛痘病毒无效。本品适用于单纯疱疹病毒(HSV)所致的各种感染，局部滴眼治疗单纯性疱疹性角膜炎、单纯疱疹和带状疱疹，口服或静脉注射可有效治疗单纯疱疹脑炎、生殖器疱疹、免疫缺陷患者单纯疱疹感染等。常见不良反应为胃肠道功能紊乱、头痛和斑疹。

利巴韦林(ribavirin，病毒唑)

利巴韦林具有广谱抗病毒性能，对甲、乙型流感病毒、腺病毒肺炎、甲型肝炎、疱疹、麻疹等均有防治作用。不良反应有腹泻症状，变态反应表现为药疹、过敏性结膜炎、哮喘、过敏性休克等。大剂量可发生贫血。动物实验有致畸作用，孕妇禁用。

齐多夫定(zidovudine)

齐多夫定是第一个上市的抗人类免疫缺陷病毒(human immunodeficiency virus，HIV)药，也是目前治疗艾滋病的首选药。对HIV感染有效，既有抗HIV-1活性，也有抗HIV-2活性，还可治疗HIV诱发的痴呆和血栓性血小板减少症。

最常见的不良反应为对骨髓的抑制作用，引起贫血或中性粒细胞减少症，应定期检查血常规；也可出现恶心、呕吐、头痛；剂量过大还可出现焦虑、震颤和精神错乱。

知识链接

艾 滋 病

艾滋病是一种传染病，由感染HIV引起。由于HIV能攻击人体的免疫系统，大量破坏免疫细胞，使人体丧失免疫功能，所以艾滋病患者一般免疫力较弱，易于感染各种疾病，并可发生恶性肿瘤，病死率较高。艾滋病已被我国列入乙类法定传染病，并被列为国境卫生监测传染病之一。

虽然全世界众多医学研究人员付出了巨大的努力，但至今尚未研制出根治艾滋病的特效药物，也还没有可用于预防的有效疫苗。现阶段的治疗目标是最大限度和持久地降低病毒载量；获得免疫功能重建和维持免疫功能；提高生活质量；降低HIV相关的发病率和死亡率。治疗方法包括：一般治疗、抗病毒治疗、增强免疫功能的治疗及机会性感染和恶性肿瘤的治疗。

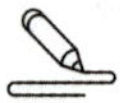

拉米夫定(lamivudine)

拉米夫定除了应用于HIV治疗外，也能抑制乙型肝炎病毒(hepatitis B virus，HBV)的复制，是目前治疗HBV感染最有效的药物之一。

干扰素(interferon，IFN)

干扰素具有广谱抗病毒活性，临床除了用于病毒性肝炎外，尚可应用于急性病毒感染性疾病如流行性感冒及其他上呼吸道感染性疾病、病毒性心肌炎、流行性腮腺炎、乙型脑炎等。全身用药可出现一过性发热、恶心、呕吐、倦怠、肢端麻木感，偶有骨髓抑制、肝功能损害等不良反应。精神异常，表现为抑郁、妄想症、重度焦虑等精神病症状，定期评估精神状态，对出现明显抑郁症和有自杀倾向的患者，应立即停药并密切监护。诱导产生自身抗体和自身免疫性疾病，严重者应停药。每3个月检查甲状腺功能、血糖和尿常规等指标。

附　常用制剂及其用法

两性霉素B　粉针剂：5mg、25mg。静脉滴注时溶于5%葡萄糖注射液中，稀释为0.1mg/ml，必要时可在滴注液中加入地塞米松。成人与儿童剂量均按体重计算。从0.1mg/(kg·d)开始，逐渐增至1mg/(kg·d)为止，药液宜避光缓慢滴入。鞘内注射：首次0.1～0.2mg，渐增至0.5～1.0mg/次，浓度不超过0.3mg/ml，应与地塞米松合用。

制霉菌素　片剂：25万U、50万U。口服，成人50万～100万U/次，4次/d，儿童酌减。此外，尚有软膏、阴道栓剂、混悬剂供局部用。

克霉唑　栓剂：0.15g。口服，成人0.5～1.0g/次，3次/d；儿童20～60mg/(kg·d)，分3次服。软膏、栓剂、霜剂可供外用。

咪康唑　成人静脉滴注200～400mg，1次/8小时，最大剂量不宜超过每日30mg/kg或2g。药物稀释于生理盐水或5%葡萄糖注射液200ml中，于30～60分钟内静脉滴注。鞘内注射成人最大量每次为20mg。

酮康唑　片剂：0.2g。口服，成人200mg/次，1次/d，必要时剂量可加大至每日600mg/次。疗程根据真菌感染的性质而定，可达5～6个月以上。儿童15kg以下20mg/次，3次/d；15～30kg为100mg/次，1次/d。

氟康唑　胶囊剂(或片剂)：50、100、150mg。口服，1次/d，50～100mg/次，必要时150 mg/d或300mg/d。注射剂：100mg/50ml。静脉滴注，100～200mg/d。

盐酸金刚烷胺　片剂：0.1g。成人早、晚各服1次，0.1g/次。儿童酌减，可连用3～5天，至多不超过10天。

碘苷　滴眼剂：0.1%。治疗疱疹性角膜炎：白天滴眼1次/小时，夜间1次/2小时，症状显著改善后，改为白天1次/2小时，夜间1次/4小时。

阿昔洛韦　胶囊剂：200mg。口服，成人200mg/次，1次/4小时。注射剂，0.25g、0.5g，静脉滴注，每次5mg/kg，加入输液中1小时内滴完，1次/8小时，疗程7天。另有眼膏、霜剂供外用。

利巴韦林　片剂：0.1g、0.2g。口服0.8～1.0g/d，分3～4次服用。注射剂：0.1g，肌内注射或静脉滴注，10～15mg/(kg·d)，2次/d，静脉滴注宜缓慢。滴眼液为0.1%，滴鼻液为0.5%。

齐多夫定　胶囊剂：0.1g。口服，0.2g/次，3～6次/d。

拉米夫定　片剂：0.1g。口服，100mg/次，1次/d。

干扰素　注射剂：100万U、300万U、500万U。肌内注射，100万～300万U/次，1次/d，5～10天为一疗程，疗程间隔2～3天；或1～2次/周。

(王嘉毅)

复习思考题

1. 常见的浅部和深部真菌感染分别可用哪些抗真菌药治疗？
2. HIV 感染首选什么抗病毒药？HBV 感染可用什么抗病毒药？

第三十九章　抗寄生虫药

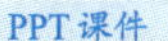

学习目标

1. 掌握氯喹、伯氨喹、乙胺嘧啶、甲硝唑的作用特点、不良反应及用药监护。
2. 熟悉抗疟药的分类、抗肠蠕虫药的主要适应证。
3. 了解抗阿米巴病药的作用环节。

第一节　抗　疟　药

疟疾是由疟原虫感染引起，主要由雌按蚊传播的一种传染病。疟疾可分为间日疟、三日疟、恶性疟和卵形疟，间日疟和三日疟亦称良性疟，恶性疟病情严重，病死率高，卵形疟少见。我国以间日疟多见。

疟原虫的生活史分有性生殖和无性生殖两个部分，有性生殖在雌按蚊体内，是疟疾流行传播的根源；无性生殖在人体内，人体内又分为红细胞外期和红细胞内期两个时期，红细胞外期不引起临床症状，红细胞内期出现症状。抗疟药通过影响疟原虫生活史中的不同阶段而发挥作用。感染人类的疟原虫在生活周期各个阶段的形态、代谢和药物敏感性不同。因此，抗疟药可以根据疟原虫的生活周期和预期的化学预防及治疗进行分类。没有一种抗疟药是对同一患者红细胞外期、红细胞内期疟原虫都有效，完全消除寄生虫感染需要联合用药。

一、主要用于控制症状的药物

氯喹（chloroquine）

口服吸收快而完全，吸收后可分布于全身，尤其在肝、脾、肺和肾的浓度高，红细胞中的药物浓度也远高于血浆，因抗酸药可减少氯喹自肠道吸收，故不可同服抗酸药。主要通过肝脏代谢、肾脏排泄，酸化尿液可促进药物排泄，$t_{1/2}$ 为 3～10 天。

【药理作用和临床应用】

1. 抗疟作用　对间日疟和三日疟原虫以及敏感的红细胞内期裂殖体恶性疟原虫有杀灭作用。其特点是疗效高、起效快、作用持久。一般用药后 24～48 小时内发作停止，48～72 小时内血中疟原虫消失。是控制疟疾症状发作的首选药。但是由于全世界范围内恶性疟疾的高耐药性，大多数情况下需要改用其他抗疟疾药物进行治疗或联合其他抗疟药物。

氯喹的抗疟作用机制比较复杂，至今尚未完全阐明。大部分认为氯喹是通过抑制疟原虫对血红蛋白的消化，减少了疟原虫生存必需氨基酸的供应。氯喹还能抑制血红素聚合酶活性，使有毒的血红素转化为疟色素受阻，而起到抗疟作用。

2. 抗肠道外阿米巴病作用　由于在肝组织内分布的浓度比血药浓度高数百倍，对阿米巴肝脓肿有效(详见本章第二节)。

3. 免疫抑制作用 大剂量应用时可抑制免疫反应,偶尔用于类风湿关节炎、系统性红斑狼疮等的治疗。

【不良反应与用药监护】用于急性发作时,偶有轻度头晕、头痛、胃肠不适和荨麻疹等,停药后大多可消失。大剂量应用或静脉用药过快时,会发生致死性心律失常,应规范药物使用剂量,并做好用药时的心脏监护。长期用药可引起视网膜病变,所以应定期做眼部检查。肝病、精神病、血液病、心脏病患者慎用。能致畸,孕妇禁用。

奎宁(quinine)

奎宁对各种疟原虫的红细胞内期裂殖体有杀灭作用,但疗效不及氯喹,且毒性较大,主要用于耐氯喹或对多种药物耐药的恶性疟,尤其是严重的脑型疟。

常见不良反应有:①金鸡纳反应,表现为恶心、耳鸣、头痛、视力和听力减退,甚至暂时性耳聋。②过量或静脉滴注过快时,可致低血压、心律失常等。故奎宁静脉滴注时应慢速,并密切观察心脏和血压变化。③对妊娠子宫有兴奋作用,孕妇禁用,月经期妇女慎用。

青蒿素(artemisinin)、蒿甲醚(artemether)、青蒿琥酯(artesunate)、双氢青蒿素(dihydroarteannuin)

青蒿素用于治疗间日疟和恶性疟。也可用于耐氯喹的虫株感染。可透过血脑屏障,对凶险的脑型疟有良好抢救效果。有效血药浓度维持时间短,不易彻底杀灭疟原虫,故单独使用青蒿素治疗疟疾最大的缺点是复发率高,与抗复发的药物一起合用可以降低复发率。青蒿素不良反应少见,偶见一过性心脏抑制、白细胞减少和发热等,大剂量有致畸作用。

蒿甲醚、青蒿琥酯和双氢青蒿素都是青蒿素的衍生物,三者的抗疟活性都比青蒿素强,复发率比青蒿素低,尤其是双氢青蒿素抗疟作用可达100%,复发率只有2%。主要用于耐氯喹的恶性疟及各种危重疟疾的救治。

思政元素

根植中华传统文化,提升科研原创力
——屠呦呦与抗疟"神药"青蒿素

20世纪60年代,疟原虫对奎宁类药物已经产生了抗药性,严重影响到治疗效果。在科研条件极为艰苦的环境下,屠呦呦团队与国内其他机构合作,经过艰苦卓绝的努力并从《肘后备急方》等中医古典文献中获取灵感,先驱性地发现了青蒿素,寻找到疟疾治疗新药物。青蒿素及其衍生物能迅速消灭人体内疟原虫,对恶性疟疾有很好的治疗效果,世界数亿人因此受益。目前,一种以青蒿素为基础的复方药物已经成为疟疾的标准治疗方案,世界卫生组织将青蒿素和相关药剂列入其"基本药品"目录。

青蒿素的发现是中医学给人类的一份礼物,中医药多年来一直服务中国和亚洲人民,发展中医药,必将给世界带来更多的治疗药物。屠呦呦获2015年诺贝尔生理学或医学奖,成为第一个获得诺贝尔自然科学奖的中国本土科学家。

青蒿素的发现充分说明,只要立足中国当代实际,汲取中华文化精髓,瞄准世界科技前沿,着力提升科研原创能力,就可能在科技创新上不断取得突破,走在世界前列。青蒿素的发现也是我们民族自信、科学自信、文化自信的最好体现。

二、主要用于控制复发与传播的药物

伯氨喹(primaquine)

伯氨喹可杀死处于继发性红细胞外期的间日疟原虫和处于有性生殖阶段的各种疟原虫的配子体，是控制间日疟复发和各种类型疟疾传播的首选药。因不能控制疟疾症状，通常须与氯喹等合用，可根治良性疟。该药不易产生耐药性。但毒性较大，治疗量有胃肠道反应，停药可恢复，大剂量可致高铁血红蛋白症。缺乏葡萄糖-6-磷酸脱氢酶的特异体质者可发生急性溶血性贫血。服药前应询问患者有关病史并检测葡萄糖-6-磷酸脱氢酶活性。孕妇禁用。

三、主要用于病因性预防的药物

乙胺嘧啶(pyrimethamine)

乙胺嘧啶对各种疟原虫的原发性红细胞外期有抑制作用，是病因性预防疟疾的首选药。因仅对红细胞内期的未成熟裂殖体有抑制作用，对成熟裂殖体没有作用，故用于控制症状起效较慢。能阻止疟原虫在按蚊体内的孢子增殖，起控制传播的作用。

偶可引起皮疹，长期大量使用可引起巨幼红细胞性贫血。有致畸可能，故孕妇、哺乳期妇女禁用，停药后两个月内不宜怀孕。肝、肾功能不全者慎用。此药略带甜味，易被儿童误服而致急性中毒，需严加保管。

第二节　抗阿米巴病药及抗滴虫病药

一、抗阿米巴病药

阿米巴病是由溶组织内阿米巴感染引起的疾病。阿米巴生活史包括滋养体和包囊两个阶段，其中滋养体是致病因子。滋养体侵入肠内可引起急、慢性阿米巴痢疾，侵入肠外可引起肝、肺、脑阿米巴炎症和脓肿。根据作用部位的不同，可将抗阿米巴病药分为抗肠内、外阿米巴病药，抗肠内阿米巴病药及抗肠外阿米巴病药。

甲硝唑(metronidazole，灭滴灵)

口服吸收快且完全，生物利用度高，在人体分布广泛，可通过血脑屏障，主要经肝脏代谢，肾脏排泄，也可经乳汁排泄。

【药理作用和临床应用】

1. 抗阿米巴作用　对肠内、外阿米巴滋养体有很强杀灭作用。是治疗急性阿米巴痢疾和肠外阿米巴病的首选药，但对肠腔内阿米巴原虫和包囊则无明显作用。因此，单用甲硝唑治疗阿米巴痢疾时，复发率高，须再用肠腔内抗阿米巴药继续治疗。同理，甲硝唑不适用于排包囊者。

2. 抗滴虫作用　对阴道滴虫有直接杀灭作用，是治疗阴道滴虫病的首选药。由于口服后可出现于阴道分泌物、精液和尿液中，故对女性和男性泌尿生殖道滴虫感染也有良好疗效。为防止重复感染，夫妇应同时治疗。

3. 抗贾第鞭毛虫作用　甲硝唑是目前治疗贾第鞭毛虫病最有效的药物。

4. 抗厌氧菌作用　对厌氧的革兰氏阳性或阴性杆菌和球菌都有较强的抗菌作用，其中对脆

弱杆菌的杀菌作用尤其明显。对口腔、盆腔和腹腔内厌氧菌感染以及由此引起的败血症、气性坏疽等，本品均有良好的防治作用。

【不良反应及用药监护】常见恶心和口腔金属味，偶见呕吐、腹泻、腹痛、头痛、眩晕、肢体麻木，如发生四肢麻木和感觉异常，应立即停药。少数患者可出现白细胞暂时性减少，重复疗程前应做白细胞计数检测。极少数人可出现脑病、共济失调和惊厥。长期使用可致畸、致癌，血液病、孕妇及哺乳期妇女禁用，肝肾功能不全者减量使用。本品可干扰乙醛代谢导致急性乙醛中毒，服药期间禁止饮酒。另外，本品代谢产物可使尿液呈棕红色，应预先告知患者。

案例分析

患者，女，26 岁，因"尿频、尿急、尿痛伴下腹不适 1 天"到某医院求治，初步诊断：急性盆腔炎。收入住院后医师给予甲硝唑等药物进行治疗。住院治疗期间进一步检查发现患者已怀孕 2 个月。讨论：

甲硝唑有哪些不良反应？医护人员应该如何实施甲硝唑的用药监护？

替硝唑(tinidazole)

替硝唑与甲硝唑相比，半衰期较长(12～24 小时)。临床应用与甲硝唑相同，但作用强，毒性略低。也可用于阴道滴虫病。

二氯尼特(diloxanide)

本品是目前最有效的杀包囊药，对于无症状或仅有轻微症状的排包囊者有良好疗效。对肠外阿米巴病无效。对急性阿米巴痢疾，单用疗效不佳；但在甲硝唑控制症状后再用二氯尼特，可有效预防复发。不良反应轻微，偶尔出现呕吐和皮疹等。大剂量时可致流产。

氯喹(chloroquine)

氯喹为抗疟药，也有杀灭阿米巴滋养体的作用。对肠内阿米巴病无效，仅用于甲硝唑无效或禁忌的阿米巴肝炎或肝脓肿患者。

二、抗滴虫病药

抗滴虫病药主要用于治疗阴道毛滴虫引起的阴道炎、尿道炎和前列腺炎。甲硝唑是治疗滴虫病最有效的药物，如遇抗甲硝唑虫株感染时，可考虑改用乙酰砷胺(acetarsol)，以其片剂置于阴道穹窿部有直接杀滴虫作用。此药有轻度局部刺激作用，可使阴道分泌物增多。用药期间应注意卫生，及时清洗用具，防止传染其他人。

第三节 抗血吸虫病药

寄生在人体的吸虫很多，如血吸虫、肺吸虫、姜片吸虫、华支睾吸虫等。目前抗吸虫病的主要药物是吡喹酮。

吡喹酮(praziquantel)

吡喹酮为广谱抗吸虫药和驱绦虫药。对血吸虫有杀灭作用，对其他吸虫及各种绦虫感染和

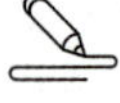

其幼虫引起的猪囊尾蚴病、棘球蚴病都有不同程度的疗效。是治疗各种绦虫病的首选药。但对线虫和原虫感染无效。对急、慢性血吸虫病及有心、肝等并发症的晚期患者都有疗效。

不良反应轻微、短暂。服药后可出现腹部不适、腹痛、恶心以及头昏、头痛、嗜睡等，故用药期间不宜驾车和高空作业等。少数患者可出现心电图改变。

第四节　抗丝虫病药

丝虫病是由丝虫寄生于人体的淋巴系统导致的疾病。

乙胺嗪(diethylcarbamazine)

乙胺嗪对班氏丝虫和马来丝虫的微丝蚴均有杀灭作用。对成虫作用弱，需连续数年反复治疗方能彻底杀灭。乙胺嗪是临床抗丝虫病的首选药。

药物本身毒性低，但丝虫成虫和微丝蚴死亡释放出大量异体蛋白引起的变态反应较明显，表现为皮疹、淋巴结肿大、血管神经性水肿、畏寒、发热、哮喘，以及心率加快、胃肠功能紊乱等。

第五节　抗肠蠕虫病药

肠道蠕虫包括线虫(钩虫、蛔虫、蛲虫、鞭虫等)、绦虫等。不同蠕虫对不同药物的敏感性不同，必须针对不同的蠕虫感染正确选药。近年来不断有广谱、高效的驱肠蠕虫的药物问世，使选药更为方便易行。

甲苯达唑(mebendazole)

甲苯达唑为广谱驱肠蠕虫药，对蛔虫、蛲虫、鞭虫、钩虫、绦虫感染的疗效好，尤其适用于上述蠕虫的混合感染。对钩虫卵、蛔虫卵和鞭虫卵有杀灭作用，可在一定程度上起到控制虫体传播的作用。

甲苯达唑口服吸收少，首关效应明显，不良反应少。少数病例可见短暂腹痛、腹泻。大剂量时偶见转氨酶升高、脱发、粒细胞减少等。大鼠试验发现有致畸胎作用，故孕妇禁用。2 岁以下儿童和肝肾功能不全者慎用。不宜与泻药同服，以免降低疗效。

阿苯达唑(albendazole，肠虫清)

阿苯达唑对肠道寄生虫的驱杀作用与甲苯达唑相似。具有高效、低毒的特点。口服后吸收迅速，首关效应比甲苯达唑明显降低，肝、肺等组织中均能达到相当高的浓度，并能进入棘球蚴囊内。对蛔虫、钩虫、鞭虫、牛肉绦虫感染，猪囊尾蚴病，棘球蚴病，华支睾吸虫病，旋毛虫病，吸虫病和梨形鞭毛虫病均有效。

不良反应轻，可出现消化道反应和头晕、嗜睡、头痛、白细胞减少等。少数可见肝功能障碍，1～2 周内恢复。2 岁以下儿童、孕妇、哺乳期妇女禁用。有癫痫病史、严重肝肾功能不全者或心脏功能不全者慎用，有活动性溃疡、蛋白尿者不宜使用。猪囊尾蚴病的脑型病例应住院治疗，并检查脑脊液和眼底。

哌嗪(piperazine)

哌嗪对蛔虫和蛲虫有较强的驱除作用。不良反应轻，大剂量时有胃肠道反应，嗜睡、眩晕、

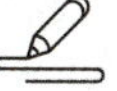

眼球震颤、共济失调等神经症状。孕妇禁用，肝肾功能不全者和神经系统疾病患者禁用。

噻嘧啶(pyrantel)

噻嘧啶系广谱驱线虫药，对蛔虫、钩虫、蛲虫和毛圆线虫感染均有较好疗效，但对鞭虫无效。口服不易吸收。不良反应轻而短暂，主要为胃肠不适，其次为头昏、发热。

左旋咪唑(levamisole)

左旋咪唑系广谱抗蠕虫药，对多种线虫有杀灭作用，其中对蛔虫作用明显，对钩虫、丝虫亦有一定作用。此外，该药还有免疫调节作用。

不良反应有失眠、头昏、恶心、呕吐及腹痛等，多无需处理。2 岁以下儿童不宜使用。

氯硝柳胺(niclosamide，灭绦灵)

氯硝柳胺对牛肉绦虫、猪肉绦虫、阔节裂头绦虫和短膜壳绦虫感染均有良好疗效，尤其对牛肉绦虫疗效明显。对血吸虫尾蚴和毛蚴也有杀灭作用，可用于血吸虫的预防。口服不易吸收，也无直接刺激作用，偶见胃肠道反应。

抗肠蠕虫药的适应证和合理选用见表 39-1。

表 39-1　抗肠蠕虫药的适应证和合理选用

适应证	可选用药物
蛔虫感染	甲苯达唑*，阿苯达唑*，噻嘧啶，哌嗪，左旋咪唑
蛲虫感染	甲苯达唑*，阿苯达唑*，噻嘧啶，哌嗪
钩虫感染	甲苯达唑*，阿苯达唑*，噻嘧啶
鞭虫感染	甲苯达唑*
绦虫感染	吡喹酮*，氯硝柳胺
囊虫感染	吡喹酮*，阿苯达唑*
包虫感染	阿苯达唑*，吡喹酮，甲苯达唑

*表示首选

附　常用制剂及其用法

磷酸氯喹　片剂：0.25g。口服，治疗疟疾（3 天疗法）：第 1 天先服 1.0g，8 小时后再服 0.5g，第 2、3 天各服 0.5g。预防：0.5g/ 次，1 次 / 周。

硫酸奎宁　片剂：0.3g。口服，0.3～0.6g/ 次，3 次 /d，连续服 5～7 天。

青蒿素　片剂：50mg、100mg。口服，首剂 1g，6 小时后及第 2、3 天再各服 0.5g。

磷酸伯氨喹　片剂：13.2mg、26.4mg。口服，根治间日疟，13.2mg/ 次，3 次 /d，连服 7 天。用于消灭恶性疟原虫配子体：26.4mg/d，连服 3 天。

乙胺嘧啶　片剂：6.25g。病因性预防：口服，25mg/ 次，1 次 / 周或 50mg/ 次，1 次 /2 周。

甲硝唑　片剂：0.2g。阿米巴痢疾：口服，0.4～0.8g/ 次，3 次 /d，共 5 天。肠外阿米巴病：口服，0.75g/ 次，3 次 /d，共 10 天。阴道滴虫病和男性尿道滴虫感染：口服，250mg/ 次，3 次 /d，共 7 天，或 2g 顿服。贾第鞭毛虫病：口服，0.25g，3 次 /d，共 5～7 天。注射剂：0.05g/10ml、0.5g/100ml。厌氧菌感染：静脉注射，7.5mg/kg，1 次 /6～8 小时，首剂加倍，共 7～10 天。

替硝唑　片剂：0.5g。口服，清晨 1 次，连服 3 天。

吡喹酮　片剂：0.2mg。口服，血吸虫病：每次 10mg/kg，3 次 /d，连服 2 天，或每次 20mg/kg，

3 次 /d，服 1 天；猪肉、牛肉绦虫：20mg/kg，清晨顿服，1 小时后服硫酸镁导泻；短膜壳绦虫：25mg/kg，顿服。

枸橼酸乙胺嗪　片剂：50mg、100mg。口服。1 天疗法：1.5g，1 次或分 2 次服。7 天疗法：0.2g/ 次，3 次 /d，连服 7 天。

甲苯达唑　片剂：0.1g。成人和 2 岁以上儿童服用同样剂量。蛲虫：100mg，顿服，2 周后再服一剂；蛔虫、钩虫、鞭虫：100mg，早晚各一剂，连服 3 天；绦虫：300mg，3 次 /d，连用 3 天。

阿苯达唑　片剂：0.1g、0.2g。蛔虫、蛲虫、鞭虫：0.4g 顿服。猪囊尾蚴病：每日 15～20mg/kg，分 2 次服。12 岁以下儿童减半，2 岁以下儿童及孕妇禁用。

枸橼酸哌嗪　片剂：0.25g、0.5g。蛔虫：75mg/（kg·d），极量 4g/d，顿服；儿童 75～150mg/（kg·d），极量 3g/d，空腹顿服，连用 2 天。蛲虫：成人 1.0～1.2g/ 次，2 次 /d；儿童 60mg/（kg·d），分两次，连用 7 天。

双羟萘酸噻嘧啶　片剂：0.3g。钩虫：5～10mg/kg，顿服，连服 2～3 天。蛔虫：剂量同上，用药 1 次；蛲虫：剂量同上，连服 1 周。

氯硝柳胺　片剂：0.5g。猪肉、牛肉绦虫：清晨空腹服 1g，顿服，1 小时后再服 1g，1～2 小时后服硫酸镁导泻；短膜壳绦虫：清晨空腹嚼服 2g，继以 1g/d，连服 7～8 天。

（姜国贤）

复习思考题

1. 简述抗疟药的分类，每类各列举 1～2 个代表药。
2. 氯喹的抗疟作用有何特点？主要临床用途是什么？
3. 简述甲硝唑的药理作用、临床应用、不良反应及用药监护的要点。

PPT课件

知识导览

第四十章　抗恶性肿瘤药

学习目标

1. 掌握抗恶性肿瘤药的不良反应及用药监护；常用药物的作用特点和适应证。
2. 熟悉抗肿瘤药的分类、抗肿瘤药的作用机制。
3. 了解细胞增殖周期及抗肿瘤药联合用药的原则。

恶性肿瘤常称癌症，是一种严重威胁人类健康的重大疾病。目前治疗恶性肿瘤的主要方法为外科手术、放射治疗和化学治疗（简称化疗）。其中化疗在肿瘤治疗中占有重要地位。许多以往致命的恶性肿瘤如今都已得到有效治疗，如白血病、卵巢癌、乳腺癌等，但传统化疗药物有两大缺陷，一是选择性低、毒性高，二是肿瘤细胞容易对药物产生耐药性。近年来，随着恶性肿瘤分子生物学和肿瘤药理学的发展，更多的新型分子靶向抗肿瘤药物相继被开发投入到市场中，抗恶性肿瘤作用效果和范围愈发突出。

第一节　概　　述

一、肿瘤细胞增殖周期

细胞从一次分裂结束到下一次分裂完成的时间，称为细胞增殖周期。根据其生长繁殖特点不同，可将肿瘤组织细胞群体分为三类。

1. 增殖细胞群　这类细胞按指数分裂，代谢活跃、增殖迅速，是肿瘤组织不断增大的根源。增殖细胞群对多数抗恶性肿瘤药物的敏感性高。增殖期分为四期：G_1 期，即 DNA 合成前期；S 期，即 DNA 合成期；G_2 期，即 DNA 合成后期；M 期，即有丝分裂期。

2. 静止细胞群（G_0 期）　这类细胞为有增殖力，但暂时不进行分裂的细胞，当增殖细胞群被药物杀灭后，G_0 期细胞即可进入增殖状态。此类细胞对药物敏感性低，是肿瘤复发的主要根源。

3. 无繁殖能力细胞群　这类细胞所占比例很小，无临床意义。

二、抗恶性肿瘤药的分类

（一）根据药物作用于肿瘤细胞周期的特异性分类

根据抗恶性肿瘤药对各周期或时相肿瘤细胞的特异性不同，可将药物分为细胞周期非特异性药物和细胞周期特异性药物。

1. 细胞周期非特异性药物（cell cycle nonspecific agents，CCNSA）　主要杀灭增殖细胞群中各时相细胞，还包括 G_0 期细胞，如烷化剂、抗生素等，此类药对恶性肿瘤的作用很强，只要在机体的耐受范围内，作用效果随剂量的增加会成倍增强。

2. 细胞周期特异性药物（cell cycle specific agents, CCSA） 仅对增殖周期中的某些时相有较强的作用，对 G_0 期细胞不敏感。如长春碱类药物作用于 M 期，此类药物对恶性肿瘤的作用较弱，发挥疗效需要时间较长。

（二）按化学结构和来源分类

1. 烷化剂 如氮芥类、乙烯亚胺类、亚硝脲类、甲烷磺酸酯类等。

2. 抗代谢药 如叶酸、嘧啶、嘌呤类似物等。

3. 抗生素 如蒽环类抗生素、丝裂霉素、博来霉素、放线菌素类等。

4. 植物药 如长春碱类、喜树碱类、紫杉醇类、三尖杉生物碱类、鬼臼毒素衍生物等。

5. 其他类 如铂类配合物和酶等。

（三）按作用机制分类

1. 影响核酸生物合成的药物 如氟尿嘧啶、6- 巯嘌呤、甲氨蝶呤、阿糖胞苷等。

2. 影响 DNA 结构与功能的药物 如烷化剂、丝裂霉素 C、博来霉素等。

3. 干扰转录过程阻止 RNA 合成的药物 如放线菌素 D、柔红霉素等。

4. 影响蛋白质合成的药物 如长春碱类、三尖杉酯碱、L- 门冬酰胺酶等。

5. 影响激素平衡的药物 如糖皮质激素、雌激素等。

6. 分子靶向药物 如单克隆抗体、小分子化合物等。

7. 肿瘤免疫治疗药物 如伊匹单抗、尼伏单抗等。

第二节　抗恶性肿瘤药的不良反应及用药监护

抗恶性肿瘤药物对肿瘤细胞和正常细胞的选择性较低，在杀死肿瘤细胞的同时，某些正常的细胞也有一定的损害，该类不良反应主要是毒性反应，可将其分为近期毒性和远期毒性两种。

一、抗恶性肿瘤药常见的不良反应

（一）近期毒性

1. 共有的毒性反应

（1）骨髓抑制：大多数抗恶性肿瘤药物均有不同程度的骨髓抑制，表现为白细胞、红细胞、血小板减少及全血细胞减少，甚至出现再生障碍性贫血。

（2）消化道反应：恶心、呕吐是抗恶性肿瘤药物的最常见毒性反应。也可损害消化道黏膜组织，引起口腔炎、口腔溃疡、舌炎、食管炎等，严重的可引起胃肠出血。进餐时服用可减轻症状，必要时应用止吐剂。

（3）皮肤毒性：可引起不同程度的皮炎、色素沉着和脱发，用药后 1～2 个月脱发最明显，停止化疗后头发仍可再生。

（4）局部刺激性：尤其是静脉注射时，刺激性较大的药物可引起静脉炎。表现为静脉发红、疼痛、血管变硬等，若药物出现渗漏，则会引起皮肤或软组织炎症。

2. 特有的毒性反应

（1）器官毒性：心脏毒性，如多柔比星可引起心肌退行性病变和心肌间质水肿；呼吸系统毒性，如长期应用博来霉素可引起肺纤维化；肝毒性，如环磷酰胺可引起肝脏损害；肾和膀胱毒性，如顺铂可引起肾损害，大剂量环磷酰胺可引起出血性膀胱炎。

（2）其他：长春新碱易引起周围神经病变，部分抗恶性肿瘤药物如博来霉素等静脉注射后可引起变态反应。

（二）远期毒性

抗恶性肿瘤药物特别是烷化剂，长期用药具有致突变、致癌和抑制免疫的作用。在化疗患者中，部分会造成与化疗相关的第二原发恶性肿瘤。除此之外还可影响患者生殖细胞的产生和内分泌功能，导致男性不育，女性患者可产生永久性卵巢功能障碍和闭经，孕妇则可引起流产或畸胎。

二、抗恶性肿瘤药的用药监护

部分肿瘤患者在化疗过程中，由于难以忍受药物不良反应带来的痛苦，对治疗丧失信心，甚至无法坚持用药，严重影响康复效果。帮助患者保持良好的精神状态和营养状态，及时、准确、安全地用药，密切观察，预防和减轻各种不良反应，确保化疗顺利完成，是肿瘤化疗用药监护的重要任务。

1. 化疗前做好患者和家属的教育工作，详细告知药物的使用计划和可能出现的不良反应，减轻患者心理压力。

2. 化疗时根据医嘱密切观察患者病情，监测主要脏器功能和不良反应，做到客观、及时、详实地记录，积极预防和及时处理不良反应。

（1）静脉给药浓度不能过高，速度不能过快，并严防药物外漏，用药完毕，用生理盐水或葡萄糖注射液冲净药物，减少抗恶性肿瘤药物对局部组织的刺激作用。

（2）呕吐严重又频繁的情况下，应适当安排给药时间，尽量饭后给药。

（3）用药期间应定期检查血常规，白细胞计数一般不低于 2.5×10^9/L。过低时应注意观察出血和继发感染等情况，必要时暂停用药。

（4）严防药物过量中毒，患者一旦出现过量中毒先兆征象，如口腔溃疡、肠出血、严重腹泻，宜减量或停药。口腔溃疡可用盐水或硼酸水漱口，局部涂龙胆紫。腹泻频繁应注意纠正水、电解质和酸碱平衡紊乱。

（5）应预防各种感染并加强营养，饮食方面以高营养、高蛋白、高维生素食物为主，少量多餐。

第三节　常用抗恶性肿瘤药

一、影响核酸生物合成的药物

甲氨蝶呤（methotrexate，MTX）

甲氨蝶呤主要用于儿童急性白血病和绒毛膜上皮癌，不良反应有胃肠道反应、骨髓抑制、也有脱发、皮炎等，其中骨髓抑制最突出。孕妇可致畸胎、死胎。大剂量长期用药有肝肾毒性。在用大剂量甲氨蝶呤后，要用亚叶酸钙作为救援剂，以保护骨髓造血功能。

氟尿嘧啶（fluorouracil，5-FU）

氟尿嘧啶常静脉给药，对消化道癌症和乳腺癌疗效较好，对卵巢癌、宫颈癌、绒毛膜上皮癌、膀胱癌等也有效。不良反应主要为骨髓抑制和胃肠道反应，严重的可出现血性腹泻或便血，应立即停药。

巯嘌呤（mercaptopurine，6-MP）

巯嘌呤对急性淋巴细胞性白血病疗效好，也可用于绒毛膜上皮癌。不良反应多见胃肠道反

应和骨髓抑制，少数患者可出现黄疸和肝功能障碍。

羟基脲（hydroxycarbamide，HU）

羟基脲对治疗慢性粒细胞白血病有显著疗效，对黑色素瘤有暂时缓解作用。可使肿瘤细胞集中于 G_1 期，故可用作同步化药物，增加化疗或放疗的敏感性。主要毒性为骨髓抑制，并有轻度消化道反应。肾功能不良者慎用。可致畸胎，故孕妇忌用。

阿糖胞苷（cytarabine，Ara-C）

阿糖胞苷主要治疗成人急性粒细胞白血病或单核细胞白血病，对多数实体肿瘤无效。骨髓抑制和胃肠道的不良反应严重，少数患者出现肝功能异常、皮疹等，静脉注射可出现血栓性静脉炎。

二、影响 DNA 结构与功能的药物

氮芥（chlormethine，nitrogen mustard，HN_2）

氮芥目前主要用于霍奇金病、非霍奇金淋巴瘤等。由于氮芥具有高效、速效的特点，尤其适用于纵隔压迫症状明显的恶性淋巴瘤患者。常见的不良反应为恶心、呕吐、骨髓抑制、脱发、耳鸣、听力丧失、眩晕、黄疸、月经失调及男性不育等。

环磷酰胺（cyclophosphamide，CTX）

环磷酰胺可口服，抗瘤谱广，是目前应用最广的烷化剂，对恶性淋巴瘤疗效显著，对多发性骨髓瘤、急性淋巴细胞白血病、小细胞肺癌、卵巢癌、乳腺癌等也有效。也可用于类风湿关节炎、儿童肾病综合征以及自身免疫性疾病的治疗。常见的不良反应有骨髓抑制、胃肠道反应、脱发等。大剂量使用环磷酰胺可引起出血性膀胱炎，可能与其代谢产物丙烯醛经泌尿道排泄有关，同时应用巯乙磺酸钠可预防。

案例分析

患者，女，31 岁，因患有系统性红斑狼疮、狼疮性肾炎，应用环磷酰胺静脉滴注 7 日后，予鲨肝醇片升白细胞治疗。患者受凉后出现发热、咳嗽，体温最高达 39.2℃，咳少许白痰，血常规检查：WBC 1.91×10^9/L。讨论：

1. 患者白细胞数值下降可能是什么原因导致的？
2. 抗恶性肿瘤药应用时可产生哪些不良反应？应如何进行用药监护？

塞替派（thiotepa，TSPA）

塞替派抗瘤谱较广，主要用于乳腺癌、卵巢癌，也可治疗肝癌、恶性黑色素瘤和膀胱癌等。不良反应主要是骨髓抑制，可引起白细胞和血小板减少。

白消安（busulfan，马利兰）

白消安小剂量即可明显抑制粒细胞生成，对慢性粒细胞白血病疗效显著，用于慢性期的缓解治疗，对慢性粒细胞白血病急性发作无效。对其他肿瘤疗效不明显。本药的胃肠道反应轻，对骨髓抑制作用强，久用可致闭经或睾丸萎缩。

卡莫司汀(carmustine,氯乙亚硝脲)

卡莫司汀脂溶性高,能通过血脑屏障。对脑瘤、脑转移瘤有效,也可用于恶性淋巴瘤、多发性骨髓瘤、急性白血病等。不良反应有胃肠道反应、骨髓抑制、肺纤维化、肝肾损害等。

丝裂霉素(mitomycin C,MMC、自力霉素)

丝裂霉素是一种广谱抗肿瘤抗生素。其抗瘤谱广,可用于消化道癌、肺癌、乳腺癌、恶性淋巴瘤等。不良反应主要是明显且持久的骨髓抑制,也常有胃肠道反应,少数出现间质性肺炎、肝肾损害。注射时局部刺激性较大,静脉注射时若漏出血管,可引起局部疼痛、坏死和溃疡。

博来霉素(bleomycin,BLM)

博来霉素主要用于鳞状上皮癌,还可用于恶性淋巴瘤的联合治疗。不良反应中最严重的是肺毒性,可引起间质性肺炎或肺纤维化。对骨髓抑制及胃肠道反应均不严重,用药后也可有发热、脱发等,少数患者可有皮肤色素沉着。

顺铂(cisplatin,DDP、顺氯氨铂)

顺铂具有抗瘤谱广,对厌氧肿瘤细胞有效。对非精原细胞性睾丸瘤效果显著,对卵巢癌、肺癌、鼻咽癌、乳腺癌、膀胱癌等也有效。主要不良反应有肾毒性、胃肠道反应、骨髓抑制,还能致耳鸣、听力减退及周围神经炎等。存在交叉过敏反应,对本药或其他铂制剂过敏者禁用。

卡铂(carboplatin,CBP、碳铂)

卡铂主要用于治疗卵巢癌、睾丸肿瘤、头颈部鳞癌、小细胞肺癌等。不良反应主要是骨髓抑制。卡铂在水溶液中不稳定,静脉滴注时应避免日光直接照射,最好用黑纸遮光,否则易分解失效。

鬼臼毒素(podophyllotoxin)

鬼臼毒素临床上可与顺铂联合用于治疗肺癌及睾丸肿瘤,有良好效果,也可用于恶性淋巴瘤的治疗。不良反应主要有骨髓抑制及胃肠道反应。

喜 树 碱 类

喜树碱(camptothecin,CPT)和羟喜树碱(hydroxycamptothecin,HCPT),都是从喜树中提取的生物碱。临床上用于治疗胃癌疗效较好,也可用于治疗急、慢性粒细胞白血病、绒毛膜上皮癌、肝癌、膀胱癌等。不良反应有泌尿道刺激,表现为血尿、尿频、尿急等症状,还有骨髓抑制、胃肠道反应、脱发等。

三、干扰转录过程阻止RNA合成的药物

放线菌素D(dactinomycin,DACT、更生霉素)

放线菌素D抗瘤谱较窄。对恶性葡萄胎、绒毛膜上皮癌、霍奇金病、恶性淋巴瘤、肾母细胞瘤、骨骼肌肉瘤及神经母细胞瘤等疗效较好。不良反应常见消化道反应,骨髓抑制表现为先是血小板减少,后出现全血细胞减少,且有局部刺激作用,注射可致疼痛和脉管炎,还致脱发、皮炎、畸胎等。

多柔比星(doxorubicin、adriamycin,ADM、阿霉素)

多柔比星抗瘤谱广、疗效高,用于对常用抗肿瘤药耐药的急性淋巴细胞白血病或粒细胞白血病,以及恶性淋巴瘤、乳腺癌、卵巢癌、小细胞肺癌、胃癌、肝癌、膀胱癌等。不良反应最严重的是心脏毒性,表现为心肌退行性病变和心肌间质水肿。此外,还有骨髓抑制、胃肠道反应、脱发等。

柔红霉素(daunorubicin、daunomycin,DNR、柔毛霉素、红比霉素)

柔红霉素用于对常用抗肿瘤药耐药的急性淋巴细胞白血病或粒细胞白血病,不良反应有骨髓抑制、心脏毒性、胃肠道反应、皮疹及脱发等。静脉注射时,外漏可导致局部坏死。

四、影响蛋白质合成的药物

长春碱类

主要有长春碱(vinblastine,VLB)和长春新碱(vincristine,VCR)为夹竹桃科长春花植物所含的生物碱。长春碱主要用于急性白血病、恶性淋巴瘤及绒毛膜上皮癌。不良反应可引起骨髓抑制和神经毒性,静脉注射可导致血栓性静脉炎。长春新碱对儿童急性淋巴细胞白血病疗效较好,起效快,常与泼尼松合用作诱导缓解药。对骨髓抑制不明显,主要引起外周神经病变,表现为指、趾麻木,腱反射迟钝或消失,外周神经炎等。

三尖杉生物碱类

三尖杉酯碱(harringtonine)和高三尖杉酯碱(homoharringtonine)是从三尖杉属植物的枝、叶和树皮中提取的生物碱。对急性粒细胞白血病疗效较好,对急性单核细胞白血病及慢性粒细胞白血病等也有效。不良反应有骨髓抑制及胃肠道反应,偶有心脏毒性。

L-门冬酰胺酶(L-asparaginase)

某些肿瘤细胞不能自己合成门冬酰胺,需从细胞外摄取。L-门冬酰胺酶可将血清门冬酰胺水解而使肿瘤细胞缺乏门冬酰胺供应,生长受到抑制。而正常细胞能合成门冬酰胺,受影响较少。L-门冬酰胺酶主要用于急性淋巴细胞白血病,缓解率较高,但不持久。常见的不良反应有胃肠道反应,偶见变态反应,应做皮试。

紫杉醇(paclitaxel)

紫杉醇是从短叶紫杉或我国红豆杉的树皮中提取的有效成分。临床上主要对卵巢癌和乳腺癌有独特的疗效,对肺癌、大肠癌、淋巴瘤等有一定疗效。不良反应有骨髓抑制、神经毒性和变态反应等。

五、影响激素平衡的药物

糖皮质激素类

临床上常用的是泼尼松和泼尼松龙等,能抑制淋巴组织,使淋巴细胞溶解。对急性淋巴细胞白血病及恶性淋巴瘤的疗效较好。对其他恶性肿瘤无效,且可能因抑制免疫功能而助长恶性肿瘤扩展。仅在恶性肿瘤引起发热不退、毒血症状明显时,可少量短期应用糖皮质激素并合用抗肿瘤

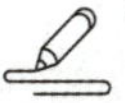

药及抗菌药来改善症状。

雌激素类

常用的是己烯雌酚，可抑制下丘脑及脑垂体，减少促间质细胞激素的分泌，从而抑制睾丸间质细胞分泌雄激素，也可以直接对抗雄激素，故可用于前列腺肿瘤的治疗。

雄激素类

常用的有二甲基睾酮、丙酸睾酮和氟羟甲酮，可抑制促卵泡激素的分泌，导致雌激素分泌减少，也可以直接对抗雌激素。临床上对晚期乳腺癌，尤其是骨转移者效果佳。

他莫昔芬(tamoxifen，TAM、三苯氧胺)

他莫昔芬为人工合成抗雌激素药，是雌激素受体的部分激动药，具有雌激素样作用，但强度仅为雌二醇的 1/2；也有抗雌激素的作用，从而抑制雌激素依赖性肿瘤细胞生长。主要用于治疗晚期乳腺癌，雌激素受体阳性患者疗效较好。

此外，影响激素平衡的药物还有甲羟孕酮酯、戈舍瑞林、亮丙瑞林、氟他胺、托瑞米芬、来曲唑、阿那曲唑、氨鲁米特等。

六、分子靶向药物

分子靶向药物主要针对恶性肿瘤病理生理发生、发展的关键靶点进行治疗干预，一些分子靶向药物在相应的肿瘤治疗中已经表现出较佳疗效。尽管分子靶向药物对其所针对的某些肿瘤有较为突出的疗效，并且耐受性较好、毒性反应较轻，但一般认为在相当长的时间内还不能完全取代传统的细胞毒类抗肿瘤药。这些药物作用机制和不良反应类型与细胞毒类药物有所不同，与常规化疗、放疗合用可产生更好的疗效。此外，肿瘤细胞的药物靶标分子在治疗前后的表达和突变状况往往决定分子靶向药物的疗效和疾病预后，对该类药物更强调个体化治疗。

分子靶向药物目前尚无统一的分类方法，按化学结构可分为单克隆抗体类、小分子化合物类和其他。

利妥昔单抗(rituximab，rituxan)

是针对 B 细胞分化抗原 CD20 的人鼠嵌合型单克隆抗体。可与 CD20 特异性结合导致 B 细胞溶解，抑制 B 细胞增殖，诱导 B 细胞凋亡。临床主要用于治疗非霍奇金淋巴瘤。不良反应有发热、畏寒等。

伊马替尼(imatinib)

是蛋白酪氨酸激酶 BCR-ABL 抑制药。该药可与 ABL 酪氨酸激酶 ATP 位点结合，抑制激酶活性，阻止 BCR-ABL 阳性细胞的增殖并诱导其凋亡。临床用于治疗慢性粒细胞白血病。常见不良反应有下肢水肿、皮疹等，较严重不良反应为血液系统毒性和肝损伤。

亚砷酸(arsenious acid，As_2O_3，三氧化二砷)

主要用于治疗急性早幼粒细胞白血病 M_3 型，该病发展迅速且凶险，如不使用亚砷酸治疗，患者的化疗后五年存活率仅有 10%～15%；使用亚砷酸治疗，M_3 型白血病的完全缓解率可达 91% 以上。亚砷酸一般不引起出血和骨髓抑制等毒副反应，且通过缓慢、长时间注射给药可较长时间维持亚砷酸的血浆促凋亡浓度，而不引起重要脏器的毒性反应，极大提高了亚砷酸的临床用药安全。

思政元素

汲取传统医学灵感，守护人民健康
——三氧化二砷与张亭栋

砒霜的化学成分为三氧化二砷（As_2O_3）。北宋《开宝本草》、明朝李时珍所著《本草纲目》都记载了砒霜的药性。历史上砒霜治疗白血病经历了三次高潮。1865 年德国医生首先使用砷剂治疗白血病，但因疗效不稳定而被遗忘；1931 年美国医生发现砷剂治疗慢性粒细胞白血病效果较好，但后来被新疗法取代；1973 年，哈尔滨医科大学附属第一医院中医科的张亭栋与同事张鹏飞、王守仁、韩太云在《黑龙江医药》发表第一篇论文，报道他们用“癌灵注射液”（主要成分为三氧化二砷）治疗 6 例慢性粒细胞白血病病人，并于 20 世纪 80～90 年代将三氧化二砷单体锁定在治疗急性早幼粒白血病（法国 - 美国 - 英国 FAB 分型的 M_3 型白血病）最有效，引发了第三次高潮。

张亭栋以及中国工程院院士王振义两人获得了 2020 年未来科学大奖“生命科学奖”。获奖理由是他们发现了三氧化二砷（砒霜）和全反式维甲酸对急性早幼粒细胞白血病的治疗作用。

三氧化二砷以现代科学的方法获得，遵循科学的标准确立其效果，经受了时间的考验。三氧化二砷的发现充分肯定了中药在现代医学中的应用价值，让世人看到了中华医药的博大精深。

七、肿瘤免疫治疗药物

肿瘤免疫治疗药物可提高肿瘤细胞的免疫原性和对效应细胞杀伤的敏感性，激发和增强机体抗肿瘤免疫应答，协同机体免疫系统高效杀伤肿瘤细胞。药物如伊匹单抗、尼伏单抗、派姆单抗、阿替利株单抗、度伐利尤单抗、重组人白介素 -2 等。

附 常用制剂及其用法

甲氨蝶呤 片剂：2.5mg。口服，治疗白血病：成人 5～20mg/ 次，4 岁以上 5mg/ 次，4 岁以下 2.5mg/ 次，每周 2 次，总量为 50～150mg。注射剂：5mg。5～20mg/ 次，1 次 /1～2 天，肌内或静脉注射。

氟尿嘧啶 注射剂：125mg/5ml、250mg/10ml。静脉注射，10～12mg/（kg·d），连用 3～5 天后改为 5～6mg/kg，隔日 1 次，总量 5～10g 为一疗程。必要时间隔 1～2 个月开始第二个疗程。

巯嘌呤 片剂：25mg、50mg、100mg。口服，白血病：1.5～2.5mg/（kg·d），分 2～3 次口服，疾病缓解后用原量 1/3～1/2 维持。绒癌：6.0～6.5mg/（kg·d），10 天为一疗程。

盐酸阿糖胞苷 粉针剂：50mg、100mg。静脉注射或静脉滴注，1～3mg/（kg·d），10～14 天为一疗程。鞘内注射，25mg/ 次，2～3 次 / 周，连用 3 次，6 周后重复应用。

羟基脲 片剂：0.5g。口服，20～40mg/kg，2 次 / 周，或每 3 天 60～80mg/kg，4～6 周为一疗程。

盐酸氮芥 注射剂：5mg/1ml、10mg/2ml。静脉注射或动脉插管灌注，每次 0.1mg/kg，每 1～3 天 1 次，4～6 次为一疗程，必要时间隔 4 周进行第 2 疗程。

环磷酰胺 粉针剂：0.1g、0.2g。静脉滴注，4mg/（kg·d），每天或隔天 1 次，总量 8～10g 为一

疗程。大剂量冲击疗法为每次10～20mg/kg，每周1次，8g为一疗程。

塞替派 注射剂：10mg/1ml。静脉注射、动脉注射或肌内注射，0.2mg/(kg·d)，连用5～7天，以后改为2～3次/周，总量约200～400mg。腔内注射，20～40mg/次，1～2次/周。

白消安 片剂：0.5mg、2mg。口服，2～8mg/d，分3次空腹服用，有效后用维持量，0.5～2mg/d，1次/d。

卡莫司汀 注射剂：125mg/2ml。静脉滴注，2.5mg/(kg·d)，溶于5%葡萄糖注射液或注射用生理盐水内，连用3天为一疗程，每疗程间隔6～8周。

博来霉素 注射剂：15mg、30mg。静脉注射或肌内注射，15～30mg/次，1次/1～2天，总量450mg。

丝裂霉素 注射剂：2mg、4mg、8mg。静脉注射，2mg/次或10mg/次，1次/周。总量60mg为一疗程。

顺铂 注射剂：10mg、20mg、30mg。静脉注射或静脉滴注，30mg/d，连用5天为一疗程，疗程间隔2～4周，可用药4～5个疗程。或以50～100mg/m^2静脉注射或滴注1次，间隔3～4周再用。

卡铂 注射剂：100mg。静脉滴注，一般剂量为100～400mg/m^2，用5%葡萄糖注射液稀释。每4周重复1次。给药2～4次为一个疗程。

放线菌素D 粉针剂：0.2mg。静脉注射，200μg/d，10～14天为一疗程。

盐酸柔红霉素 注射剂：10mg、20mg。静脉注射或静脉滴注，0.5～0.8mg/kg，2次/周。

盐酸多柔比星 粉针剂：10mg、50mg。静脉注射或静脉滴注，30mg/m^2，连用2天，间隔3周后可重复应用。60～75 mg/m^2，每3周应用1次。或30mg/m^2，连用3天，间隔4周后可再用。积累总量不得超过550mg/m^2。

长春碱 粉针剂：10mg、15mg。静脉注射，每次0.2mg/kg，1次/周，总量60～80mg为一疗程。

盐酸长春新碱 粉针剂：1mg。静脉注射，1～2mg/次，加生理盐水10～20ml稀释后缓慢静脉注射，1次/周，总量6～10mg为一疗程。严防药液外漏。

高三尖杉酯碱 注射剂：1mg/1ml、2mg/2ml。静脉滴注，1～4mg/d，稀释后缓慢静脉滴注，4～6天为一疗程，间隔1～2周重复用药。

他莫昔芬 片剂：10 mg。口服，20～40mg/d，分1～2次服用。

（邓文娟）

扫一扫，测一测

复习思考题

1. 简述抗恶性肿瘤药的用药监护要点。
2. 抗恶性肿瘤药按作用机制可分为几类？每类各列举1～2个代表药物。

第四十一章　调节免疫功能药

知识导览

学习目标

1. 熟悉免疫抑制药环孢素的药理作用、临床应用、不良反应及用药监护。
2. 了解其他调节免疫功能药的作用特点。

免疫系统是人体内一个能识别、破坏和清除异己的特殊系统，由参与免疫反应的各种细胞、组织和器官组成。当免疫功能异常时，可出现病理性的免疫反应，包括变态反应、自身免疫性疾病、免疫缺陷病和免疫增殖病等，严重的甚至死亡。调节免疫功能的药物包括免疫抑制药和免疫增强药两类。免疫抑制药，能抑制免疫活性过强者的免疫反应；免疫增强药，能增强免疫功能低下者的免疫功能。

知识链接

自身免疫性疾病

自身免疫性疾病是指机体对自身抗原发生免疫反应而导致自身组织损害所引起的疾病，主要包括器官性自身免疫病和系统性自身免疫病。

常见的器官性自身免疫病有：慢性淋巴性甲状腺炎、甲状腺功能亢进、胰岛素依赖型糖尿病、重症肌无力、慢性溃疡性结肠炎、恶性贫血伴慢性萎缩性胃炎、肺出血-肾炎综合征、急性特发性多神经炎等。常见的系统性自身免疫病主要有：系统性红斑狼疮、类风湿关节炎、系统性脉管炎、硬皮病、天疱疮、皮肌炎等。

第一节　免疫抑制药

免疫抑制药是一类具有免疫抑制作用的药物。临床上主要用于器官移植的排斥反应和自身免疫性疾病。

环孢素(cyclosporin，环孢霉素A)

环孢素可口服或静脉注射给药。口服吸收慢而不完全，服后3～4小时血浆浓度达峰值。其$t_{1/2}$为6～30小时，主要在肝脏代谢，自胆汁排出，有明显肝肠循环。体内过程有明显的个体差异。

【药理作用】可选择性抑制T细胞活化；抑制T细胞介导的细胞免疫作用；还可间接通过干扰素的产生而影响NK细胞的活性。

【临床应用】主要用于防治器官移植时的排斥反应，用于肾、肝、胰、心、肺、皮肤、角膜及骨髓移植等。适用于其他药物无效的难治性自身免疫性疾病，如类风湿关节炎、系统性红斑狼疮、银屑病、皮肌炎等。

【不良反应及用药监护】不良反应发生率较高，其严重程度、持续时间与剂量、血药浓度相关，多为可逆性。①最常见的不良反应是肾毒性，用药期间，应定期检查肾功能，若出现血清肌酐与尿素氮水平呈剂量依赖性升高，及时停药可恢复，也可用甘露醇预防。环孢素与两性霉素B、氨基糖苷类抗生素、非甾体抗炎药合用时，可加重肾毒性。②其次是肝毒性，减量后可减轻。③此外，还有食欲减退、嗜睡、多毛症、震颤、齿龈增生、恶心与腹泻等症状。④注射时，偶见变态反应。如注射时患者出现面红、喘息、呼吸困难、血压下降、心悸等变态反应表现，应立即停药，严重者给氧和注射肾上腺素抢救。

案例分析

患者，男，54岁。因“发现全口牙龈增生半年余”就诊，病史：肾移植手术病史，术后4年服用环孢素为主进行免疫抑制治疗，治疗期间连续服用，从未间断。患者无自觉症状，无疼痛，伴口唇变厚、外翻。口腔检查可见：唇颊舌腭侧龈乳头呈现小球状、结节状。上下前牙唇侧牙龈增生尤为明显，龈缘增厚，增生的牙龈组织质地坚实，略有弹性，呈淡粉红色，不易出血。讨论：

1. 患者重度牙龈增生可能与什么有关？
2. 环孢素有哪些不良反应？应如何进行用药监护？

他克莫司（tacrolimus，FK506）

他克莫司是强效免疫抑制药，可口服或静脉注射给药。用于器官移植，在减少急性排斥反应方面比环孢素更具有优越性。对自身免疫性疾病也有一定的疗效。主要的不良反应有神经毒性和肾毒性，大剂量时还对生殖系统产生毒性，也可引起高脂血症。

糖皮质激素

常用的有泼尼松、泼尼松龙、地塞米松等。它们作用于免疫反应的各个时期，对免疫反应的许多环节均有影响。临床上用于器官移植的排斥反应、自身免疫性疾病、变态反应性疾病及肿瘤治疗等。

烷 化 剂

常用的有环磷酰胺、白消安、塞替派等，其中以环磷酰胺最为常用。环磷酰胺对B细胞和T细胞均有抑制作用，对B细胞比T细胞强，还可明显降低NK细胞的活性。临床上常用于防止排斥反应、移植物抗宿主反应和糖皮质激素不能长期缓解的多种自身免疫性疾病。

抗代谢药类

常用的抗代谢药类有硫唑嘌呤、甲氨蝶呤和6-巯嘌呤。它们主要通过抑制DNA、RNA和蛋白质合成而抑制T、B两类细胞及NK细胞。硫唑嘌呤的毒性较小，故最常用。本类药物对T细胞的抑制较明显，能抑制细胞免疫和体液免疫反应。临床上用于肾移植的排斥反应和自身免疫性疾病如类风湿关节炎和系统性红斑狼疮等。最主要的不良反应是骨髓抑制，此外还有胃肠道反应、肝功能损害、皮疹等。

吗替麦考酚酯（mycophenolatemofetil，霉酚酸酯）

又名麦考酚吗乙酯，是一种真菌抗生素的半合成衍生物。口服给药吸收迅速，生物利用度较

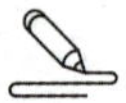

高，血浆药物浓度在 1 小时左右达峰值，有明显的肝肠循环，半衰期为 16～17 小时。氢氧化铝能抑制其吸收，而考来烯胺可降低药物血药浓度。主要用于肾移植和其他脏器的移植，不良反应为腹泻，减量或对症治疗可消除，无明显的肝、肾毒性。

单克隆抗体

单克隆抗体常用的有巴利昔单抗和达珠单抗。可用于治疗肾移植后的急性排斥反应和预防同种骨髓移植时并发的移植物抗宿主效应。不良反应有寒战、发热、呕吐和呼吸困难等。可静脉注射给药，偶可引起严重的变态反应。

抗淋巴细胞球蛋白

抗淋巴细胞球蛋白可以选择性地与 T 淋巴细胞结合，在血清补体的共同作用下，使外周血淋巴细胞裂解。可用于器官移植的排斥反应，临床上还用于白血病、多发性硬化症、重症肌无力、系统性红斑狼疮等疾病。常见的不良反应有寒战、发热、血小板减少、关节疼痛和血栓性静脉炎等。注射前需做皮试。

来氟米特（leflunomide）

来氟米特是一种具有抗增生活性的异噁唑类免疫抑制药，不仅有免疫抑制作用，还有明显的抗炎作用。半衰期较长，约 9 天。临床主要用于治疗类风湿关节炎、抗移植排斥反应及其他自身免疫性疾病。不良反应少，主要有腹泻、可逆性转氨酶升高、皮疹，由于其半衰期较长，可引起机体蓄积毒性。

雷公藤总苷（tripterygium glycosides，TG）

雷公藤总苷具有较强的抗炎和免疫抑制作用。临床用于治疗类风湿关节炎、系统性红斑狼疮、肾脏疾病以及其他疾病如重症肌无力、皮肌炎、银屑病、急性前葡萄膜炎、溃疡性结肠炎等，也可降低子宫内膜异位症术后复发率，也是治疗过敏性紫癜的有效药物。不良反应主要有皮肤过敏反应、心血管系统、消化系统、造血系统、神经系统不良反应，还可引起脱发、色素沉着、腰痛等。

第二节　免疫增强药

免疫增强药是指能激活免疫活性细胞，增强机体免疫应答的药物。临床主要用于治疗免疫缺陷疾病、慢性感染和作为肿瘤的辅助治疗药物。

卡介苗（bacillus calmette-guerin vaccine，BCG）

卡介苗是牛型结核分枝杆菌的减毒活菌苗，为非特异性免疫增强药。卡介苗具有免疫佐剂作用，即增强与其合用的各种抗原的免疫原性，加速诱导免疫应答，提高细胞和体液免疫水平。除用于预防结核病外，主要用于肿瘤的辅助治疗，如白血病、黑色素瘤和肺癌。近年来也用于膀胱癌术后灌洗，可预防肿瘤的复发。不良反应为接种部位红肿、溃疡形成、变态反应。瘤内注射偶见过敏性休克甚至死亡。剂量过大可降低免疫功能，甚至可促进肿瘤生长。

干扰素（interferon，IFN）

干扰素具有高度的种属特异性，故动物的 IFN 对人无效，现已采用 DNA 重组技术生产重组人干扰素。干扰素具有抗病毒、调节免疫及抗肿瘤作用。对感冒、乙型肝炎、带状疱疹和腺病毒

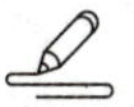

性角膜炎等感染有预防作用。亦适用于人肿瘤的治疗，对成骨肉瘤的疗效较好。不良反应主要有发热、白细胞减少、流行性感冒样症状和神经系统症状等。注射过快可致血压下降。

白细胞介素-2（interleukin-2，IL-2、T细胞生长因子）

白细胞介素-2主要用于治疗黑色素瘤、肾细胞癌、霍奇金病等，可控制肿瘤发展。不良反应主要有寒战、发热、厌食、神经系统症状、皮肤弥散性红斑等。

左旋咪唑（levamisole）

左旋咪唑是一种口服有效的免疫调节药，也是广谱驱虫药。它能促进抗体生成，故有免疫增强作用，但是对于免疫功能正常的人和动物的抗体生成无影响。主要用于免疫功能低下者，恢复免疫功能后，可增强机体的抗病能力。多种自身免疫性疾病，如类风湿关节炎用药后可得到改善。不良反应主要有恶心、呕吐、腹痛、头晕等，少数有发热、乏力等，偶见肝功能异常、白细胞及血小板减少等。

依他西脱（etanercept）

依他西脱含934个氨基酸，半衰期较长，为115小时。皮下注射10～25mg，每周2次，主要用于治疗类风湿关节炎。不良反应主要是局部注射的刺激反应，其他仍有待进一步观察。

转移因子（transferfactor，TF）

转移因子主要用于先天性或获得性细胞免疫缺陷病的替代治疗，还可用于病毒和真菌感染及恶性肿瘤的辅助治疗等。不良反应少，注射局部有酸胀的痛感，少数出现皮疹、短暂发热等。

胸腺素（thymosin）

胸腺素主要用于胸腺依赖性免疫缺陷疾病（包括艾滋病）、病毒感染、某些自身免疫性疾病和肿瘤。除少数变态反应外，一般无严重不良反应。

异丙肌苷（isoprinosine）

异丙肌苷为肌苷与乙酰基苯甲酸和二甲氨基异丙醇酯以1:3:3组成的复合物。临床用于急性病毒性脑炎和带状疱疹等病毒性感染及某些自身免疫性疾病，还可用于肿瘤的辅助治疗、改善艾滋病患者的免疫功能。不良反应少，安全范围较大。

免疫核糖核酸（immunogenic RNA，IRNA）

免疫核糖核酸是动物经抗原免疫后从其免疫活性细胞（如脾细胞、淋巴结细胞）中提取的核糖核酸。临床用途与转移因子相似，主要用于恶性肿瘤的辅助治疗，用于流行性乙型脑炎和病毒性肝炎的治疗。

附　常用制剂及其用法

环孢素　口服液：50ml/瓶（100mg/ml）。口服，10～15mg/（kg·d），于器官移植前3小时开始应用并持续1～2周，然后逐渐减至维持量5～10mg/kg。注射剂：250mg/5ml。静脉滴注时可将50mg以注射用生理盐水或5%葡萄糖注射液200ml稀释后于2～6小时内缓慢点滴，剂量为口服剂量的1/3。

他克莫司　胶囊剂：0.5mg、1mg、5mg。口服，成人150～250μg/（kg·d），儿童200～3 000μg/（kg·d），分三次服。注射剂：5mg/1ml。静脉注射，成人25～50μg/（kg·d），儿童50～100μg/（kg·d）。

盐酸左旋咪唑　片剂：25mg、50 mg。口服，治疗肿瘤，每两周用药三天或每周用药两天，3次/d，50mg/次。自身免疫性疾病：50mg/次，2～3次/d，连续用药。

胸腺素（猪胸腺素）　注射剂：2mg/2ml、5mg/2ml。肌内注射，2～10mg/次，1～2天1次。

转移因子　注射剂：2ml。肌内注射，2ml/次，相当于10^8个淋巴细胞（或1g扁桃体），1～2次/周。

（邓文娟）

复习思考题

1. 环孢素的主要不良反应及用药监护有哪些？
2. 请分别列举2～3种免疫抑制药和增强药。

扫一扫，测一测

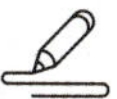

附录一
处方、医嘱中常用拉丁文缩写与中文对照表

外文缩写词	中文	外文缩写词	中文	外文缩写词	中文
Amp.	安瓿剂	q.d.	每日1次	i.m.	肌内注射
Caps.	胶囊剂	b.i.d.	每日2次	i.v.	静脉注射
Syr.	糖浆剂	t.i.d.	每日3次	i.v.gtt.	静脉滴注
Tab.	片剂	q.i.d.	每日4次	p.o.	口服
Ung.Oint.	软膏剂	q.h.	每小时1次	i.h.	皮下注射
Inj.	注射剂	q.6h.	每6小时1次	i.p.	腹腔注射
Pil.	丸剂	q.n.	每晚	p.r.	灌肠
aa	各	q.m.	每晨	p.t.c	皮试后
ad	加至	s.o.s.	必要时	g	克
a.m.	上午	Stat（st.）!	立即	ml	毫升
p.m.	下午	cito!	急速地	mg	毫克
a.c.	饭前	Co.	复方	I.U.	国际单位
p.c.	饭后	sig. 或 s.	用法	U	单位

附录二

部分常用静脉滴注药物配伍禁忌表

序号	药物 1	药物 2	配伍结果
1	青霉素	氧氟沙星	混浊
2	青霉素	氨茶碱	青霉素失活、降效
3	青霉素	碳酸氢钠	青霉素失活、降效
4	青霉素	葡萄糖	分解快
5	青霉素	间羟胺	起化学反应
6	青霉素	去氧肾上腺素	起化学反应
7	青霉素	庆大霉素	庆大霉素失活、降效
8	青霉素	阿米卡星	阿米卡星失活、降效
9	青霉素	大环内酯类	有配伍禁忌
10	青霉素	维生素 C	青霉素分解快、降效
11	青霉素	氢化可的松	青霉素降效
12	氨苄西林 / 舒巴坦	10%GS 或 5%GNS	降效，室温 1h 失效
13	氨苄西林 / 舒巴坦	5% 碳酸氢钠	降效，且外观有乳光
14	阿洛西林	维生素 B_6	沉淀
15	阿洛西林	氨甲苯酸	沉淀
16	阿洛西林	维生素 C	pH 变化大于 0.2，宜少配伍
17	阿洛西林	阿米卡星	pH 变化大于 0.2，宜少配伍
18	阿洛西林	庆大霉素	pH 变化大于 0.2，宜少配伍
19	阿洛西林	头孢唑林	pH 变化大于 0.2，宜少配伍
20	阿洛西林	地塞米松	pH 变化大于 0.2，宜少配伍
21	阿洛西林	肌苷	pH 变化大于 0.2，宜少配伍
22	氨苄西林钠	甲硝唑	变色、沉淀

续表

序号	药物 1	药物 2	配伍结果
23	氨苄西林钠	氨茶碱	沉淀分解失效
24	氨苄西林钠	庆大霉素	有配伍禁忌
25	氨氯西林钠	5% 或 10%GS	降效
26	氨氯西林钠	氨茶碱	沉淀分解失效
27	羧苄西林钠	甲硝唑	降效
28	美洛西林钠	环丙沙星	混浊
29	阿莫西林钠	5% 或 10%GS	变色、降效（与温度、时间成正比）
30	阿莫西林钠	5%GNS	同上
31	阿莫西林钠	氨茶碱	沉淀分解失效
32	头孢噻肟钠	碳酸氢钠	有配伍禁忌、相互增加毒性
33	头孢噻肟钠	甲硝唑	4h 后瓶底有少量气泡且溶液颜色变深
34	头孢噻肟钠	氟康唑	延迟混浊、变色
35	头孢噻肟钠	5%GS	白色混浊
36	头孢曲松钠	复方氯化钠	乳白色混浊
37	头孢曲松钠	氨茶碱	pH 变化、降效
38	头孢曲松钠	氟康唑	沉淀
39	头孢曲松钠	万古霉素	沉淀
40	头孢曲松钠	氨基糖苷类抗生素	混浊
41	头孢曲松钠	呋塞米	混浊
42	头孢曲松钠	葡萄糖酸钙	混浊
43	头孢他啶	维生素 C	维生素 C 含量下降
44	头孢他啶	氟康唑	沉淀
45	头孢他啶	碳酸氢钠	降效
46	头孢拉啶	酚磺乙胺	混浊
47	头孢拉啶	氨茶碱	分解失效
48	头孢唑林钠 - 舒巴坦钠	培氟沙星	白色混浊
49	头孢匹胺钠	培氟沙星	白色混浊、沉淀
50	头孢呋辛钠	氨基糖苷类抗生素	有理化配伍禁忌
51	头孢哌酮钠	5% 碳酸氢钠	4h 后变色沉淀
52	头孢哌酮钠	0.5% 甲硝唑	4h 后变色沉淀

续表

序号	药物 1	药物 2	配伍结果
53	头孢哌酮钠	奋乃静	变色、沉淀
54	头孢哌酮钠	哌替啶	变色、沉淀
55	头孢哌酮钠	环丙沙星	乳白色混浊
56	头孢哌酮钠	西咪替丁	混浊
57	头孢哌酮钠	拉贝洛尔	变色、沉淀
58	头孢哌酮钠	氨基糖苷类抗生素	沉淀或降效
59	头孢哌酮钠	酚磺乙胺	混浊
60	头孢哌酮钠	诺氟沙星	乳白色混浊
61	头孢哌酮钠	葡萄糖酸钙	混浊
62	头孢哌酮钠	氧氟沙星	白色混浊
63	头孢哌酮钠	培氟沙星	白色混浊、沉淀
64	头孢哌酮钠 - 舒巴坦钠	阿米卡星	沉淀或降效
65	阿米卡星	全静脉营养液	1h 即出现脂肪乳的破乳现象
66	阿米卡星	林可霉素	增加药物毒性反应
67	阿米卡星	两性霉素 B	肾毒性增加
68	阿米卡星	多黏菌素	肾毒性增加
69	阿米卡星	呋塞米	耳毒性增加
70	奈替米星	维生素 C	降效
71	奈替米星	呋塞米	肾毒性增加
72	环丙沙星	青霉素 G 钠	1h 内形成大块沉淀
73	环丙沙星	氨茶碱	沉淀
74	环丙沙星	林可霉素	沉淀
75	环丙沙星	肝素	不相容
76	环丙沙星	氨苄西林钠	乳白色絮状沉淀
77	环丙沙星	红霉素	沉淀
78	环丙沙星	呋塞米	混浊
79	环丙沙星	碳酸氢钠	白色混浊
80	环丙沙星	阿米卡星	变色、沉淀
81	诺氟沙星	氨苄西林	沉淀
82	诺氟沙星	苯唑西林	沉淀

续表

序号	药物1	药物2	配伍结果
83	培氟沙星	青霉素G钠	1h内沉淀，降效
84	氟罗沙星	氨茶碱	严重不良反应（何种反应资料未注明）
85	氧氟沙星	呋塞米	混浊
86	左氧氟沙星	维生素C	pH升高，维生素C微细结构光谱改变
87	左氧氟沙星	三磷酸腺苷	显著变化，不能配伍
88	左氧氟沙星	呋塞米	混浊
89	红霉素	维生素C	降效
90	红霉素	生理盐水	析出结晶、沉淀
91	红霉素	林可霉素	拮抗作用、交叉耐药性
92	阿昔洛韦	5%或10%GS液	变色
93	阿昔洛韦	5%GNS液	变色
94	阿昔洛韦	低分子右旋糖酐	变色
95	氟康唑	两性霉素B	延迟混浊，沉淀
96	氟康唑	氨苄西林钠	延迟混浊，沉淀
97	氟康唑	葡萄糖酸钙	延迟混浊，沉淀
98	氟康唑	头孢呋辛钠	沉淀
99	氟康唑	克林霉素	沉淀
100	氟康唑	红霉素	沉淀
101	氟康唑	呋塞米	延迟沉淀
102	氟康唑	地西泮	沉淀
103	呋塞米	洛美沙星	混浊
104	呋塞米	米力农	沉淀
105	呋塞米	甲硝唑	沉淀
106	5%碳酸氢钠	培氟沙星	白色混浊
107	5%碳酸氢钠	西咪替丁	混浊
108	地塞米松	异丙嗪	白色混浊
109	地塞米松	普罗帕酮	混浊
110	维生素K_1	维生素C	维生素K_1失效
111	奥美拉唑	复合氨基酸	混浊
112	尿激酶	碱性药物	沉淀

续表

序号	药物 1	药物 2	配伍结果
113	吗啡	氯丙嗪	呼吸抑制
114	甲氧氯普胺	阿托品	拮抗
115	林可霉素	磺胺嘧啶钠	沉淀
116	肾上腺素	洋地黄类	易中毒
117	葡萄糖酸钙	洋地黄类	毒性增加
118	氨茶碱	酸性药物	有沉淀析出
119	庆大霉素	肝素钠	沉淀
120	布比卡因	碱性药物	沉淀

主要参考书目

[1] 杨宝峰，陈建国．药理学[M].9版．北京：人民卫生出版社，2018.

[2] 国家药典委员会．中华人民共和国药典[M]．北京：中国医药科技出版社，2020.

[3] 姜国贤．药理学[M].3版．北京：人民卫生出版社，2016.

[4] 朱依谆，殷明．药理学[M].8版．北京：人民卫生出版社，2021.

[5] 陈新谦，金有豫，汤光．新编药物学[M].18版．北京：人民卫生出版社，2018.

[6] 葛均波．内科学[M].9版．北京：人民卫生出版社，2018.

[7] 王吉耀，葛均波，邹和建．实用内科学[M].16版．北京：人民卫生出版社，2022.

[8] 张庆．护理药理学[M].2版．北京：中国医药科技出版社，2019.

[9] 姜远英，文爱东．临床药物治疗学[M].4版．北京：人民卫生出版社，2021.

[10] 曾南．药理学[M].2版．北京：中国医药科技出版社，2018.

[11] 王庭槐．生理学[M].9版．北京：人民卫生出版社，2018.

[12] 步宏．病理学[M].9版．北京：人民卫生出版社，2018.

[13] 张忠．病理学与病理生理学[M].8版．北京：人民卫生出版社，2018.

[14] 黄刚．护理药理学[M].2版．北京：人民卫生出版社，2020.

复习思考题答案要点

模拟试卷

《护理药理学》教学大纲